Semiologia
Bases Clínicas para o Processo de Enfermagem

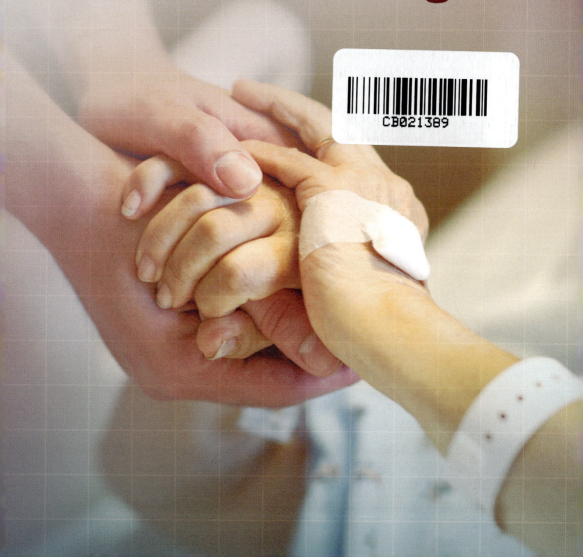

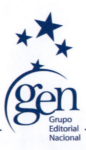

O GEN | Grupo Editorial Nacional – maior plataforma editorial brasileira no segmento científico, técnico e profissional – publica conteúdos nas áreas de ciências da saúde, exatas, humanas, jurídicas e sociais aplicadas, além de prover serviços direcionados à educação continuada e à preparação para concursos.

As editoras que integram o GEN, das mais respeitadas no mercado editorial, construíram catálogos inigualáveis, com obras decisivas para a formação acadêmica e o aperfeiçoamento de várias gerações de profissionais e estudantes, tendo se tornado sinônimo de qualidade e seriedade.

A missão do GEN e dos núcleos de conteúdo que o compõem é prover a melhor informação científica e distribuí-la de maneira flexível e conveniente, a preços justos, gerando benefícios e servindo a autores, docentes, livreiros, funcionários, colaboradores e acionistas.

Nosso comportamento ético incondicional e nossa responsabilidade social e ambiental são reforçados pela natureza educacional de nossa atividade e dão sustentabilidade ao crescimento contínuo e à rentabilidade do grupo.

Semiologia
Bases Clínicas para o Processo de Enfermagem

Meire Chucre Tannure

Enfermeira. Especialista em Enfermagem em Terapia Intensiva pelo Instituto de Educação Continuada da Pontifícia Universidade Católica de Minas Gerais (IEC-PUC Minas). Mestre em Enfermagem pela Escola de Enfermagem da Universidade Federal de Minas Gerais (UFMG). Doutora e Pós-doutora em Enfermagem pela Escola de Enfermagem da UFMG. Professora Adjunta IV da PUC Minas, *campus* Coração Eucarístico. Professora Titular das disciplinas Semiologia e Metodologia da Assistência de Enfermagem no Departamento de Enfermagem da PUC Minas, *campus* Coração Eucarístico. Enfermeira da Prefeitura de Belo Horizonte. Gestora de Contratos e do Núcleo da Qualidade da Secretaria Municipal de Saúde. Membro do Comitê de Informática da NANDA-Internacional (NANDA-I).

Ana Maria Pinheiro

Enfermeira e Obstetra. Especialista em Enfermagem em Terapia Intensiva pelo Instituto de Educação Continuada da Pontifícia Universidade Católica de Minas Gerais (IEC-PUC Minas). Mestre em Enfermagem pela Escola de Enfermagem da Universidade Federal de Minas Gerais (UFMG). Coordenadora do curso de Graduação em Enfermagem da Faculdade Pitágoras. Coordenadora dos cursos de Pós-graduação em Enfermagem em Terapia Intensiva, Urgência e Emergência e Trauma; Enfermagem em Oncologia; Enfermagem em Nefrologia; e Enfermagem Obstétrica e Neonatal da Faculdade Pitágoras. Professora Titular das disciplinas Sistematização da Assistência de Enfermagem e Semiologia dos cursos de Graduação da Faculdade Pitágoras de Belo Horizonte.

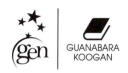

- As autoras deste livro e a EDITORA GUANABARA KOOGAN LTDA. empenharam seus melhores esforços para assegurar que as informações e os procedimentos apresentados no texto estejam em acordo com os padrões aceitos à época da publicação, *e todos os dados foram atualizados pelas autoras até a data da entrega dos originais à editora.* Entretanto, tendo em conta a evolução das ciências da saúde, as mudanças regulamentares governamentais e o constante fluxo de novas informações sobre terapêutica medicamentosa e reações adversas a fármacos, recomendamos enfaticamente que os leitores consultem sempre outras fontes fidedignas, de modo a se certificarem de que as informações contidas neste livro estão corretas e de que não houve alterações nas dosagens recomendadas ou na legislação regulamentadora.

- As autoras e a editora se empenharam para citar adequadamente e dar o devido crédito a todos os detentores de direitos autorais de qualquer material utilizado neste livro, dispondo-se a possíveis acertos posteriores caso, inadvertida e involuntariamente, a identificação de algum deles tenha sido omitida.

- Direitos exclusivos para a língua portuguesa
  Copyright ©2017 pela **EDITORA GUANABARA KOOGAN LTDA.**
  Uma editora integrante do GEN | Grupo Editorial Nacional
  Travessa do Ouvidor, 11
  Rio de Janeiro – RJ – CEP 20040-040
  Tels.: (21) 3543-0770/(11) 5080-0770 | Fax: (21) 3543-0896
  www.grupogen.com.br | faleconosco@grupogen.com.br

- Reservados todos os direitos. É proibida a duplicação ou reprodução deste volume, no todo ou em parte, em quaisquer formas ou por quaisquer meios (eletrônico, mecânico, gravação, fotocópia, distribuição pela Internet ou outros), sem permissão, por escrito, da EDITORA GUANABARA KOOGAN LTDA.

- Capa: Bruno Sales

- Editoração eletrônica: Lira Editorial

- Ficha catalográfica

T173s

Tannure, Meire Chucre
  Semiologia | bases clínicas para o processo de enfermagem/Meire Chucre Tannure, Ana Maria de Freitas Pinheiro. – 1. ed. – [Reimpr.]. – Rio de Janeiro: Guanabara Koogan, 2019.
  282 p. : il. ; 24 cm.

Inclui bibliografia e índice
ISBN: 978-85-277-3150-8

  1. Semiologia (Medicina) – Manuais, guias, etc. 2. Observação em enfermagem. 3. Diagnóstico físico. 4. Enfermagem – Prática. I. Pinheiro, Ana Maria de Freitas. II. Título.

17-40035
CDD: 616.075
CDU: 616.07

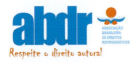

*Para Matheus, Gabriel e Isabella,
maiores riquezas de nossas vidas.*

"A Enfermagem é uma arte. Realizá-la como arte requer uma devoção tão exclusiva, um preparo tão rigoroso, quanto a obra de qualquer pintor ou escultor, pois o que é tratar da tela morta ou do frio mármore comparado ao tratar do corpo vivo, o templo do espírito de Deus? É uma das artes; poder-se-ia dizer, a mais bela das artes."

Florence Nightingale

Colaboradores

Aglaya Barros Coelho
Enfermeira. Especialista em Enfermagem UTI pela Universidade Federal do Paraná (UFPR). Mestre e Doutora em Enfermagem pela Universidade Federal de Minas Gerais (UFMG). Professora Titular das disciplinas Enfermagem em Nefrologia, Patologia Geral, Biologia Celular e Enfermagem Cirúrgica do Departamento de Enfermagem do Centro Universitário Estácio.

Aline Patrícia Rodrigues Silva
Enfermeira. Especialista em Terapia Intensiva do Adulto, em Terapia Intensiva Neonato-Pediátrica, em Didática do Ensino Superior e em Enfermagem do Trabalho pela PUC Minas. Especializanda em Estomaterapia pela UFMG. Professora Titular das disciplinas Sistematização da Assistência de Enfermagem, Semiologia, Estágio Supervisionado e Prática Clínica dos cursos de Graduação e Pós-graduação da Faculdade Pitágoras de Belo Horizonte. Enfermeira do CTI do Hospital João XXIII.

Ana Theresa Barbosa Dias
Enfermeira. Especialista em Terapia Intensiva do Adulto e em Controle de Infecção Hospitalar pela PUC Minas. MBA em Gestão da Excelência nas Organizações pela Faculdades Integradas de Pedro Leopoldo (FIPL). Mestre em Administração pela Fundação Municipal para Educação Continuada (FUMEC). Enfermeira da Prefeitura Municipal de Betim.

Andreza Werli-Alvarenga
Enfermeira. Especialista em Infecção Hospitalar pelo Hospital das Clínicas da UFMG. Mestre e Doutora em Enfermagem pela Escola de Enfermagem da UFMG. Professora Adjunta das disciplinas Sistematização da Assistência de Enfermagem, Enfermagem em Cuidados Intensivos, Fundamentos do Cuidado de Enfermagem e Assistência ao Paciente Crítico do Departamento de Enfermagem Básica da Escola de Enfermagem da UFMG.

Ângela Lúcia Lopes
Enfermeira. Especialista em Enfermagem em Terapia Intensiva pelo Instituto de Educação Continuada da Pontifícia Universidade Católica de Minas Gerais (IEC-PUC Minas). Mestre em Medicina e Biomedicina pelo Instituto de Ensino e Pesquisa da Santa Casa de Belo Horizonte. Professora-assistente II das disciplinas Saúde da Criança e do Adolescente II, Enfermagem na Urgência e Emergência e Estágio Obrigatório I e II do Departamento de Enfermagem da PUC Minas.

Bruna Figueiredo Manzo
Enfermeira. Especialista em Terapia Intensiva Pediátrica e Neonatal pela PUC Minas. Mestre e Doutora em Enfermagem pela UFMG. Professora Adjunta das disciplinas Enfermagem da Criança e do Adolescente e Saúde do Neonato do Departamento de Enfermagem Materno-infantil e Saúde Pública da Escola de Enfermagem da UFMG.

Camila Adriana Barbosa Costa
Enfermeira. Coordenadora de Enfermagem da Agência Transfusional do Grupo Santa Casa de Belo Horizonte. Especialista em Trauma, Emergência e Terapia Intensiva para Enfermeiros pela Faculdade de Ciências Médicas de Minas Gerais (FCMMG). Mestranda em Enfermagem pela UFMG.

Cynthia Carolina Duarte Andrade
Enfermeira. Mestre em Farmácia pela UFMG e em Medicamentos e Assistência Farmacêutica pela Faculdade de Farmácia UFMG. Enfermeira Intensivista da Maternidade Odete Valadares.

Cynthia Furtado Landim Peres
Enfermeira. Especialista em Administração Hospitalar pelo Centro Universitário São Camilo. Professora Titular da disciplina Semiologia e Semiotécnica do Departamento de Enfermagem da Universidade José do Rosário Vellano (Unifenas). Enfermeira Assistencial do Núcleo de Promoção da Saúde do Instituto de Previdência dos Servidores do Estado de Minas Gerais.

Denise Nascimento
Enfermeira. Especialista em Administração Hospitalar pela Universidade São Camilo. Especialista em Docência em Enfermagem pela Universidade de Navarra, Espanha. Mestre em Enfermagem pela Escola de Enfermagem da UFMG. Professora-assistente IV das disciplinas Cuidar da Mulher no Ciclo Gravídico-puerperal e do Recém-nascido e Estágio Supervisionado I do Departamento de Enfermagem da PUC Minas.

Diego Dias de Araújo
Enfermeiro. Especialista em Saúde do Idoso pela Residência Multiprofissional do Hospital das Clínicas da UFMG. Mestre e Doutorando em Enfermagem pela Escola de Enfermagem da UFMG. Professor-assistente das disciplinas Sistematização da Assistência de Enfermagem e Práticas em Saúde do Idoso do Departamento de Enfermagem da Universidade Estadual de Montes Claros (Unimontes).

Érika de Azevedo Leitão Mássimo
Enfermeira. Especialista em Terapia Intensiva pela PUC Minas. Mestre e Doutora em Enfermagem pela UFMG. Chefe de Departamento e Diretora da Escola de Enfermagem da PUC Minas. Enfermeira da Sociedade Mineira de Terapia Intensiva. Instrutora do curso de Trauma para Enfermeiros do Hospital das Clínicas da USP. Coordenadora dos cursos de Especialização em Enfermagem Cardiovascular e Terapia Intensiva da PUC Minas.

Fernanda Savoi Mendes
Enfermeira. Especialista em Terapia Intensiva do Adulto pela PUC Minas. Mestranda em Educação em Diabetes pela Santa Casa de Minas Gerais. Professora Titular das disciplinas Produção do Conhecimento em Enfermagem, Nutrição em Enfermagem, Urgência e Emergência e Assistência de Enfermagem em Neonatologia do Departamento de Enfermagem da Faculdade Pitágoras.

Flávia Falci Ercole
Enfermeira. Mestre em Enfermagem pela UFMG. Doutora em Epidemiologia pelo Departamento de Pós-graduação em Parasitologia e Doenças Infecciosas do Instituto de Ciências Biológicas da UFMG. Professora Associada I da Escola de Enfermagem da UFMG. Líder do Núcleo de Estudos e Pesquisas em Enfermagem Baseada em Evidências (NEPEBE). Professora Tutora de Ensino a Distância da UFMG. Membro do Comitê de Ética em Pesquisa do Hospital Felício Rocho.

Hercília Najara Ferreira de Souza
Enfermeira. Especialista em Terapia Intensiva do adulto pelo Centro Universitário UNA. Mestre e Doutoranda em Enfermagem pela UFMG. Professora Adjunta da disciplina Habilidades Médicas II do Departamento de Medicina Básica da Faculdade de Minas (Faminas).

Jaqueline Marques Lara Barata
Enfermeira. Especialista em Administração Hospitalar pelo Centro Universitário São Camilo. Mestre e Doutora em Enfermagem pela UFMG. Professora-assistente III das disciplinas Educação em Saúde, História da Enfermagem e Introdução à Enfermagem do Departamento de Enfermagem da PUC Minas e da FCMMG.

Júlio César Batista Santana
Enfermeiro. Especialista em Enfermagem em Unidade de Terapia Intensiva pelo IEC-PUC Minas. Mestre e Doutor em Bioética pelo Centro Universitário São Camilo. Professor Adjunto IV das disciplinas Ética e Legislação em Enferma-

gem, Gênero e Saúde e Seminário de Monografia I e II do curso de Graduação em Enfermagem da PUC Minas. Coordenador do curso de Graduação em Enfermagem e Chefe do Departamento de Enfermagem da PUC Minas. Professor da disciplina Semiologia Geral, Urgência e Emergência do curso de Enfermagem do Centro Universitário Sete Lagoas (UNIFEMM). Tutor do Núcleo de Educação Permanente e Pesquisa do SAMU Sete Lagoas, Minas Gerais.

Karina Lemos Guedes
Enfermeira. Especialista em Urgência, Emergência e Terapia Intensiva pela FCMMG. Professora Titular da disciplina Terapia Farmacologia e Assistência Integral à Saúde da Mulher do Departamento de Enfermagem da Faculdade Pitágoras.

Katiucia Martins Barros
Enfermeira. Especialista em Terapia Intensiva do Adulto pelo IEC-PUC Minas. Mestre em Enfermagem pela UFMG. Enfermeira Clínica do Centro de Terapia Intensiva Adulto do Hospital das Clínicas de Belo Horizonte. Professora dos cursos de Graduação e Pós-graduação *Latu Sensu* em Enfermagem em Terapia Intensiva, Urgência, Emergência e Trauma e de MBA em Gestão de Centro Cirúrgico e Central de Material Esterilizado da Faculdade Pitágoras.

Ludmila Christiane Rosa da Silva
Enfermeira. Mestranda em Enfermagem pela UFMG. Professora Convidada de aulas de Necessidade de Oxigenação na disciplina Sistematização da Assistência de Enfermagem do Departamento de Enfermagem Básica da UFMG.

Luzimar Rangel Moreira
Enfermeira. Especialista em Ortopedia e Reabilitação pela Rede Sarah de Hospitais, em Administração Hospitalar pela Fundação Educacional Lucas Machado (FELUMA) e em Gerontologia pela Sociedade Brasileira de Geriatria e Gerontologia. Mestre em Enfermagem pela UFMG. Membro do Comitê de Ética e Pesquisa da PUC Minas. Professor-assistente IV da PUC Minas.

Maria Bernadete de Oliveira Viana
Enfermeira. Mestre em Enfermagem pela UFMG. Enfermeira da Fundação Hospitalar do Estado de Minas Gerais. Professora-assistente III da PUC Minas e da FCMMG. Professora do curso de Especialização em Trauma, Emergência e Terapia Intensiva para Enfermeiros da FCMMG. Professora Tutora do curso de Residência Multiprofissional em Saúde Mental do Instituto Raul Soares.

Maria Ivanilde de Andrade
Enfermeira. Especialista em Gerenciamento de Enfermagem na Rede Básica pela FCMMG. Mestre em Gestão Social, Educação e Desenvolvimento Local pelo Centro Universitário UNA. Professora Titular das disciplinas Metodologia Científica, Didática Aplicada em Enfermagem e Trabalho de Conclusão de Curso do Departamento de Enfermagem da Faculdade Pitágoras.

Ninon de Miranda Fortes
Enfermeira. Especialista em Saúde mental pela UFMG e em Saúde Coletiva pela Associação Brasileira de Enfermagem (ABEn). Mestre em Ciências Sociais pela PUC Minas. Professora da disciplina Saúde Coletiva do Departamento de Enfermagem da PUC Minas.

Patrícia de Oliveira Salgado
Enfermeira. Especialista em Enfermagem Hospitalar com ênfase em Enfermagem Cardiovascular pela UFMG. Mestre e Doutora em Enfermagem pela UFMG. Professora Adjunta das disciplinas Habilidades I e II e Tecnologia do Cuidar e Processo de Enfermagem do curso de Graduação em Enfermagem e da disciplina Prática Baseada em Evidências do Programa de Pós-graduação *Stricto Sensu* em Ciências da Saúde do Departamento de Medicina e Enfermagem da Universidade Federal de Viçosa (UFV).

Patrícia Sarsur Nasser Santiago
Enfermeira. Especialista em Sistematização da Assistência de Enfermagem e Mestre em Enfermagem pela UFMG. Professora-assistente IV da disciplina Estágio Supervisionado II do Departamento de Enfermagem da PUC Minas.

Poliana Renata Cardoso
Enfermeira. Especialista em Terapia Intensiva pela UFPR. Mestre em Enfermagem pela Escola de Enfermagem da UFMG. Professora das disciplinas Cuidar da Criança e do Adolescente, Cuidar da Criança em Situação Crítica e Cuidar em Enfermaria Clínica do Departamento de Enfermagem da PUC Minas. Coordenadora e Professora da Pós-graduação em Enfermagem em UTI Neonatal e Pediátrica da PUC Minas.

Renata Avelar de Mello
Enfermeira e Obstetra. Mestre em Enfermagem pela UFMG. Professora Titular das disciplinas Gestão dos Serviços de Saúde; Gerenciamento do Cuidado em Enfermagem; Estudo de Investigação Científica em Saúde; Estudos Sistematizados em Saúde do Adulto; e Saúde do Adulto com Agravo no curso de Enfermagem do UNIFEMM. Coordenadora de Enfermagem das Unidades de Internação do Hospital Felício Rocho.

Rogério Campice da Silva
Enfermeiro. Especialista em Terapia Intensiva pela PUC Minas. Mestre em Enfermagem pela UFMG. Professor-assistente III das disciplinas SAE, Cuidar em Enfermagem Clínica, Urgência e Emergência e Estágio Supervisionado III da PUC Minas. Professor das disciplinas Semiologia e Semiotécnica, SAE e Enfermagem em Centro Cirúrgico e CME na Universidade José do Rosário Vellano (Unifenas).

Selma de Almeida Pinto
Enfermeira. Especialista em Enfermagem em Terapia Intensiva do Adulto pelo IEC-PUC Minas. Mestre em Enfermagem pela UFMG. Professora Titular da disciplina Assistência Integral à Saúde da Criança e do Adolescente do Departamento de Enfermagem da Faculdade Pitágoras.

Talline Arêdes Hang-Costa
Enfermeira. Especialista em Terapia Intensiva Adulto pelo Centro Universitário UNA. Mestre em Epidemiologia pela UFMG. Professora Adjunta das disciplinas Fisiologia Humana, Saúde do Adulto e do Idoso e Urgência/Emergência e Terapia Intensiva do Departamento de Enfermagem do Centro Universitário Estácio. Enfermeira do Atendimento Pré-hospitalar do Hospital do Anjos do Asfalto.

Tania Couto Machado Chianca
Enfermeira. Especialista em Metodologia de Pesquisa pela Universidade de Mogi das Cruzes (UMC). Mestre e Doutora em Enfermagem pela Escola de Enfermagem de Ribeirão Preto da Universidade de São Paulo (EERP/USP). Pós-doutora em Enfermagem pela College of Nursing, University of Iowa, EUA. Professora Titular do Departamento de Enfermagem Básica das disciplinas Sistematização da Assistência de Enfermagem e Estágio Supervisionado de do curso de Graduação em Enfermagem e das disciplinas Tendências do Conhecimento Científico e Epistemologia do Cuidado dos cursos de Mestrado e Doutorado em Enfermagem do Departamento de Enfermagem Básica da Escola de Enfermagem da UFMG.

Walkíria Normandia dos Santos
Enfermeira. Mestre em Psicologia pela PUC Minas. Professora da disciplina Saúde Mental do Departamento de Enfermagem da Unifenas e da Faculdade Pitágoras.

Agradecimentos

Ao nosso bom e amado Deus, por ser a razão da nossa existência e por nos ter dado a vida e o maravilhoso e nobre dom de cuidar de pessoas.

A Nossa Senhora, nossa doce mãe, que intercede por nós com tamanha ternura e que nos ensina, por meio de seu exemplo, que "milagres são reais quando se crê".

Aos nossos queridos pais, maiores exemplos de vida, por sempre nos apoiarem e por nos ensinarem o caminho da verdade, da justiça e do amor.

Aos nossos irmãos, por serem nossos amigos nas horas incertas, por serem fiéis, cúmplices e sempre verdadeiros.

Ao Gui, pela parceria e por incentivar, apoiar e impulsionar nossos projetos.

Às pedrinhas preciosas que Deus nos deu e que chamamos de sobrinhos.

Aos nossos familiares e a todos os nossos amigos e amigas por compreenderem as nossas ausências ao longo deste período.

Aos colaboradores desta obra, por contribuírem com tamanha excelência para que este projeto se tornasse real.

A todos aqueles que contribuíram com a produção das imagens inseridas nessa obra, em especial Bia, Biel, Débora, Malu, Fê e Luzimar.

À Cláudia e ao Aluísio, por acreditarem em nossos projetos e permitirem que nossos sonhos se tornassem realidade.

Aos enfermeiros e professores, por se empenharem na construção de uma Enfermagem embasada em princípios científicos e humanísticos.

Aos nossos pacientes e alunos, por serem anjos que Deus coloca em nossa caminhada e que nos ensinam a cada dia o sentido da missão de cuidar e de ensinar.

À Pontifícia Universidade Católica de Minas Gerais, à Faculdade Pitágoras e à Secretaria Municipal de Saúde de Belo Horizonte.

Meire Chucre Tannure
Ana Maria Pinheiro

Apresentação

A publicação desta obra foi motivada pelo desejo de direcionar o olhar de alunos e enfermeiros para necessidades de saúde detectadas nos pacientes durante a realização da anamnese e do exame físico. Para o enfermeiro diagnosticar essas necessidades, é preciso que ele entenda o paciente e que o compreenda como um ser humano com demandas que vão além dos aspectos biológicos.

Os enfermeiros diagnosticam comprometimentos atuais (diagnósticos com foco no problema), mas também condições de vulnerabilidade (diagnósticos de risco) e situações nas quais existe, por parte de pacientes, familiares e membros de uma comunidade, disposição em melhorar (diagnósticos de promoção da saúde). Todavia, para que essas demandas e condições sejam detectadas, considerando o sujeito como um ser holístico, a anamnese deve ser direcionada por uma Teoria de Enfermagem e pela realização de um exame físico detalhado e preciso; assim, serão identificadas características definidoras e fatores de risco que evidenciem a existência dos Diagnósticos de Enfermagem.

Todos os capítulos do livro foram cuidadosamente escritos em uma sequência capaz de favorecer a compreensão dos leitores sobre aspectos fundamentais para a aplicação do método científico (Processo de Enfermagem) na prática profissional – uma coleta de dados direcionada para a identificação de desequilíbrios nas necessidades psíquicas, sociais, espirituais e biológicas apresentadas pelos pacientes e por aqueles que com ele convive.

Os capítulos com descrição da técnica de exame físico por segmento corporal, bem como aqueles referentes a exames complementares, apresentam os títulos de Diagnósticos de Enfermagem da NANDA-Internacional (NANDA-I) evidenciados por características definidoras e fatores de risco que podem ser identificados caso o paciente apresente comprometimentos na saúde e esteja exposto a situações de vulnerabilidade.

Tivemos o apoio de enfermeiros que colaboraram muito com esta obra, e a eles somos eternamente gratas por terem nos ajudado na concretização deste sonho.

Que possamos continuar crescendo e conciliando a Ciência e o amor durante a prestação dos cuidados de Enfermagem!

Meire Chucre Tannure
Ana Maria Pinheiro

Sumário

1. Achados Semiológicos e o Processo de Enfermagem 1
2. Um Novo Olhar Sobre a Anamnese e o Exame Físico 5
3. Registro no Prontuário | Aspectos Éticos e Legais 13
4. Relacionamento entre Enfermeiro e Paciente 21
5. Anamnese 27
6. Técnicas Básicas para o Exame Físico 33
7. Exame Físico Geral 41
8. Crescimento e Desenvolvimento da Criança 57
9. Exame do Sistema Tegumentar ... 65
10. Exame do Estado Mental 79
11. Exame Neurológico 89
12. Exame de Cabeça 115
13. Exame dos Olhos 121
14. Exame das Orelhas 127
15. Exame do Nariz e dos Seios Paranasais 133
16. Exame da Boca 139
17. Exame do Pescoço 149
18. Exame do Tórax e do Sistema Respiratório 157
19. Exame do Sistema Cardiovascular 171
20. Exame do Abdome 183
21. Exame do Sistema Genital Masculino 191
22. Exame do Sistema Genital Feminino 201
23. Exame das Mamas 211
24. Exame do Sistema Locomotor ... 219
25. Exames Laboratoriais 241
26. Exames de Imagem 253

Índice Alfabético 259

1 Achados Semiológicos e Processo de Enfermagem

Meire Chucre Tannure e Ana Maria Pinheiro

INTRODUÇÃO

A ciência da enfermagem está pautada em um corpo de conhecimento próprio, focado na integralidade do ser humano e aplicado na prática por meio de um método científico denominado Processo de Enfermagem (PE).

Florence Nightingale[1] já afirmava que a enfermagem requeria conhecimentos próprios para ser exercida. Ela definiu as premissas nas quais a profissão deveria se basear e estabeleceu um conhecimento de enfermagem direcionado aos indivíduos (ser humano, família e/ou comunidade), às condições nas quais eles viviam e em como o ambiente poderia atuar, positivamente ou não, sobre a saúde das pessoas. Cabe, no entanto, ressaltar que, com exceção do trabalho de Nightingale em 1850, os esforços para representar a enfermagem, teoricamente, datam da década de 1950.[2] Nessa época, com o desenvolvimento das teorias de enfermagem, passa a ser dada ênfase ao cuidado de enfermagem como um processo interpessoal, centralizado no indivíduo e na promoção da sua integralidade, percebendo-se o doente como ser holístico, com necessidades a serem atendidas.[3]

As teorias descrevem fenômenos de enfermagem, os correlacionam, explicam por que ocorrem, preveem o que pode ocorrer se a enfermagem não atuar de maneira efetiva e direcionam ações a fim de melhorar a condição de saúde dos indivíduos.[4,5] Elas foram elaboradas para explicitar a complexidade e a multiplicidade dos fenômenos vigentes no campo da saúde e para servir como referencial teórico aos enfermeiros que se dedicam à construção de conhecimentos, ao desenvolvimento de investigações e à assistência no âmbito da profissão.[6]

O uso das teorias de enfermagem também apoia os enfermeiros quando da definição de seus papéis, da aproximação da realidade e da consequente adequação e qualidade do desempenho profissional, bem como da produção de conhecimento.[7]

Contudo, para que uma teoria seja implementada, torna-se necessária a utilização do método científico denominado PE, cuja aplicação proporciona ao enfermeiro a possibilidade de prestar cuidados individualizados e centrados nas necessidades dos seres humanos.

O PE auxilia, desde que utilizado corretamente, os enfermeiros na tomada de decisões.[8,9] Ele também é considerado o principal método de que o enfermeiro dispõe para documentar a prática. Sua aplicação possibilita a determinação de problemas pelos quais esses profissionais têm responsabilidade de agir.[10,11]

FASES DO PROCESSO DE ENFERMAGEM

Este método, atualmente, envolve uma sequência de cinco fases específicas (investigação, diagnóstico de enfermagem, planejamento, implantação e avaliação) com a finalidade de prestar atendimento profissional ao ser humano, seja ele o indivíduo, a família ou membros da comunidade.

A primeira fase do PE (investigação) compreende a coleta de dados. Nela, o enfermeiro utiliza as técnicas de anamnese e exame físico para identificar as necessidades dos pacientes. O Conselho Federal de Enfermagem (Cofen), por meio da Resolução n. 358/2009, aponta que a coleta de dados é um processo deliberado, sistemático e contínuo, realizado com o auxílio de métodos e técnicas variadas, que tem por finalidade obter informações sobre o indivíduo, a família ou a coletividade humana e sobre suas respostas diante do processo saúde-doença.[12]

Após realizar a coleta dos dados, o enfermeiro deve partir para a elaboração dos diagnósticos de enfermagem (DE). Nesse momento (segunda fase), ele deve diagnosticar as necessidades afetadas e que necessitam de atendimento.

Os DE são capazes de retratar problemas reais (voltados para o presente) e potenciais (voltados para o futuro), que podem ser sintomas de disfunções fisiológicas, psíquicas, sociais ou espirituais. Além disso, podem tratar de condições de promoção da saúde.[13]

Ao diagnosticar as necessidades apresentadas pelos pacientes, o enfermeiro passa a ter condições de determinar a assistência de enfermagem a ser prestada, para a qual ele planeja (terceira fase) e implementa (quarta fase) as ações.

O foco da quarta fase do PE é solucionar e/ou minimizar os problemas/necessidades diagnosticados, diminuir os riscos, auxiliar nas atividades de vida diária e promover a saúde dos pacientes/familiares e membros da comunidade.

Cabe ainda ressaltar que o enfermeiro deve avaliar (quinta fase) e registrar diariamente as mudanças evidenciadas nos pacientes sob seus cuidados, por meio da evolução de enfermagem. Esse acompanhamento deverá ser realizado a fim de detectar se os diagnósticos levantados estão sendo solucionados e/ou minimizados e para diagnosticar novas necessidades. Isso tornará possível que haja uma avaliação a respeito das ações implementadas, ou seja, se elas estão sendo efetivas ou não.

Entretanto, para que o enfermeiro realize a coleta de dados sobre a condição de saúde dos pacientes e consiga, a partir daí, concretizar as demais fases do PE, ele precisa da semiologia.

Relação entre a Semiologia e o Processo de Enfermagem

O termo "semiologia" vem do grego *semeîon* (sinal) e *logos* (estudo). Trata-se do estudo dos sinais apresentados pelos seres humanos que direcionarão o olhar do enfermeiro para as necessidades de saúde. Assim, tem uma importância vital para a concretização das fases do método científico da profissão de enfermagem (Figura 1.1).

Sem uma coleta de dados adequada, durante a anamnese e o exame físico, o enfermeiro não tem condições seguras para diagnosticar e, consequentemente, planejar e implementar cuidados de modo apropriado. E, uma vez que uma coleta de dados insuficiente ou incorreta poderá levar a um DE também incorreto, resultando em planejamento e prescrição errôneos, o que pode comprometer a segurança dos pacientes, os enfermeiros precisam adquirir competência clínica para realizar corretamente a anamnese e o exame físico.[14]

Considerando que a enfermagem deve ter como ênfase o cuidado do ser humano de forma integral (abrangendo suas necessidades psíquicas, sociais, espirituais e biológicas), a coleta de dados deve ser direcionada por uma teoria de enfermagem.

Outro aspecto que precisa ser ressaltado é que os achados semiológicos se constituirão nas evidências de que problemas de saúde existem (diagnósticos com foco no problema),

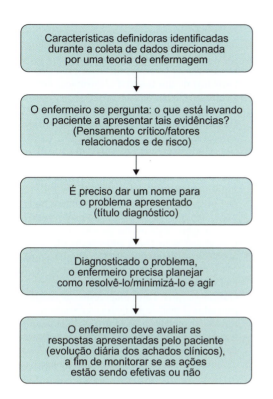

Figura 1.1 Relação entre a semiologia e o PE.

nas possibilidades de problemas potenciais (diagnósticos de risco) e na determinação de condições de disposição dos pacientes para a promoção da saúde (diagnósticos de promoção da saúde). Além disso, cabe enfatizar que, para haver uma aquisição apropriada dos dados, tornam-se imprescindíveis o bom relacionamento entre o enfermeiro e o paciente, a habilidade para realizar um exame físico adequado, a competência clínica para o exercício do pensamento crítico e da formulação dos DE e o conhecimento baseado em evidências científicas para prescrever cuidados pertinentes às demandas identificadas.

No entanto, é preciso que também haja uma comunicação efetiva a respeito dos dados coletados e, por consequência, o registro adequado das informações no prontuário dos pacientes. E, para evitar que ocorram "ruídos" na comunicação escrita, isto é, falhas na compreensão dos dados, recomenda-se que os enfermeiros utilizem terminologias padronizadas para descrever os DE identificados nos pacientes, os quais requerem conceituação prévia.

Assim, é importante ressaltar que os títulos dos DE apresentados nos capítulos associados ao exame físico dos seguimentos do corpo têm definições que constam na NANDA International (NANDA-I), uma classificação de DE criada em 1982. Atualmente, essa classificação conta com mais de 200 DE que se referem às necessidades psíquicas, sociais, espirituais e biológicas detectadas em indivíduos em todas as fases do desenvolvimento humano.

Para a NANDA-I, os DE são julgamentos clínicos sobre as respostas do indivíduo, da família ou da comunidade a problemas de saúde reais ou potenciais e proporcionam as bases para as seleções de intervenções de enfermagem para que sejam alcançados resultados pelos quais os enfermeiros são responsáveis.[13] Os componentes estruturais dos DE são o enunciado diagnóstico ou título diagnóstico (TD), os fatores relacionados, os fatores de risco e as características definidoras.

O TD, um termo ou uma frase concisa que representa um padrão de sugestões, estabelece um nome para o diagnóstico, descrevendo, de maneira sucinta, um agrupamento de sinais e sintomas. Os fatores relacionados constituem a etiologia do problema. Os fatores de risco são aspectos ambientais e elementos fisiológicos, psicológicos, genéticos ou químicos que aumentam a vulnerabilidade de um indivíduo, de uma família ou de uma comunidade a um evento insalubre. Já as características definidoras são inferências observáveis que se agrupam como manifestações de um DE com foco no problema – de promoção da saúde. São os sinais e os sintomas, as manifestações clínicas, as evidências que levaram o profissional a concluir que o problema existe.[13]

Com a semiologia, o enfermeiro adquire conhecimento e habilidade para realizar a coleta das evidências e dos fatores de risco que serão a "mola propulsora" para a concretização das demais etapas (raciocínio crítico e seleção do TD apropriado). Desse modo, a aquisição de conhecimento para a realização de anamnese e exame físico adequados torna-se fundamental para o exercício profissional de enfermagem.

Ressalta-se, no entanto, que a enfermagem cuida do ser humano, e não trata a doença.[15] Desse modo, durante a coleta dos dados, a atenção do profissional deve estar focada no indivíduo e nas necessidades biológicas, psíquicas, sociais e espirituais por ele apresentadas.

REFERÊNCIAS BIBLIOGRÁFICAS

1. Nightingale F. Notas sobre enfermagem: o que é e o que não é. São Paulo: Cortez; 1989.
2. Tannure MC, Pinheiro AM. SAE: Sistematização da Assistência de Enfermagem: guia prático. 2. ed. Rio de Janeiro: Guanabara Koogan; 2010.
3. Hickman JS. Introdução à teoria da enfermagem. In: George JB (org.). Teorias de enfermagem: os fundamentos à prática profissional. 4. ed. Porto Alegre: Artes Médicas; 2000.
4. Meleis AI. Theorical nursing: development and progress. 4. ed. Philadelphia: Lippincott Williams & Wilkins; 2007.
5. Freitas NF, Tannure MC, Chanca TCM. Implementação do processo de enfermagem em uma unidade de terapia intensiva neonatal de Belo Horizonte. Rev Enf. UFPE. 2010;4(Especial):353-9.
6. Thofehrn MB, Leopardi MT. Teorias de enfermagem, trabalho e conhecimento contemporâneo. Texto & Contexto Enferm. 2002;11(1):86-104.
7. Moura ERF, Franco ES, Fraga MNO, Damasceno MMC. Produção científica em saúde da mulher na pós-graduação em enfermagem da Universidade Federal do Ceará, Brasil 1993-2002. Cienc Enferm. 2005;11(2):59-70.
8. Alfaro-Lefevre R. Aplicação do processo de enfermagem: Promoção do cuidado colaborativo. 5. ed. Porto Alegre: Artmed; 2005.
9. Garcia TR, Nóbrega MML. Processo de Enfermagem: da teoria à prática assistencial e de pesquisa. Esc Anna Nery Rev Enferm. 2009; 13(1):188-93.
10. Backes DS, Esperança MP, Amaro AM, Campos IEF, Cunha AOC, Schwartz E. Sistematização da assistência de enfermagem: percepção dos enfermeiros de um hospital filantrópico. Acta Sci Health Sci. 2005;27(1):25-9.
11. Carvalho EC, Bachion MM, Dalri MCB, Jesus CAC. Obstáculos para a implantação do Processo de Enfermagem do Brasil. Rev Enf UFPE. 2007;1(1):95-9.
12. Conselho Federal de Enfermagem (Brasil). Resolução n. 358, de 15 de outubro de 2009. Dispõe sobre a Sistematização da Assistência de Enfermagem e a implementação do Processo de Enfermagem em ambientes, públicos ou privados, em que ocorre o cuidado profissional de Enfermagem, e dá outras providências. Diário Oficial da União 23 out 2009; Seção 01.
13. NANDA – International. Nursing Diagnoses 2015-2017: definitions and classification. 10. ed. Oxford: Wiley Blackwell; 2014.
14. Gonçalves AMP. Perfil diagnóstico de enfermagem admissional de pacientes com síndrome coronariana aguda [Dissertação]. Belo Horizonte: Escola de Enfermagem da Universidade Federal de Minas Gerais; 2004.
15. Tannure MC. Banco de termos da linguagem especial de enfermagem para Unidade de Terapia Intensiva de adultos [Dissertação]. Belo Horizonte: Escola de Enfermagem da Universidade Federal de Minas Gerais; 2008.

2
Um Novo Olhar Sobre a Anamnese e o Exame Físico

Meire Chucre Tannure, Ana Maria Pinheiro, Jaqueline Marques Lara Barata e Ninon de Miranda Fortes

HISTÓRIA E CONCEITOS FUNDAMENTAIS

O processo de trabalho em saúde é classificado como uma prática coletiva, organizada socialmente e articulada com dimensões econômicas, históricas e culturais que determinam os elementos que o constituem e o caracterizam.[1-5] Ao longo dos anos, o trabalho influencia e é influenciado pelas políticas públicas em saúde, pelos modelos assistenciais e pelos contextos socioeconômicos vigentes. Desde sua origem, o processo de trabalho em saúde, incluindo as práticas de enfermagem, mostrou-se vinculado à concepção de saúde, hegemonicamente, como ausência de doença (modelo assistencial privatista), caracterizado por seu mecanicismo, biologicismo, especialização e curativismo.

No mecanicismo, o corpo humano é comparado a uma máquina, cujas estruturas e funções podem ser meticulosamente analisadas e tratadas de modo instrumental, isolando-se a parte adoecida do restante do corpo e do contexto no qual se encontra.[6,7] O biologicismo, por sua vez, tem como foco a causalidade da doença, explicada, exclusivamente, pela natureza biológica, sendo o indivíduo considerado uma abstração à parte da coletividade, ou seja, excluído de todos os demais aspectos sociais da vida. Com a especialização, houve a divisão do corpo e a necessidade de excelência da técnica, com a consequente criação das áreas e subáreas de especialidades.

No entanto, apesar de toda a influência do modelo assistencial privatista, sabe-se que o adoecer inclui a subjetividade e o simbólico, os quais só podem ser alcançados em uma dimensão de totalidade.[5] Reconhecer a totalidade do indivíduo significa também compreender que o cuidado do ser humano deve ser fruto de um trabalho coletivo, constituído de vários saberes específicos, entre os quais é fundamental o conhecimento da enfermagem.

Florence Nightingale, fundadora da enfermagem moderna, já enfatizava, ao definir as premissas nas quais a profissão deveria basear-se, que o conhecimento de enfermagem tem de ser direcionado ao indivíduo, e não à doença, e que os enfermeiros deveriam dar atenção às condições nas quais os indivíduos vivem e em como o ambiente pode atuar, positivamente ou não, sobre a sua saúde.[8] Cabe, no entanto, ressaltar que, apesar da forte influência de Nightingale, a enfermagem acostumou-se a exercer a profissão sob a mesma óptica de médicos, centralizando suas ações mais na doença do que no indivíduo.[9]

A partir da década de 1950, os enfermeiros passaram a desenvolver teorias de enfermagem com foco nos pacientes e na atuação direcionada pelas necessidades por eles apresentadas.[10] Nessa época, a visão dominante quanto ao cuidado vinculado apenas aos sistemas biológicos começou a ser questionada, passando-se a dar maior ênfase ao cuidado de enfermagem como um processo interpessoal, centralizado não mais na patologia, mas no indivíduo, na promoção de sua integridade e no relacionamento entre enfermeiros e pacientes.[10]

Contudo, para que as teorias de enfermagem sejam implementadas na prática e haja a mudança no comportamento dos enfermeiros, que precisam assistir os indivíduos com o olhar focado nas esferas biológicas, psíquicas, sociais e espirituais, existe a necessidade de lançar um novo olhar sobre o ensino e a execução da anamnese e do exame físico realizados por esses profissionais. Portanto, a academia e os profissionais precisam compreender que os procedimentos e as necessidades físicas dos pacientes não são suficientes no processo de cuidar, mas fazem parte de uma produção de atos que deve levar em conta a integralidade dos indivíduos assistidos.

O conceito de integralidade vem sendo amplamente discutido no Brasil, desde a instituição do Sistema Único de Saúde (SUS), com a promulgação da Constituição Brasileira de 1988. Desde então, propõe-se um novo modo de pensar e agir em saúde que exige dos profissionais da área, além do domínio de conhecimento técnico, a compreensão dos modos de organização social, a preocupação com a promoção da saúde da população e o cuidado centrado no indivíduo de modo integral.

A saúde na perspectiva do SUS é vista como uma construção ou um processo, associados às condições sociais, não estando mais simplesmente relacionada com a ausência ou o tratamento das doenças, mas tendo seu conteúdo ligado à qualidade de vida e ao bem-estar. Dessa forma, durante a anamnese, os enfermeiros precisam também coletar dados relacionados com fatores sociais, ambientais, econômicos e educacionais, que podem ocasionar, quando desequilibrados, problemas de saúde.[11]

O SUS é norteado pelos princípios doutrinários da universalidade, de equidade e da integralidade.[12] A universalidade refere-se ao direito de todos ao atendimento, independentemente da raça, do credo, do local de moradia, da situação de emprego ou renda, ou seja, a saúde é considerada direito de cidadania e dever dos governos municipais, estaduais e federal.[13]

O princípio de equidade reconhece que todo cidadão é igual e que os profissionais devem considerar que cada grupo populacional vive de modo diferente e apresenta problemas específicos, com diferenças no modo de viver e adoecer.[13]

A integralidade, por sua vez, preconiza que o atendimento deve ser feito para a saúde do indivíduo, não somente para sua doença, e que as ações de promoção, prevenção e reabilitação devem ser focadas no todo indivisível.[13] Compreende-se que, para o princípio doutrinário da integralidade ser garantido, é necessário que ocorra uma mudança profunda no modo como os profissionais de saúde realizam a anamnese e coletam dados diários, além dos obtidos pelas técnicas de exame físico – razão pela qual esse princípio merece uma reflexão mais aprofundada.

Já que, com o passar dos anos, o conceito de saúde deixou de estar centrado somente no corpo, passando a ser compreendido como uma manifestação da consciência e da totalidade do ser humano, indissociável de suas dimensões física, psíquica, espiritual, ética, cultural e social, os enfermeiros precisam aprender a prestar a assistência de enfermagem direcionados por teorias que considerem a integralidade dos pacientes.[7]

É preciso analisar as diversas interfaces da integralidade, sendo uma delas a ideia de que a promoção, a prevenção, o tratamento e a reabilitação devem existir em todas as instâncias do cuidado, seja na atenção primária, na secundária, ou na terciária. A integralidade deve ser considerada em todas essas realidades, mesmo que, em cada uma delas, o foco de atendimento seja diferenciado entre si.

Como a enfermagem desenvolveu teorias que direcionam o seu fazer para o cuidado centrado nas necessidades dos indivíduos – uma premissa preconizada pelo SUS –, cabe interrogar o porquê das dificuldades de implementar, na prática, uma assistência centrada na integralidade. É possível atribuir ao proposto nos projetos político-pedagógicos das escolas de enfermagem uma corresponsabilidade pelas dificuldades encontradas pelos enfermeiros para implementar as teorias de enfermagem e os princípios do SUS, uma vez que estes, em sua maioria, por influência do cenário social, político e econômico, são construídos a partir do modelo assistencial privatista. Além disso, é importante salientar que o ensino em enfermagem, que acompanhou historicamente o que se compreendia como conceito de saúde, esteve, inicialmente, direcionado para a gestão dos serviços de saúde, uma vez que os enfermeiros foram os profissionais que assumiram a responsabilidade pela organização necessária para a institucionalização da enfermagem nos hospitais.[5]

Os enfermeiros nem sempre eram preparados para prestar o cuidado direto aos pacientes, mas sim para gerenciar os serviços e supervisionar as ações executadas pelos demais membros da equipe de enfermagem. Ações estas direcionadas pelo modelo assistencial privatista, o que pode explicar, em parte, o motivo de enfermeiros nem sempre serem formados nem capacitados em uma perspectiva de integralidade.

Assim, compreende-se que, apesar de a enfermagem já dispor de um corpo de conhecimento próprio centrado no indivíduo, e não na doença, e dos avanços na criação do SUS, ainda há muito a ser feito, uma vez que prevalece a forte tendência do modelo assistencial privatista como eixo norteador da prática profissional.

Precisa-se, no entanto, compreender que a construção de um novo modelo passa necessariamente pela superação do existente, não pela exclusão da dimensão clínica e epidemiológica, mas pela incorporação da promoção em saúde e pela compreensão de que a saúde não é apenas a ausência da doença.[5]

É necessário, portanto, compreender a história de cada um dos modelos assistenciais ainda vigentes no Brasil e sua influência na educação e no exercício da enfermagem, para, a partir dessa análise, pensar em estratégias que possam auxiliar na mudança de comportamentos e em quebra de paradigmas.

MODELOS ASSISTENCIAIS | IMPACTO NA ABORDAGEM SEMIOLÓGICA

O modelo de atenção é uma forma de combinar técnicas e tecnologias para resolver problemas e atender às necessidades de saúde individuais e coletivas em determinado território para populações específicas. É uma espécie de lógica que orienta a ação, uma maneira de organizar os meios de trabalho (saberes e instrumentos) utilizados nas práticas ou nos processos de trabalho em saúde.[14]

Os modelos assistenciais atualmente vigentes no país (assistencial privatista, sanitarista e alternativos) têm uma origem histórica que marca o modo como os profissionais da área da saúde, entre eles os enfermeiros, relacionam-se com a população. Nota-se, entretanto, uma tendência à reprodução dos modelos assistencial privatista e assistencial sanitarista em detrimento de esforços de construção de modelos alternativos de vigilância à saúde.[15]

O modelo assistencial privatista surgiu no final do século 18, em paralelo ao surgimento do sistema capitalista, motivado por movimentos sociais de transformação do hospital em um local e instrumento de cura. Existia a necessidade de melhorar as condições de saúde da população, a fim de dispor de mão de obra, uma vez que a exploração desta representava uma fonte de lucro.[16] Nesse modelo, dá-se ênfase à recuperação do corpo individual, sendo o médico a figura central, que, por meio do saber clínico, em suas ações diagnóstica e terapêutica, produzia a recuperação daquele corpo.[15]

Inicialmente, o médico desempenhava sozinho todas as etapas do processo de trabalho; no entanto, a complexidade do conhecimento e a ampliação da infraestrutura hospitalar levaram à necessidade de agregar outros profissionais e, consequentemente, separar o trabalho em momentos intelectuais e manuais. Coube ao médico a apropriação do saber intelectual, o que lhe conferiu, naquele modelo, um espaço de poder sobre os demais trabalhadores em saúde.[16]

No modelo assistencial privatista, perde-se de vista o indivíduo como ser humano, em uma análise reducionista que não fornece a compreensão completa e profunda de seus problemas.[17]

Outra vertente que emergiu com o capitalismo foi o modelo sanitarista, no qual a concepção da doença não se resume ao fenômeno individual centrado no corpo doente, mas é vista como fenômeno coletivo.[16] A necessidade de controlar esses fenômenos se deu, historicamente, na Europa Ocidental, nos séculos 17 a 19, quando as epidemias assolaram o continente, levando a muitas mortes.[16]

Nessa época, desenvolveu-se na Alemanha, na França e na Inglaterra o movimento da Medicina Social, que visou ao controle da doença na população. Os instrumentos utilizados nesse modelo incluíam, entre outros, o saneamento, a higiene social, a política médica, a quarentena e as estatísticas de mortalidade.[16]

A atenção do modelo sanitarista, institucionalizado na saúde pública no Brasil durante o século 20, não é focada na totalidade da situação de saúde, mas sim no controle de certos agravos ou em determinados grupos supostamente em risco de adoecer ou morrer.[7] O modo sanitarista centra-se no corpo como espécie e tem como foco o controle de processos da vida, como a proliferação de doenças, a natalidade e a mortalidade[18], com campanhas, programas especiais e ações de vigilância epidemiológica e sanitária.[15]

Os modelos alternativos, entre eles o de vigilância à saúde, incorporam e superam os modelos descritos anteriormente. Eles passaram a ser adotados no Brasil após a promulgação da Constituição Federal de 1988, que determina a criação de um sistema de saúde único e organizado por diretrizes, como o acesso universal e igualitário às ações e aos serviços, uma rede regionalizada e hierarquizada, a descentralização, o atendimento integral e a participação da comunidade nos processos decisórios sobre a saúde.[14]

A partir de então, passou-se a discutir uma nova maneira de vigilância à saúde, tornando a vigilância de doenças transmissíveis apenas um dos componentes do modelo. Também foi dada ênfase na implantação de ações de vigilância nutricional dirigidas a grupos de risco, vigilância na área de saúde do trabalhador (levando em conta os ambientes de trabalho e os riscos ocupacionais), vigilância ambiental em áreas específicas de risco epidemiológico e ações de prevenção de riscos e de recuperação da saúde.[19] Além disso, nesse modelo, enfatiza-se o intercâmbio entre os saberes técnico, científico e popular, com base nos quais profissionais e usuários podem construir, de maneira compartilhada, um saber sobre o processo saúde-doença.[20]

Os modelos alternativos têm como proposta integrar ações preventivas, promocionais e assistenciais, bem como profissionais em equipes interdisciplinares para uma compreensão mais abrangente dos problemas de saúde com intervenções mais efetivas, visando a associar partes do organismo vivo, dilacerado e objetivado pelo olhar reducionista do modelo assistencial privatista, a fim de reconhecer nele um sujeito.[20]

Todavia, compreende-se que lidar com indivíduos, com sua dimensão social e subjetiva e não somente biológica, é um desafio para a saúde em geral. E, para que o diagnóstico consiga abranger também a vulnerabilidade do indivíduo atendido, a equipe deverá aprender a coletar dados e analisar os problemas de saúde encarnados em um sujeito inserido em um contexto específico.[21] Assim, além de utilizar a semiologia tradicional, será necessário agregar elementos relacionados com os riscos, as necessidades e os determinantes dos modos de vida e saúde da população a cada contato do enfermeiro com o paciente, a família e os membros da comunidade.[21]

A enfermagem, em particular, ao utilizar teorias de enfermagem para fundamentar seu exercício profissional, poderá avançar no sentido de conhecer mais profundamente as necessidades apresentadas pelos indivíduos e, desse modo, conjuntamente com os demais membros da equipe de saúde e com a população, avançar na concretização do que vem sendo preconizado pelos modelos alternativos.

NOVA ABORDAGEM SEMIOLÓGICA

Os enfermeiros vêm desenvolvendo e implementando, na prática, teorias de enfermagem que, por essência, têm como foco o cuidado ao paciente, à sua família e à comunidade na qual ele reside.

As teorias podem ser definidas como um conjunto de afirmações sistemáticas, relacionadas com questões importantes de uma disciplina, comunicadas de modo coerente. Nelas estão contidos aspectos da realidade explicitados com a finalidade de descrever fenômenos, explicar as relações entre os fenômenos, prever as consequências e prescrever cuidados de enfermagem.[22]

As teorias devem direcionar as ações dos enfermeiros, de modo a responsabilizá-los pelos cuidados a serem prestados aos pacientes, não mais executados de maneira empírica.[11]

Para uma teoria de enfermagem ser implementada na prática, o enfermeiro deve utilizar o Processo de Enfermagem (PE), como visto no Capítulo 1, composto de cinco etapas que se relacionam entre si: investigação; diagnósticos de enfermagem; planejamento; implementação e avaliação da assistência de enfermagem.

Na fase de investigação, primeira etapa do PE, realizam-se a anamnese e o exame físico dos pacientes. Ela consiste na coleta de informações referentes ao estado de saúde do paciente, da família e da comunidade.[10]

Durante a realização da anamnese e do exame físico, os enfermeiros, tendo como norte uma teoria de enfermagem, devem buscar acolher o indivíduo sob seus cuidados e compreender que essa escuta deve ser terapêutica, ou seja, capaz de detectar demandas de saúde, além das biológicas, ou seja, precisam estar atentos às necessidades oriundas das dimensões psíquica, espiritual, ética, cultural, ambiental e social. Só assim poderão coletar evidências e dados relacionados com fatores de risco, para que sejam capazes de identificar diagnósticos de enfermagem (DE) ligados às verdadeiras necessidades desses indivíduos.[10]

Os DE são julgamentos clínicos sobre as respostas do indivíduo, da família ou da comunidade a problemas de saúde reais ou potenciais e proporcionam as bases para as seleções de intervenções de enfermagem a fim de alcançar resultados pelos quais o enfermeiro tem responsabilidade.[23]

Depois do DE, o enfermeiro deve planejar (sempre que possível com o indivíduo) como resolver os problemas diagnosticados e implementar cuidados de enfermagem para tal finalidade. E, por fim, deve avaliar se os resultados esperados foram alcançados.[10]

Nessa perspectiva, constata-se que, se as teorias de enfermagem forem usadas para nortear a prática de enfermagem, e se enfermeiros, docentes e discentes apoiarem as etapas do PE nos fundamentos dessas teorias, estarão criando uma condição favorável à concretização do princípio da integralidade na prática profissional, motivo pelo qual a formação precisa ser repensada.

FORMAÇÃO DE PROFISSIONAIS

A promoção da saúde, estratégia que visa, entre outros objetivos, a criar mecanismos que reduzam as situações de vulnerabilidade dos sujeitos, deve ser o novo pilar a partir do qual se deve construir uma nova dinâmica curricular, que passe a considerar, como objetivo maior de competência do estudante, a capacidade de desenvolver autonomia e corresponsabilidade do indivíduo no cuidado com sua saúde.[24]

Já existe uma tendência a essa mudança, uma vez que a enfermagem e as demais profissões da área da saúde estão passando por um processo de transição, na formação de novos profissionais, por meio de seus projetos político-pedagógicos.

Essa mudança teve início para atender ao que vem sendo preconizado pelas Diretrizes Curriculares Nacionais (DCN) de graduação, que orientam a organização curricular das instituições de ensino superior, definindo princípios, fundamentos, condições e procedimentos da formação, incluindo a dos enfermeiros, estabelecidas pela Câmara de Educação Superior do Conselho Nacional de Educação, e preconizam, para a enfermagem, entre outras qualificações, a formação de um profissional crítico, reflexivo e que exerça a profissão baseando suas ações no rigor científico e intelectual.[25]

Tais diretrizes foram criadas com o objetivo de promover a formação de um enfermeiro capaz de conhecer e intervir sobre os problemas/situações de saúde-doença mais prevalentes no perfil epidemiológico nacional, com ênfase na sua região de atuação, identificando as dimensões biopsicossociais de seus determinantes. Elas visam a formar um profissional capacitado a atuar, com senso de responsabilidade social e compromisso com a cidadania, como promotor da saúde integral do ser humano.[26]

As DCN são uma estratégia implementada para auxiliar na formação de profissionais com um perfil capaz de implementar, na prática, os princípios do SUS. No entanto, não se mostraram suficientes, sendo necessária a criação de uma série de políticas e programas que corrigissem o descompasso entre a formação de recursos humanos em saúde e os princípios, as diretrizes e as necessidades do SUS.

A formulação dessas estratégias foi importante, uma vez que a criação do SUS esteve por muito tempo focada, sobretudo, na reorganização do processo de trabalho dos profissionais, sem implementar ações efetivas que considerassem a necessidade de reorganizar conjuntamente a formação dos trabalhadores de saúde, seja na graduação (para os discentes em formação), seja nas práticas de capacitação dos trabalhadores já na ativa, apesar de previstas na legislação.

Entre as estratégias implementadas, destacam-se a Política Nacional de Educação Permanente em Saúde, o Programa Nacional de Reorientação da Formação Profissional em

Saúde (Pró-Saúde) e o Programa de Educação pelo Trabalho para a Saúde (PET-Saúde).[27]

A educação permanente parte do pressuposto da aprendizagem significativa, originada na prática das equipes de saúde, portanto de modo descentralizado, ascendente e interdisciplinar.[27]

Para que a educação permanente ocorra de maneira concreta, é preciso revisitar as metodologias de ensino-aprendizagem utilizadas hegemonicamente por muito tempo na formação de profissionais de saúde, influenciadas pela pedagogia das escolas tradicional e tecnicista, centradas, respectivamente, na transmissão do conteúdo, na automação e na divisão do trabalho.

A formação de indivíduos críticos, criativos, éticos e políticos capazes de, por meio das relações no trabalho, descobrir novas formas de produzir serviços com resolutividade e eficácia, superando os entraves para a organização de um processo de trabalho usuário-centrado, torna-se, assim, o grande desafio dos processos educativos.[5]

O Pró-Saúde, financiado pelo Ministério da Saúde (MS), visa a incentivar a transformação do processo de formação e tem conseguido alguns avanços por incorporar na formação dos profissionais de saúde, além do alinhamento de conceitos básicos, em consonância com o SUS, a prática interdisciplinar entre discentes de diversos cursos.[28]

Já o PET-Saúde busca fomentar a formação de grupos de aprendizagem tutorial em áreas estratégicas para o SUS, caracterizando-se como instrumento para qualificação em serviço dos profissionais da saúde, bem como de iniciação ao trabalho e vivências dirigidas aos estudantes das graduações em saúde, de acordo com as necessidades do SUS. Ainda de maneira incipiente, traz como destaque a incorporação da pesquisa, necessária para instrumentalizar a avaliação dos avanços que o SUS vem obtendo na prática.[29]

As estratégias descritas têm em comum o fato de preconizarem a integração ensino-serviço – uma relação dialógica entre docentes, profissionais e pacientes que deve ser o pilar no qual se apoiará o redirecionamento das práticas pedagógicas para além do cognitivo, com a incorporação de competências que operacionalizem atitudes e procedimentos na formação de um enfermeiro capaz de dar resposta às novas demandas de saúde definidas de modo ágil e dinâmico.

Falar assim de um novo olhar sobre a anamnese e o exame físico é um convite para que docentes e profissionais participem dessa construção, que, por se tratar de produção de atos em saúde, guarda em si características de um trabalho dinâmico e único a cada encontro que estabelece uma relação entre enfermeiros e pacientes, famílias e/ou membros da comunidade.

REFERÊNCIAS BIBLIOGRÁFICAS

1. Merhy EE, Campos GWS, Queiroz MS. Processo de trabalho e tecnologia na rede básica de serviços de saúde: alguns aspectos teóricos e históricos. Cadernos de pesquisa do NEPP, 6. São Paulo: Universidade Estadual de Campinas; 1989.
2. Almeida MCP, Rocha JSY. O saber de enfermagem e sua dimensão prática. São Paulo: Cortez; 1989.
3. Gonçalves RBM. Tecnologia e organização social das práticas de saúde. São Paulo: Hucitec; 1994.
4. Campos GWS. Modelos assistenciais e unidades básicas de saúde: elementos para debate. In: Campos GWS, Merhy EE, Nunes ED. Planejamento sem normas. São Paulo: Hucitec; 1994.
5. Barata JML. O processo educativo na organização do trabalho da enfermagem: uma concepção a ser transformada [Dissertação]. Belo Horizonte: Escola de Enfermagem da Universidade Federal de Minas Gerais; 2001.
6. Sherer MDA, Marino SRA, Ramos FRS. Rupturas e resoluções no modelo de atenção à saúde: reflexões sobre a estratégia saúde da família com base nas categorias kuhnianas. Interface – Comunic, Saúde, Educ. 2005;9(16):53-66.
7. Braz MM. Educação integral: um modelo de ensino da fisioterapia baseado na física quântica [Tese]. Florianópolis: Universidade Federal de Santa Catarina; 2006.
8. Nightingale F. Notas sobre enfermagem: o que é e o que não é. São Paulo: Cortez; 1989.
9. Souza M. O surgimento e a evolução histórica das teorias de enfermagem. In: Anais do 3º Seminário Nacional de Pesquisa em Enfermagem; 3-5 jun. 1984; Florianópolis. Florianópolis: Associação Brasileira de Enfermagem; 1984.
10. Tannure MC, Pinheiro AM. SAE – Sistematização da Assistência de Enfermagem: guia prático. 2. ed. Rio de Janeiro: Guanabara Koogan; 2010.
11. Almeida ES, Castro CGJ, Vieira AL. Distritos sanitários: concepção e organização. São Paulo: Faculdade de Saúde Pública da Universidade de São Paulo; 1998.
12. Ministério da Saúde. Política de qualificação da atenção à saúde – Qualisus. Brasília (DF); 2004.
13. Brasil. Lei n. 8.080, de 19 de setembro de 1990. Dispõe sobre as condições para a promoção, proteção e recuperação de saúde, a organização e o funcionamento dos serviços corresponden-

tes e dá outras providências. Diário Oficial da União. 20 de setembro de 1990; Seção 1:018055.
14. Paim JA. Modelos de atenção e vigilância da saúde. In: Rouquaryol MZ, Almeida FN. Epidemiologia e saúde. 6. ed. Rio de Janeiro: Medsi; 2003.
15. Teixeira CF, Paim JSP, Vilasbôas AL. SUS: modelos assistenciais e vigilância da saúde. Inf Epidemiol Sus. 1998;7(2):7-28.
16. Almeida MCP, Rocha SMM. Considerações sobre a enfermagem enquanto trabalho. In: Almeida MCP, Rocha SMM (orgs.). O trabalho de enfermagem. São Paulo: Cortez; 1997.
17. Capra F. O ponto de mutação: a ciência, a sociedade e a cultura emergente. 25. ed. São Paulo: Cultrix; 1982.
18. Foucault M. História da sexualidade I: a vontade de saber. 14. ed. Rio de Janeiro: Graal; 2001.
19. Brasil. Conselho Nacional de Secretários da Saúde. Vigilância em Saúde. Brasília (DF): Conselho Nacional de Secretários da Saúde; 2007.
20. Alves VS. Um modelo de educação em saúde para o programa de saúde da família: pela integralidade da atenção e reorientação do modelo assistencial. Interface – Comunic, Saúde, Educ. 2004;9(16):39-52.
21. Campos GWS, Amaral MA do. A clínica ampliada e compartilhada, a gestão democrática e redes de atenção como referenciais teórico-operacionais para a reforma do hospital. Ciênc Saúde Coletiva. 2007;12(4):849-59.
22. Meleis AI. Theorical nursing: development & progress. 4. ed. Philadelphia: Lippincott Williams & Wilkins; 2007.
23. NANDA-I. Diagnósticos de enfermagem: definições e classificação 2015-2017. Porto Alegre: Artmed, 2015.
24. Carpenito-Moyet LJ. Diagnósticos de enfermagem. 11. ed. Porto Alegre: Artmed; 2009.
25. BUSS PM. Promoção da saúde e qualidade de vida. Ciênc Saúde Coletiva. 2000;5(1):163-77.
26. Conselho Nacional de Educação. Câmara de Educação Superior. Resolução n. 3, de 7 de novembro de 2001. Institui Diretrizes Curriculares Nacionais do Curso de Graduação em Enfermagem. Diário Oficial da União 9 nov. 2001; Seção 1.
27. Brasil. Ministério da Saúde. Secretaria de Gestão do Trabalho e da Educação na Saúde. Departamento de Gestão da Educação na Saúde. Política de Educação e Desenvolvimento para o SUS. Brasília (DF): Ministério da Saúde; 2004.
28. Brasil. Ministério da Saúde. Ministério da Educação. Programa Nacional de Reorientação da Formação Profissional em Saúde – Pró-Saúde: objetivos, implementação e desenvolvimento potencial. Brasília (DF): Ministério da Saúde; 2007. (Série C. Projetos, Programas e Relatórios)
29. Brasil. Ministério da Saúde. Ministério da Educação. Programa Nacional de Reorientação da Formação Profissional em Saúde – PET-Saúde. Brasília (DF): Ministério da Saúde; 2010.

3
Registro no Prontuário | Aspectos Éticos e Legais

Renata Avelar de Mello

BREVE HISTÓRICO

Desde 4.500 a.C. são encontrados vestígios da existência de registros com formas gráficas em murais relacionados com as práticas de saúde.[1]

Um dos documentos mais antigos descoberto até o momento é o papiro de Edwin Smith, atribuído ao médico, arquiteto, sacerdote, mágico, escritor e primeiro-ministro do faraó Djoser, o egípcio Imhotep (3.000 a 2.500 a.C.), que é considerado, por muitos, o patriarca da Medicina. O papiro de 4,5 m de comprimento por 3,25 m de largura contém a descrição de 48 casos cirúrgicos.[1,2]

Sabe-se que, inicialmente, as práticas de saúde eram associadas às práticas religiosas, envolvendo a luta contra demônios causadores de malefícios ao corpo físico e ao espírito. Os sacerdotes desempenhavam, nessa época, o papel de intérpretes dos deuses. Consta que essas práticas mágico-sacerdotais, desenvolvidas em templos, já eram registradas e repassadas aos aprendizes em santuários-escolas.[3]

Posteriormente, desenvolveram-se escolas específicas para o ensino da arte de curar, denominadas escolas pré-hipocráticas, porém havia uma variedade de concepções acerca do funcionamento do corpo humano, seus distúrbios e suas doenças, as quais marcaram a fase empírica da evolução do saber de saúde.[3]

No século V a.C., ocorreu o chamado período hipocrático, no qual se destacou a figura de Hipócrates, que, influenciado por Sócrates e outros filósofos, propôs uma nova concepção de saúde desvinculando a cura de preceitos místicos e sacerdotais, desvelando os métodos indutivo, da inspeção e da observação.[4]

Nesse período, os médicos foram estimulados a realizar registros de toda a história de saúde do paciente, com o objetivo de conhecer o curso da doença. Eles passaram a reconhecer a importância dos registros escritos a respeito da evolução dos pacientes, para refletirem, de maneira analítica e científica, com base no real desenvolvimento da patologia e indicarem suas possíveis causas.[4]

O registro dos dados dos pacientes passou a se dar em um local denominado prontuário, termo, originado do latim *promptuariu*, que se refere ao lugar no qual são guardadas ou depositadas coisas úteis a que se deve ter acesso a qualquer momento; ficha de dados referente a alguém ou lugar onde se guarda o que poderá ser necessário.[5]

Em 1880, Willian Mayo organizou os prontuários em um único lugar e o registro dos dados dos pacientes passou a ser realizado de modo cronológico. Essa nova maneira de organização dos registros ocorreu em virtude da dificuldade encontrada pelos profissionais de localizar informações sobre os pacientes. Em 1907, a Clínica Mayo adotou um arquivo separado por paciente – prontuário centrado no paciente –, como até hoje é encontrado na maioria das instituições de saúde.[2,4]

Entre 1913 e 1918, o American College of Surgeons (Colégio Americano de Cirurgiões), por iniciativa própria, estabeleceu o prontuário como um dos "Padrões Mínimos de Assistência Hospitalar", no qual deveriam constar todas as observações clínicas, exames e diagnósticos referentes ao doente, devendo cada paciente dispor de um único prontuário por internação, que deveria ser arquivado para eventuais análises.[6]

Nesse contexto, surgiu a necessidade de os hospitais organizarem o modo de arquivamento do prontuário, o que levou à criação do Serviço de Arquivo Médico e Estatístico (Same) em diversos hospitais norte-americanos e no mundo, inclusive no Brasil.[6]

Entretanto, até a década de 1960, poucos hospitais brasileiros contavam com um Same organizado de maneira eficaz para atender às necessidades institucionais. Somente na década de 1970, com a instituição de convênios com a Previdência Social, que tinha exigências quanto à qualidade documental produzida no interior das instituições de saúde, ocorreu uma maior estruturação dos registros realizados pelos profissionais de saúde.[7]

Na enfermagem, há relatos de que, desde seus primórdios, os profissionais já demonstravam de modo incontestável a necessidade do registro das informações para posterior avaliação dos resultados assistenciais ou, puramente, para atender a requisitos administrativos e legais.[7]

No século 19, durante o tratamento aos feridos ingleses da Guerra da Crimeia, a grande precursora da enfermagem moderna, Florence Nightingale, já relatava a importância de documentar as informações pertencentes aos pacientes, como modo de viabilizar a continuidade dos cuidados prestados. Dessa forma, adotava a prática baseada em evidências científicas, o que distanciou gradativamente a enfermagem da prática empirista, intuitiva e caritativa, fornecendo um caráter científico à profissão:

> Na tentativa de chegar à verdade, eu tenho buscado, em todos os locais, as informações; mas, em raras ocasiões, eu consigo obter os registros hospitalares possíveis de serem usados para comparações. Esses registros poderiam nos mostrar como o dinheiro tem sido usado, o que de bom foi realmente feito com ele [...][8]

Atualmente, o prontuário é um suporte à assistência ao paciente e uma fonte de avaliação para a tomada de decisão. O registro é cronológico, ou seja, o prontuário é orientado pelo tempo. Ele oferece subsídios aos profissionais da saúde como uma fonte de informação a ser compartilhada, analisada e estudada pela equipe. Além disso, é um documento legal a respeito do atendimento prestado ao paciente; seu uso oferece suporte à pesquisa clínica, aos estudos epidemiológicos, à avaliação da qualidade prestada, ao apoio ao ensino e ao gerenciamento de serviços.[2]

Os dados contidos no prontuário são heterogêneos e podem ser descritos em forma de texto livre, de *checklist* ou de gráficos, podendo este ainda ser físico (em papel) ou eletrônico. A proposta do registro é unir diferentes tipos de dados em variados formatos, de épocas distintas, coletados por diferentes profissionais a fim de favorecer o acompanhamento dos dados clínicos do paciente e, com isso, melhorar o atendimento prestado.

O prontuário é considerado um instrumento administrativo capaz de viabilizar a comunicação entre todos os integrantes da equipe de saúde, além de assegurar a continuidade das informações durante as 24 h do dia, condição indispensável para a compreensão clínica global do paciente, além de possibilitar a manutenção da qualidade assistencial.[9]

REGISTRO DE ENFERMAGEM | CONCEITO E OBJETIVOS

Os registros no prontuário efetuados pela enfermagem caracterizam-se por todas as ações realizadas pelos membros dessa equipe (enfermeiros, técnicos e auxiliares de enfermagem), com a finalidade, essencial, de fornecer informações a respeito da assistência prestada aos pacientes.[9]

Registros de enfermagem consistem na forma de comunicação escrita de informações pertinentes ao paciente e aos membros da família e da comunidade. Entende-se que os registros são elementos imprescindíveis no processo de cuidado humano, visto que, quando redigidos de maneira a retratar a realidade, possibilitam a comunicação permanente, podendo destinar-se a diversos fins.[10]

A documentação da assistência ao paciente torna possível o acompanhamento da sua condição de saúde, o que favorece a avaliação dos cuidados prestados, além de expressar a natureza das ações dos profissionais em suas respectivas áreas de conhecimento. Portanto, ela deve ser realizada de maneira clara, objetiva e de acordo com os princípios éticos e morais da profissão.[11]

O registro de enfermagem realizado nos prontuários dos pacientes tem como finalidades:[12]

- Auxiliar no planejamento dos cuidados
- Auxiliar no processo de comunicação
- Auxiliar no processo de educação
- Servir de base para os processos de pesquisa
- Ser uma fonte de dados para a auditoria
- Servir como um documento legal.

Para fins legais, o registro de enfermagem é reconhecido como documento particular, porém, para ser tipificado como tal, deverá ser assinado pelo seu autor, tendo, somente dessa forma, valor legal, conforme determina o Art. 219 do Código Civil Brasileiro, no qual consta que "as declarações constantes de documentos assinados presumem-se verdadeiras em relação aos signatários (aquele que assina ou subscreve um documento)".[13]

Cabe ressaltar que o prontuário do paciente deve conter todo o acervo documental padronizado, organizado e conciso referente aos cuidados prestados a ele por todos os profissionais envolvidos na assistência.[9]

Ao realizar o registro de enfermagem, devem ser consideradas as seguintes linhas que descrevem aspectos fundamentais relacionados com a aparência e o conteúdo das anotações:[14]

- Precisam ser objetivas e livres de termos que subentendam preconceitos, valores, julgamentos ou opinião pessoal. Deve-se incluir a informação subjetiva fornecida pelo cliente, por sua família ou por outros membros da equipe de saúde, fazendo-se a ressalva de que se trata de dado obtido segundo a informação de outro ou utilizando-se aspas
- Devem conter descrições/interpretações de dados objetivos apoiados em observações específicas. Não utilizar termos subjetivos, como "bom", "regular", "comum", "normal". Tais descrições tornam-se abertas a múltiplas interpretações, baseadas no ponto de referência do leitor
- Generalizações devem ser evitadas
- Os dados devem ser descritos da maneira mais completa possível, o que inclui a definição de características, como tamanho e forma, especificando os dados de modo concreto e objetivo
- Precisam ser documentadas de modo claro e conciso, evitando informações supérfluas, frases longas e vagas
- Necessitam ser escritas de modo legível, com tinta indelével. Os erros na documentação devem ser corrigidos de modo a não ocultar o registro inicial. O método mais comumente utilizado refere-se a inserir no texto o termo "digo" e prosseguir com a efetivação do registro. Não se aceita o uso de corretivos, borrachas ou linhas cruzadas para obliterar o registro
- Requerem uma escrita gramatical e fonética corretas. Os profissionais de enfermagem devem incorporar somente abreviações reconhecidas cientificamente. O uso de gírias, termos clichês e rótulos deve ser evitado, a não ser no contexto de uma citação direta.

Para desenvolver uma assistência de qualidade, os membros da equipe de enfermagem, assim como os demais profissionais de saúde, precisam ter acesso a informações condizentes com a realidade dos fatos, organizadas de maneira cronológica à sua ocorrência, revestidas de segurança e elaboradas de modo completo e conciso e disponíveis a qualquer tempo para qualquer profissional.[9]

De acordo com o Conselho Regional de Enfermagem de São Paulo (Coren-SP), a elaboração do registro com qualidade têm como objetivos:[9]

- Constituir-se como instrumento legal para atender às legislações vigentes
- Garantir a continuidade da assistência
- Garantir segurança assistencial ao paciente
- Propiciar segurança ao exercício dos profissionais de saúde
- Ser meio de ensino e de pesquisa

- Ser uma importante ferramenta no sistema de gestão da qualidade
- Viabilizar a gestão de custos institucionais
- Ser fonte de auditoria.

ASPECTOS ÉTICOS-LEGAIS DOS REGISTROS DE ENFERMAGEM

Na Lei do Exercício Profissional da Enfermagem[15], em seu Art. 14, inciso II, consta a importância do registro por todos os membros da equipe de enfermagem (enfermeiros, técnicos e auxiliares de enfermagem) de todas as atividades realizadas na assistência ao paciente, desde as mais simples até as mais complexas.

As anotações efetuadas pelos profissionais de enfermagem consistem no mais importante instrumento de prova da qualidade da atuação da enfermagem e, mediante o fato de que 50% das informações inerentes ao cuidado do paciente são fornecidas pela enfermagem, é indiscutível a necessidade de registros adequados nos prontuários dos pacientes.

A ação do registro deve ocorrer de maneira clara, dada a importância das informações para a segurança dos pacientes, realização de auditorias, gestão de custos, acompanhamento de indicadores assistenciais e outras condutas gerenciais que estejam direta ou indiretamente relacionadas com a assistência ao paciente e que possam ser evidenciadas pelo registro de enfermagem.[15]

O Conselho Federal de Enfermagem (Cofen) reconhece, por meio da Resolução n. 429/2012, a ação de registro como um dever da equipe de enfermagem:[16]

> Art. 1º É responsabilidade e dever dos profissionais da Enfermagem registrar, no prontuário do paciente e em outros documentos próprios da área, seja em meio de suporte tradicional (papel), seja eletrônico, as informações inerentes ao processo de cuidar e ao gerenciamento dos processos de trabalho, necessárias para assegurar a continuidade e a qualidade da assistência.

A Resolução n. 429/2012[16] vai além ao abordar e reconhecer questões salutares ao processo de cuidar, como o seu alinhamento com a Resolução n. 358/2009[17] e o registro dos processos gerenciais de trabalho, o qual baseia todas as ações futuras nas evidências obtidas por meio dos registros efetivamente realizados.

A Lei n. 8.078/1990[18], mais popularmente conhecida como o Código de Defesa do Consumidor, em seu Art. 43, aborda a questão do registro afirmando que todas as informações sobre determinado período da vida do consumidor, como o tempo em que ficou internado ou mesmo seu histórico de exames diagnósticos ou ambulatoriais, deve constar nos prontuários dos pacientes. Esse banco de dados deve ser objetivo, claro e verdadeiro e utilizar uma linguagem de fácil compreensão. Cabe, ainda, enfatizar que o consumidor/paciente tem direito de acessar seu prontuário e requisitar cópia integral desse documento.

Outro aspecto que precisa ser ressaltado é que o Código de Processo Civil[19], em seu Art. 408, define que "as declarações constantes do documento particular escrito e assinado, ou somente assinado, presumem-se verdadeiras em relação ao signatário" – deixando, assim, reconhecida a força probante dos documentos do prontuário. Todavia, deve ser destacada a importância da inexistência de rasura, entrelinhas, emenda, borrão ou cancelamento, características que poderão ocasionar desconsideração jurídica do documento produzido como prova documental.

Entende-se, dessa forma, que as rasuras ou as alterações dos registros comprometem o valor legal dos registros de enfermagem, não podendo ocorrer.[14]

Quando existem rasuras no prontuário, provoca-se uma suspeita de tentativa deliberada de ocultar as informações e, desse modo, os registros podem ser enquadrados dentro da falsidade material, que ocorre quando a autenticidade formal do documento é afetada, ou seja, tem aparência de autêntico, mas não é genuíno e, nesse sentido, não tem valor legal.[20,21] Por isso, ressalta-se, novamente, que, em caso de erro durante o registro de dados no prontuário do paciente, deve-se usar "digo", entre vírgulas.[22]

SEGURANÇA DOS PACIENTES

O profissional da enfermagem deve se apropriar do conceito de que qualquer ação incorreta por ele praticada poderá ter implicações éticas e/ou cíveis e/ou criminais e de que o membro da equipe que causar dano ao paciente responderá por suas ações, inclusive tendo o dever de indenizá-lo.[9]

A Constituição Federal do Brasil, de 1988, estabelece a todos os cidadãos brasileiros em seu Art. 5º a igualdade nos termos da Lei, sem distinção de qualquer natureza, sendo garantida aos brasileiros e aos estrangeiros residentes no país a inviolabilidade do direito à vida, à liberdade, à igualdade, à segurança e à propriedade.

À luz desse direito constitucional, encontra-se o Código de Ética de Enfermagem, redigido em conformidade com os princípios da bioética de autonomia, beneficência/não maleficência e justiça.[23]

Na descrição dos princípios fundamentais do Código de Ética de Enfermagem, determina-se que o profissional de enfermagem respeite a vida, a dignidade e os direitos humanos, em todas as suas dimensões, exercendo suas atividades com competência para a promoção do ser humano na sua integralidade, de acordo com os preceitos da ética e da bioética.[23]

Na Seção 1, do Capítulo 1, do Código de Ética de Enfermagem, em seu Art. 12, consta serem responsabilidade e dever dos profissionais de enfermagem assegurar ao paciente, à família e à comunidade uma assistência de enfermagem livre de danos decorrentes de imperícia (um ato incompetente por falta de habilidade técnica, desconhecimento técnico), negligência (falta de diligência incluindo desleixo, preguiça e descuido) e imprudência (ação realizada sem o cuidado necessário).[23]

Para cumprir tal responsabilidade e dever, o profissional necessita:

> Art. 11. Ter acesso às informações relacionadas ao paciente, à família e à comunidade, necessárias ao exercício profissional.
> Art. 13. Avaliar criteriosamente sua competência técnica, científica, ética e legal e somente aceitar encargos ou atribuições quando capaz de ter um desempenho seguro para si e para outrem.
> Art. 14. Aprimorar os conhecimentos técnicos, científicos, éticos e culturais em benefício do paciente, família e comunidade e do desenvolvimento da profissão.
> Art. 15. Prestar assistência de enfermagem sem discriminação de qualquer natureza.
> Art. 16. Garantir a continuidade da assistência de enfermagem em condições que ofereçam segurança, mesmo em caso de suspensão das atividades profissionais decorrentes de movimentos reivindicatórios da categoria.
> Art. 17. Prestar adequadas informações à pessoa, à família e à comunidade a respeito dos direitos, riscos, benefícios e intercorrências acerca da assistência de enfermagem.
> Art. 18. Respeitar, reconhecer e realizar ações que garantam o direito da pessoa ou de seu representante legal, de tomar decisões sobre sua saúde, tratamento, conforto e bem-estar.
> Art. 19. Respeitar o pudor, a privacidade e a intimidade do ser humano, em todo seu ciclo vital, inclusive nas situações de morte e pós-morte.
> Art. 20. Colaborar com a equipe de saúde no esclarecimento do paciente, família e comunidade a respeito dos direitos, riscos, benefícios e intercorrências acerca da saúde e dos tratamentos aos quais são expostos.
> Art. 21. Proteger os pacientes, familiares e comunidades contra danos decorrentes de imperícia, negligência ou imprudência por parte de qualquer membro da equipe de saúde.
> Art. 22. Disponibilizar seus serviços profissionais à comunidade em casos de emergência, epidemia e catástrofe, sem pleitear vantagens pessoais.
> Art. 23. Encaminhar os indivíduos aos serviços de defesa do cidadão, nos termos da lei.
> Art. 24. Respeitar, no exercício da profissão, as normas relativas à preservação do meio ambiente e denunciar aos órgãos competentes as formas de poluição e deterioração que comprometam a saúde e a vida.
> Art. 25. Registrar no prontuário do paciente as informações inerentes e indispensáveis ao processo de cuidar.

No Código Civil Brasileiro, constam alguns pontos que devem ser salientados, pois se relacionam diretamente com a segurança dos pacientes:[13]

> Art. 186. Aquele que, por ação ou omissão voluntária, negligência ou imprudência, violar direito e causar dano a outrem, ainda que exclusivamente moral, comete ato ilícito.
> Art. 927. Aquele que, por ato ilícito (Arts. 186 e 187), causar dano a outrem, fica obrigado a repará-lo. [...]

Cabe destacar que o Art. 951 desse mesmo código que, em associação com os Arts. 948, 949 e 950, os quais respectivamente abordam questões pertinentes a homicídio, lesão ou outra ofensa a saúde, determina que deve ser aplicado, no caso de indenização devida por aquele que, no exercício de atividade profissional, por negligência, imprudência ou imperícia, causar a morte do paciente, agravar-lhe o mal, causar-lhe lesão ou inabilitá-lo para o trabalho.[13]

A legislação penal tipifica como crime aquele resultante de ato culposo quando o agente deu causa ao resultado por imprudência, negligência ou imperícia, conforme descrito no Art. 18 do Código Penal Brasileiro.[24]

A Portaria n. 529, de 1º de abril de 2013, instituiu o Programa Nacional de Segurança do Paciente (PNSP) com o objetivo de ampliar a qualificação do cuidado em todos os estabelecimentos de saúde do território nacional e define como estratégicos alguns pontos que impactam direta e indiretamente na qualidade das anotações de enfermagem:[25]

- Identificar corretamente o paciente
- Melhorar a comunicação entre profissionais de saúde
- Melhorar a segurança na prescrição do uso e da administração de medicamentos
- Assegurar cirurgia em local de intervenção, procedimento e paciente correto
- Higienizar as mãos para evitar infecções
- Reduzir o risco de quedas e lesões por pressão.

Seguindo essa tendência legislativa, a Agência Nacional de Vigilância Sanitária (Anvisa) estabeleceu a RDC n. 36, de 25 de julho de 2013, determinando ações para a segurança do paciente, entre elas a criação nos serviços de saúde do país do Núcleo de Segurança do Paciente (NSP), que deverá desenvolver um plano de segurança do paciente, tendo como princípios norteadores a melhoria contínua dos processos de cuidado e o uso de tecnologias da saúde, a disseminação sistemática da cultura de segurança no âmbito institucional, a articulação e integração com os processos de gestão de risco e de qualidade assistencial.[26]

No que tange à questão do trabalho desenvolvido pelos enfermeiros, cabe atentar-se a quais dados não podem deixar de ser registrados no prontuário dos pacientes, que poderiam causar danos ao cliente.

A Resolução Cofen n. 358/2009, que dispõe sobre a SAE e a implementação do Processo de Enfermagem (PE), define em seu Art. 1º que este deve ser realizado, de modo deliberado e sistemático, em todos os ambientes de saúde em que ocorre o cuidado profissional de enfermagem, devendo constar todas as suas etapas registradas no prontuário do paciente.[18]

Diante dessa premissa, encontra-se o Art. 6º, que apresenta as ações que devem ser registradas formalmente:

- Resumo dos dados coletados sobre o indivíduo, a família ou a coletividade em um dado momento do processo saúde-doença
- Os diagnósticos de enfermagem acerca das respostas do paciente, da família ou da comunidade em um dado momento do processo saúde-doença
- As ações ou intervenções de enfermagem realizadas em face dos diagnósticos de enfermagem identificados
- Os resultados alcançados como consequência das ações ou intervenções de enfermagem realizadas.

INTIMIDADE DOS PACIENTES E PRIVACIDADE DOS DADOS

Outro aspecto que merece destaque é o dever da enfermagem de zelar pela privacidade dos dados dos pacientes e de não invadir a intimidade destes.

O Art. 5º da Constituição Federal afirma em seu inciso X serem invioláveis a intimidade, a vida privada, a honra e a imagem dos indivíduos, sendo assegurado direito de indenização pelo dano material ou moral decorrente de sua violação.[27]

No que tange à questão do registro, como fonte normativa necessária para o direito do sigilo profissional, o Art. 81 do Código de Ética de Enfermagem afirma que o profissional da enfermagem deve abster-se de revelar informações confidenciais a que tenha tido conhecimento em razão de seu exercício profissional a pessoas ou a entidades que não estejam obrigadas ao sigilo.[23]

Desse modo, ressalta-se que, apesar de diversas informações serem registradas nos prontuários dos pacientes, os profissionais devem utilizá-las somente para fins assistenciais.

Em sequência, pode-se citar o Art. 82 do Código de Ética de Enfermagem, que determina serem responsabilidade e dever dos profissionais da enfermagem:[23]

> Art. 82. Manter segredo sobre fato sigiloso de que tenha conhecimento em razão de sua atividade profissional, exceto em casos previstos em lei, ordem judicial, ou com o consentimento escrito da pessoa envolvida ou de seu representante legal.
> § 1º Permanece o dever mesmo quando o fato seja de conhecimento público e em caso de falecimento da pessoa envolvida.
> § 2º Em atividade multiprofissional, o fato sigiloso poderá ser revelado quando necessário à prestação da assistência.
> § 3º O profissional de enfermagem, intimado como testemunha, deverá comparecer perante a autoridade e, se for o caso, declarar seu impedimento de revelar o segredo.
> § 4º O segredo profissional referente ao menor de idade deverá ser mantido, mesmo quando a revelação seja solicitada por pais ou responsáveis, desde que o menor tenha capacidade de discernimento, exceto nos casos em que possa acarretar danos ou riscos a ele.

Cabe ressaltar que no Art. 83, do Código de Ética de Enfermagem, consta que é de responsabilidade do enfermeiro, como líder da equipe de enfermagem, orientar os demais membros da equipe sobre a importância do sigilo profissional.[23]

Constam nos Arts. 85 e 86, desse mesmo código, que é proibido o acesso a informações e aos documentos de indivíduos não diretamente envolvidos na prestação da assistência, exceto nos casos previstos pela legislação vigente ou por ordem judicial. Consta também a proibição da divulgação ou referência a casos, a situações ou aos fatos de modo que os envolvidos possam ser identificados, independentemente de quem for.[23]

PRONTUÁRIO ELETRÔNICO

No mundo contemporâneo, dominado pelo constante avanço tecnológico, há que se falar no registro de dados em prontuários eletrônicos, que vem se delineando como uma tendência e já é uma realidade em muitos países, inclusive no Brasil. A busca por um *software* capaz de atender a todas as demandas da equipe multiprofissional de saúde é crescente a cada dia. Entretanto, cabe enfatizar que não se vivencia a mesma velocidade no avanço das legislações que abordam esse tema.

Muito se discute e se especula sobre questões como segurança e confidencialidade, mas ainda há muito que se tratar a respeito dos aspectos éticos e legais do acesso ao registro das informações constantes nesse tipo de prontuário.

Princípios de segurança da informação, como integridade, disponibilidade e legalidade, devem ser associados a princípios éticos e legais, como autenticidade, confidencialidade/privacidade, auditabilidade, assinatura eletrônica e guarda de documentos.[28]

Deve-se salientar que todos os preceitos legais contidos na Constituição Federal, no Código Civil, no Código Penal, no Código de Defesa do Consumidor, na Lei do Exercício Profissional e no Código de Ética de Enfermagem devem ser respeitados, na íntegra, pelo registro realizado de modo eletrônico.

REFERÊNCIAS BIBLIOGRÁFICAS

1. Carvalho LF. Serviço de arquivo médico e estatística. Rev Paul Hosp. 1960;8(7):25-31.
2. Werli A, Cavalcanti RB, Tannure MC. A informatização como ferramenta para auxiliar na Sistematização da Assistência de Enfermagem. In: Tannure MC, Pinheiro AM. SAE – Sistematização da Assistência de Enfermagem: guia prático. 2. ed. Rio de Janeiro: Guanabara Koogan; 2010.
3. Giovanini T, Moreira A, Dornelles S, Machado WCA. História da enfermagem: versões e interpretações. 2. ed. Rio de Janeiro: Revinter; 2002.
4. Van Bemmel JH, Musen MA. Handbook of Medical Informatics. Heidelberg: Springer-Verlag; 1997.
5. Ferreira ABH. Novo Dicionário da Língua Portuguesa. 3. ed. Rio de Janeiro: Nova Fronteira; 1999.
6. Asanuma Y. Serviços de arquivo médico e estatística para o hospital organização: funções. Rev. Paul. Hosp. 1963;11(4):29-32.
7. Marin HF, Azevedo CM. Avaliação da informação registrada em prontuários de pacientes internadas em uma enfermaria obstétrica. Acta Paul Enferm. 2003;16(1):7-13.
8. Nightingale F. Notas sobre enfermagem: o que é e o que não é. São Paulo: Cortez; 1989.
9. Conselho Regional de Enfermagem (Coren). Anotações de Enfermagem. São Paulo: Conselho Regional de Enfermagem; 2009.
10. Matsuda LM, Silva DMP, Évora YDM, Coimbra JAH. Anotações/registros de enfermagem: instrumento de comunicação para a qualidade do cuidado? Rev Eletr Enf. 2006;8(3):415-21.
11. Ochoa-Vigo K, Pace AE, Rossi LA, Hayashida M. Avaliação da qualidade das anotações de enfermagem embasadas no processo de enfermagem. Rev Esc Enferm. 2001;35(4):390-8.
12. Potter PA, Perry AG. Fundamentos de enfermagem. Rio de Janeiro: Elsevier; 2005.
13. Brasil. Lei n. 10.406, de 10 de janeiro de 2002. Novo Código Civil Brasileiro. Legislação Federal. Disponível em: www.planalto.gov.br/ccivil_03/Leis/2002/L10406.htm. Acesso em: 21/03/2015.
14. Iyer PW, Taptich BJ, Bernocchi-Losey D. Processo e diagnóstico em enfermagem. Porto Alegre: Artes Médicas; 1993.
15. Brasil. Decreto n. 94.406, de 8 de junho de 1987, que regulamenta a Lei n. 7.498, de 25 de junho de 1986. Dispõe sobre o exercício da Enfermagem e dá outras providências. Disponível em: www.cofen.gov.br/decreto-n-9440687_4173.html. Acesso em: 22/03/2015.
16. Conselho Federal de Enfermagem (Cofen). Resolução no 429, de 8 de junho de 2012. Dispõe sobre o registro das ações profissionais no prontuário do paciente, e em outros documentos próprios da enfermagem, independente do meio de suporte – tradicional ou eletrônico. Disponível em: www.cofen.gov.br/resoluo-cofen--n-4292012_9263.html. Acesso em: 20/03/2015.
17. Brasil. Lei n. 8.078, de 11 de setembro de 1990. Código de Defesa do Consumidor. Legislação Federal. Disponível em: www.planalto.gov.br/ccivil_03/Leis/L8078.htm. Acesso em: 21/03/2015.
19. Brasil. Lei n. 13.105, de 16 de março de 2015. Código de Processo Civil. Legislação Federal. Disponível em: www.planalto.gov.br/CCIVIL_03/_Ato2015-2018/2015/Lei/L13105.htm. Acesso em: 21/03/2015.
20. Greenlaw J. Documentation of patient care: an often underestimated responsibility. Law, Medicine & Health Care. 1982;10(4):172-4.

21. Oguisso T. Os aspectos legais da anotação de enfermagem no prontuário do paciente [Tese]. Rio de Janeiro: Escola de Enfermagem Ana Néri da Universidade Federal do Rio de Janeiro; 1975.
22. Castilho V, Campedelli MC. Observação e registro: subsídios para o sistema de assistência de enfermagem. In: Campedelli MC (org.). Processo de Enfermagem na prática. São Paulo: Ática; 1989.
23. Conselho Federal de Enfermagem (Brasil). Resolução no 311, de 8 de fevereiro de 2007. Aprova a Reformulação do Código de Ética dos Profissionais de Enfermagem. Diário Oficial da União. 12 de fevereiro de 2007; Seção 1.
24. Brasil. Decreto Lei no 7.209, de 11 de julho de 1984. Código Penal Brasileiro. Diário Oficial da União. 31 de dezembro de 1940; Seção 1. Disponível em: www.planalto.gov.br/ccivil_03/Leis/1980-1988/L7209.htm. Acesso em: 20/08/2015.
25. Ministério da Saúde. Portaria no 529, de 1º de abril de 2013. Institui o Programa Nacional de Segurança do Paciente (PNSP). Diário Oficial da União. 2 de abril de 2013; Seção 1.
26. Agência Nacional de Vigilância Sanitária (Anvisa). Resolução RDC no 36, de 25 de julho de 2013. Institui ações para segurança do paciente em serviços de saúde e dá outras providências. Diário Oficial da União. 26 de julho de 2013; Seção II.
27. Brasil, Constituição (1988). Constituição da República Federativa do Brasil. Brasília (DF): Senado Federal; 1988.
28. Mendes MA, Bastos/03/Processo de enfermagem: sequências no cuidar fazem a diferença. Rev Bras Enferm. 2003;56(3):271-6.

4 Relacionamento entre Enfermeiro e Paciente

Meire Chucre Tannure e Júlio César Batista Santana

AVANÇOS TECNOLÓGICOS E ABORDAGEM TERAPÊUTICA

Todo relacionamento humano tem, entre suas consequências, o crescimento humano racional daqueles que o compartilham. Porém, tal relacionamento sofre influência de fatores como modelos culturais, visão pessoal, convicções decorrentes de crenças religiosas e ideais.[1]

O relacionamento entre enfermeiro e paciente é primordial para o desempenho da assistência de enfermagem com qualidade, de modo a reforçar uma relação terapêutica capaz de transmitir confiabilidade e segurança para os pacientes e seus familiares. Estas, depositadas pelo paciente e seus familiares no enfermeiro e nos demais membros da equipe de enfermagem e de saúde dependerão da relação terapêutica existente entre eles.

Um relacionamento terapêutico adequado torna-se fundamental para que ocorra uma coleta de dados que consiga promover uma compreensão correta do estado de saúde do paciente. Sem tal relacionamento, haverá dificuldade na execução das etapas do Processo de Enfermagem (PE) com segurança e efetividade.

A enfermagem lida diretamente com a arte do cuidar em todos os momentos da vida, desde a concepção até o momento da partida (morte).[2]

O cuidar envolve ouvir, tocar, sentir, participar e respeitar – todas essas formas de relação terapêutica favorecerão a realização das fases do PE.[2]

Mais que um ser de razão e vontade, o ser humano é, fundamentalmente, um ser de cuidado.

O cuidado é uma relação amorosa que tem como objetivos garantir a subsistência e criar um espaço para o seu desenvolvimento. Os humanos colocam e devem colocar cuidado em tudo: na vida, no corpo, no espírito, na natureza, na saúde, na pessoa amada, em quem sofre e na casa. Sem cuidado, a vida perece.[3]

Com os grandes avanços tecnológicos da medicina moderna, que não foram acompanhados com a mesma velocidade por um despertar ético, percebem-se dificuldades na relação terapêutica entre os profissionais de saúde (entre eles, o enfermeiro) e os pacientes. Desse modo, torna-se imperativa a necessidade de associar a tecnologia de ponta à sensibilidade humana, o que se configura como um grande desafio a ser discutido e perseguido pela equipe de saúde, caso contrário, o fascínio pela tecnociência e por suas grandes descobertas pode transformar o paciente em um mero detalhe ou objeto.

Nesse sentido, é importante que os enfermeiros se lembrem constantemente de que nenhuma máquina será capaz de substituir a capacidade humana de oferecer um sorriso, um toque, um olhar de carinho.[4]

O aperfeiçoamento técnico não pode excluir a atenção às questões humanas da relação entre enfermeiro e paciente. Além disso, quando a tecnologia é acrescida à sensibilidade dos indivíduos envolvidos, os resultados tornam-se mais efetivos.[5]

Assim, torna-se imperativo que os profissionais de enfermagem compreendam a dimensão do trabalho que executam e assumam de maneira consciente, responsável e ética a competência profissional que a formação técnica e a capacidade legal lhes outorgam.[6]

Quando o enfermeiro opta pelo cuidado, e não simplesmente pela cura, ou seja, quando ele não se torna "escravo" da tecnologia, mas aprende a usá-la em favor da harmonização do paciente, do seu bem-estar, ele está efetivamente exercendo a ciência da enfermagem e passa a ter condições de aplicar, na prática, os princípios das teorias que regem sua profissão (teorias de enfermagem).[7]

A equipe de enfermagem deve desenvolver um cuidar ético e solidário, percebendo o paciente como um ser humano com uma história de vida própria, que necessita de uma atenção que vai muito além do aparato tecnológico, sempre preservando sua dignidade.[2]

COMUNICAÇÃO | ESSÊNCIA PARA O RELACIONAMENTO TERAPÊUTICO

A base do trabalho dos profissionais da área da saúde consiste nas relações humanas, sejam elas com o paciente, com os seus familiares e acompanhantes ou com a equipe multiprofissional. Assim, não se pode pensar na ação profissional sem levar em conta a importância do processo comunicativo nela inserido. A escrita, a fala, as expressões faciais e corporais, a audição e o tato são modos de comunicação amplamente utilizados, conscientemente ou não.[7]

Somente pela comunicação efetiva é que o profissional de saúde poderá ajudar o paciente a manifestar seus problemas, enfrentá-los, visualizar sua participação na experiência e alternativas de solucioná-los, além de auxiliá-lo a encontrar novos padrões de comportamento.[7]

Para a execução da prática da ciência da enfermagem, os profissionais precisam estar preparados para o exercício do cuidado focado na integralidade e, para tanto, devem adquirir conhecimentos e habilidades permeados por princípios humanísticos.

É por meio da humanização que se pode estabelecer um vínculo interativo com os pacientes, objetivando, assim, proporcionar mais conforto e segurança durante a realização do cuidar.

Para exercer o cuidado, com a tão almejada qualidade, o enfermeiro deve aprender que não adianta apenas adequar a estrutura física dos serviços de saúde de modo a criar a aparência perfeita, com relógios na parede, climatização do ambiente, pinturas suaves e leitos individualizados. Essas ações, embora importantes e necessárias, não substituem a necessidade do afeto e do calor humano. A todas essas alternativas, deve ser somado o respeito à dignidade do indivíduo. De nada adianta a humanização artificial se não existir ternura humana.

Assim, a disposição em saber ouvir cuidadosamente configura-se como uma das competências mais valiosas do enfermeiro. Além disso, cabe ressaltar que um profissional calmo, tranquilo, compreensivo e carinhoso inspira confiança ao paciente e seus familiares, o que favorece a obtenção de dados mais fidedignos.[8]

Para tanto, torna-se necessário que o enfermeiro desenvolva uma ação assistencial fundamentada e pautada em conhecimentos científicos, humanísticos e técnicos, advindos de uma formação generalista, além de comportamento moral e ético, consciência individual e coletiva.[9]

O cuidado está diretamente relacionado com o processo de comunicação entre o enfermeiro e o paciente. No entanto, para que ele ocorra de modo eficiente e eficaz, ambos os sujeitos precisam compreender os sinais da relação interpessoal, seja pelos gestos, pelas expressões ou pelas palavras.[10]

Desse modo, resgatar a comunicação, explicar o que será feito (mesmo quando o paciente se encontra em estado comatoso), conhecer e saber perceber o que ele pode estar sentindo no momento da passagem de uma sonda e de uma punção venosa poderá amenizar um pouco a sua dor, resgatar a essência do cuidar e contribuir para a eficácia no procedimento e na recuperação do paciente.[2]

Para que a comunicação entre enfermeiros e pacientes seja terapêutica, o profissional poderá utilizar os diversos modos de comunicação, verbais ou não verbais.

A comunicação terapêutica consiste na habilidade do enfermeiro em desvendar as necessidades dos pacientes a fim de aliviar suas tensões, proporcionando a eles uma condição de bem-estar. Essa comunicação é usada também para solucionar os conflitos, reconhecer as limitações pessoais e ajustar o paciente ao que não pode ser mudado e a enfrentar os desafios.[11]

A comunicação verbal refere-se a mensagens faladas ou escritas, que se dão na forma de palavras, como elementos da linguagem, utilizadas para se comunicar. É por meio dela que se expõem ideias e compartilham-se experiências. É a forma de comunicação mais utilizada no dia a dia.[12,13]

A comunicação não verbal refere-se a mensagens emitidas pela linguagem corporal, ou seja, é toda mensagem transmitida sem o uso das palavras. Ela se dá por meio da expressão facial, dos movimentos dos olhos e da cabeça, do movimento do corpo, da postura, dos gestos, do silêncio, da sudorese, dos tremores, do lacrimejamento, da palidez e do sorriso. Esse tipo de comunicação merece uma atenção maior, uma vez que não se tem controle consciente sobre ela. Por meio dela, compreende-se o que a mensagem, transmitida pelo paciente, quer informar.[12,13]

Quatro elementos são utilizados para classificar e estabelecer os tipos de comunicação:

- Vocal verbal: as palavras
- Vocal não verbal – os sinais paralinguísticos: grunhidos, suspiros, risos, pigarrear etc.
- Não vocal verbal: palavras escritas ou impressas
- Não vocal não verbal: expressões faciais, gestos e postura.[13]

São tarefas do enfermeiro procurar decodificar, decifrar e perceber o significado da mensagem que o paciente envia, para, só então, estabelecer julgamentos e ações adequados e coerentes com as suas necessidades.[7]

Para tanto, o enfermeiro precisa ir ao encontro do paciente e realizar a anamnese e o exame físico permeado por uma comunicação terapêutica.

É preciso que a equipe de enfermagem valorize o diálogo, a troca e a relação interpessoal, uma vez que é possível aprender conversando, discutindo e trocando ideias com os outros. Um relacionamento dessa maneira traz bem-estar e segurança para o paciente e pode evitar muitos conflitos éticos e legais.

Logo, o enfermeiro deve buscar modos e estratégias para dedicar maior tempo ao contato com o paciente, procurar esclarecer suas dúvidas e seus anseios, informá-lo sobre as intervenções a serem realizadas, com seus possíveis riscos ou consequências, e transmitir segurança para ele e seus familiares.

PRINCÍPIOS DA BIOÉTICA E CÓDIGO DE ÉTICA | IMPLICAÇÕES NO RELACIONAMENTO

A bioética, como ciência da vida, explica que são fundamentais, nas relações terapêuticas, o diálogo, a interdisciplinaridade, a interculturalidade e a globalidade, e que o respeito aos valores pessoais e à autonomia do paciente favorecerá a qualidade de assistência.[1]

O respeito à autonomia do paciente enfoca compartilhar as decisões e o uso do pleno direito de cidadania, transformando as relações entre profissionais e pacientes em relações mais igualitárias e horizontais.[1]

O diálogo e a partilha nas relações humanas significam, para o paciente, atendimento, cuidado e interação que vão ao encontro do que é preconizado como fundamental no princípio da beneficência da bioética. Em contrapartida, a não inclusão do paciente no diálogo durante o trabalho da enfermagem propicia o isolamento, o distanciamento e a fragmentação da assistência de enfermagem.

O princípio da beneficência estabelece que os profissionais devam fazer o bem aos outros, independentemente de desejá-lo ou não.

No Código de Ética de Enfermagem (CEE), verifica-se que é possível encontrar princípios de condutas que favoreçam a qualidade da assistência e o respeito à dignidade/individualidade do paciente.

Além do aspecto legal que envolve a responsabilidade profissional, o valor básico inserido no CEE é o respeito ao ser humano, tendo como apoio a verdade, o sigilo profissional, o respeito à privacidade, a responsabilidade, a justiça, a beneficência e a autonomia.

A Resolução n. 311/2007 do Conselho Federal de Enfermagem (Cofen), que aprovou o novo CEE, enfatiza, no preâmbulo, que a enfermagem compreende um componente próprio de conhecimentos científicos e técnicos, construído e reproduzido por um conjunto de práticas sociais, éticas e políticas que se processa pelo ensino, pela pesquisa e pela assistência. Realiza-se na prestação de serviços ao paciente, à família e à comunidade, no seu contexto e nas circunstâncias de vida.[14]

O CEE traz determinações centradas nos indivíduos (de forma individual e coletiva) e pressupõe que os trabalhadores de enfermagem devem estar aliados aos cidadãos na luta por uma assistência sem riscos e danos.

Entre os princípios fundamentais do CEE, ressalta-se que os profissionais de enfermagem têm de respeitar a vida, a dignidade e os direitos humanos, em todas as suas dimensões, e exercer suas atividades com competência para a promoção do ser humano na sua integralidade, de acordo com os princípios da ética e da bioética.

Cabe ressaltar que é direito do paciente o acesso às informações sobre seu estado de saúde, para a decisão livre e consciente a respeito das condutas médicas e de enfermagem a serem tomadas. A participação consciente e a crescente capacidade de decisão do paciente, da família e da comunidade nos cuidados com a saúde são direitos de todo cidadão.[1]

Além disso, o CEE traz considerações sobre deveres e sigilo profissional, conforme descrito no Capítulo 3.

Porém, é importante enfatizar que, em algumas situações, o sigilo profissional poderá ser desvelado, como as apresentadas no *caput* do Art. 82.[14]

> § 2º Em atividade multiprofissional, o fato sigiloso poderá ser revelado quando necessário à prestação da assistência.
>
> § 4º O segredo profissional referente ao menor de idade deverá ser mantido, mesmo quando a revelação seja solicitada por pais ou responsáveis, desde que o menor tenha capacidade de discernimento, exceto nos casos em que possa acarretar danos ou riscos ao mesmo.

O enfermeiro e os demais membros da equipe de enfermagem também devem respeitar a privacidade e o pudor do paciente durante a assistência.

Considera-se fundamental que a equipe de enfermagem respeite os valores individuais de cada paciente, suas crenças religiosas, sociais e culturais, procurando adequar as intervenções de enfermagem aos desejos por eles apresentados. O pudor, a privacidade e a intimidade do ser humano devem ser respeitados, em todo seu ciclo vital, inclusive nas situações de morte e pós-morte.[14]

Entre os direitos dos profissionais constantes no CEE, ressaltam-se:

> Art. 10. Recusar-se a executar atividades que não sejam de sua competência técnica, científica, ética e legal ou que não ofereçam segurança ao profissional, à pessoa, à família e à coletividade.
> Art. 11. Ter acesso às informações relacionadas aos pacientes, à família e à comunidade, necessárias ao exercício profissional.

Compete à equipe de enfermagem desenvolver uma assistência transparente com o paciente e seus familiares, respeitando os princípios éticos e legais da profissão.

É importante também destacar que a tecnologia moderna introduziu um novo nível de escolhas, que trouxeram à tona questões de valor, e não somente de ciência.

Por exemplo, um paciente terminal prefere viver mais ou sofrer menos? Se a escolha fosse entre uma existência biológica continuada e uma existência somente com certa qualidade de vida, o que seria escolhido? Obviamente, se os profissionais não conhecerem os valores e os objetivos do paciente, não terão condições de responder a essas questões.[15]

Decidir as questões que tratam da terminalidade da vida perpassa por diversos valores e conflitos éticos.

Considerar que, quando não há cura, não há mais nada a ser feito em prol do paciente é um erro, pois nesse momento, surgem inúmeras possibilidades a serem oferecidas ao paciente e aos seus familiares, com o emprego dos cuidados paliativos.

De acordo com a Organização Mundial da Saúde (OMS), cuidados paliativos são uma abordagem que melhora a qualidade de vida dos pacientes e seus familiares frente a problemas associados à doença terminal, por meio da prevenção e do alívio do sofrimento, identificando, avaliando e tratando a dor e outros problemas físicos, psicossociais e espirituais.[16]

O cuidado paliativo é reconhecido como uma abordagem que melhora a qualidade de vida dos pacientes (e seus familiares) quando estes se encontram acometidos por doenças terminais. Pode ser oferecido, para controle dos sofrimentos físico, emocional, espiritual e social, em instituições de saúde e na própria residência, devendo ser ofertado ao paciente (desde o diagnóstico da doença terminal até o momento da morte) e aos seus familiares (durante o curso da doença e em programas de enlutamento).[17]

Desse modo, independentemente do estágio de vida do paciente e do prognóstico associado à doença, o enfermeiro não deve privá-lo de sua identidade pessoal e nunca tratá-la como uma "coisa", um "objeto". Nesse contexto, torna-se fundamental preservar as relações humanas na assistência e procurar entender as queixas verbais e não verbais do paciente.

REFERÊNCIAS BIBLIOGRÁFICAS

1. Selli L. Bioética na enfermagem. São Leopoldo: Unisinos; 2005.
2. Santana JCB. Dilemas éticos vivenciados por acadêmicos de enfermagem em Unidades de Terapia Intensiva [Dissertação]. São Paulo: Centro Universitário São Camilo; 2007.
3. Boff L. Ethos mundial: um consenso mínimo entre os humanos. Rio de Janeiro: Sextante; 2009.
4. Marin HF, Cunha ICKO. Perspectivas atuais da informática em enfermagem. Rev Bras Enferm. 2006;59(3):354-7.
5. Feldman C. Atendendo o paciente: perguntas e respostas para o profissional de saúde. 3. ed. Belo Horizonte: Crescer; 2006.
6. Oguisso T. História dos códigos de ética de enfermagem no Brasil. In: Oguisso T, Schmidt MJ. O exercício da enfermagem: uma abordagem ético-legal. 3. ed. Rio de Janeiro: Guanabara Koogan; 2010.
7. Silva JP da. Comunicação tem remédio: a comunicação nas relações interpessoais em saúde. 2. ed. São Paulo: Loyola; 2003.
8. Smeltzer SC, Bare GB. Tratado de enfermagem médico-cirúrgica. 8. ed. Rio de Janeiro: Guanabara Koogan; 2011.
9. Barroso LMM, Carvalho CML, Galvão MTG, Vieira NFC, Barroso MGT. Aspectos éticos da interação enfermeiro-puérpura com HIV/AIDS. Revista DST – J Bras Doenças Sex Transm. 2005; 17(3):197-200.
10. Oriá MOB, Moraes LMP, Victor JF. A comunicação como instrumento do enfermeiro para o cuidado emocional com o cliente hospitalizado. Rev Eletr Enf. 2004;6(2):292-7.
11. Pontes AC, Leitão IMTA, Ramos IC. Comunicação terapêutica em enfermagem: instrumento essencial do cuidado. Rev Bras Enferm. 2008; 61(3):312-8.
12. Stefanelli MC, Carvalho EC. A comunicação nos diferentes contextos da enfermagem. São Paulo: Manole; 2005.
13. Souza MBB, Mascarenhas SHZ, Rocha ESB, Vargas PVP. Refletindo sobre a comunicação no cuidado de enfermagem. Rev Nursing. 2006; 102(9):1111-6.
14. Conselho Federal de Enfermagem (Cofen). Resolução n. 311, de 8 de fevereiro de 2007. Aprova a Reformulação do Código de Ética dos Profissionais de Enfermagem. Diário Oficial da União. 12 de fevereiro de 2007; Seção 1.
15. Pessini L. Distanásia: até quando prolongar a vida? São Paulo: Loyola; 2001.
16. World Health Organization. National cancer control programs: policies and managerial guidelines. 2. ed. Genebra: World Health Organization; 2002.
17. Silva RCF da, Hortale VA. Cuidados paliativos oncológicos: elementos para o debate de diretrizes nesta área. Cad Saúde Pública. 2006; 22(10):2055-66.

5 Anamnese

Meire Chucre Tannure e Ana Maria Pinheiro

ANAMNESE FOCADA NA INTEGRALIDADE

A anamnese é realizada durante a primeira etapa do Processo de Enfermagem (PE), a investigação.[1]

Durante a anamnese, devem ser coletadas informações referentes ao estado de saúde do paciente, bem como dados relacionados com suas necessidades básicas, o seu convívio social, as suas crenças e os seus costumes.

O propósito de uma anamnese realizada por enfermeiros é identificar as necessidades de saúde apresentadas pelos pacientes e por seus familiares e dados relacionados com a comunidade onde ele reside.

Desse modo, ao realizar a anamnese, o enfermeiro deve estar atento às respostas humanas (reações humanas) do paciente e dos familiares, que variam de dados associados a necessidades biológicas até demandas espirituais.[2]

Assim, é imprescindível que a anamnese seja direcionada por uma teoria centrada no indivíduo, e não na doença.[1]

A enfermagem dispõe de teorias próprias/específicas que enfatizam o cuidado integral compostas por conceitos que abordam aspectos da realidade e comunicadas com a finalidade de descrever fenômenos (binômio saúde-doença), explicar as relações entre os fenômenos, prever as consequências e prescrever os cuidados de enfermagem.[3]

Durante a anamnese, o enfermeiro deve estabelecer um contato capaz de promover confiança mútua. Para tanto, é preciso que algumas habilidades sejam desenvolvidas, como saber ouvir, compreender e explorar os dados obtidos com o paciente e seus familiares e acompanhantes, sem, no entanto, invadir seu espaço pessoal.[4-6]

É preciso também que o enfermeiro se apresente com vestimentas apropriadas ao ambiente de trabalho, se posicione perante o paciente de maneira receptiva e acolhedora, demonstre interesse e conhecimento e estabeleça uma comunicação eficaz.[4-6] Para tanto, é preciso que o profissional ajuste seu vocabulário ao do paciente, de seus familiares e acompanhantes, que o ambiente esteja preparado para possibilitar uma escuta harmônica, além de evitar distrações, garantindo a privacidade do paciente.

Uma anamnese precisa ser iniciada com uma saudação do tipo: "bom-dia", "boa-tarde", "boa-noite"; a seguir, o enfermeiro deve se apresentar dizendo o seu nome, a sua função, o objetivo da anamnese e solicitar autorização do paciente para coletar algumas informações (Figura 5.1)[4-6], conforme os exemplos a seguir:

- Meu nome é... e sou o(a) enfermeiro(a) desta unidade. Gostaria de fazer algumas perguntas para compreender o que está acontecendo com você e planejar a assistência de enfermagem que será prestada por nossa equipe. Posso?

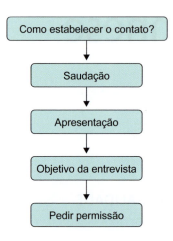

Figura 5.1 Como estabelecer contato com o paciente.

- Meu nome é... e sou o(a) enfermeiro(a) deste serviço. Gostaria de começar nossa consulta fazendo algumas perguntas para compreender o que está acontecendo com você e, desse modo, planejarmos juntos como resolver o seu problema. Você me permite?

Inicialmente, é preciso coletar alguns dados biográficos:

- Nome
- Idade
- Profissão
- Estado civil
- Naturalidade
- Nacionalidade.

O próximo passo é saber o que levou o paciente a procurar atendimento, momento em que o enfermeiro deve coletar toda a história da queixa que resultou na procura desse paciente pela unidade ou pelo serviço de saúde.

A fim de favorecer a coleta dos dados que serão necessários para o raciocínio clínico sobre o que possa estar acontecendo com o paciente, o enfermeiro deve buscar saber:[4-9]

- Desde quando o paciente vem apresentando o(s) sintoma(s) descrito(s)
- Se o início do(s) sintoma(s) foi súbito ou gradual
- Com que frequência sente o(s) sintoma(s)
- Quanto tempo o(s) sintoma(s) dura(m)
- O que desencadeou o(s) sintoma(s)
- Se o paciente fez algo que ocasionou melhora do(s) sintoma(s)
- Se o paciente já sentiu isso antes, quando, como foi e o que fez, na época, para o(s) sintoma(s) melhorar(em)
- Com o que o(s) sintoma(s) se assemelha(m)
- Em que parte do corpo o(s) sintoma(s) ocorre(m) e se ele(s) se irradia(m) para outros lugares
- Qual a intensidade do(s) sintoma(s) em uma escala de 1 a 10, sendo 10 o mais intenso
- Se o(s) sintoma(s) está(ão) melhorando ou piorando
- Se o paciente está sentido mais alguma coisa além do que acabou de descrever.

Para ajudar na memorização desses dados e sistematizar a coleta das informações necessárias para a compreensão da história da doença atual, o enfermeiro pode utilizar o método mnemônico PQRST:[4]

- P – Provocativo: o que provoca ou alivia o sintoma? O que faz o sintoma se agravar?
- Q – Qualidade ou quantidade: com o que o sintoma se assemelha? Neste momento, você está apresentando o sintoma? Está mais ou menos intenso? Até que ponto o sintoma afeta suas atividades normais?
- R – Região ou radiação: em que parte do corpo ocorre o sintoma? Ele ocorre em outras regiões? Quais? Você está sentindo outro sintoma, além deste?
- S – Severidade: qual é a intensidade do sintoma em uma escala de 1 a 10, sendo o 10 o mais intenso?
- T – Tempo: quando o sintoma começou? O início foi súbito ou gradual? Com que frequência você o sente? Quanto tempo dura o sintoma?

Além de coletar dados sobre a queixa que levou o paciente à unidade ou ao serviço de saúde, o enfermeiro deve conhecê-lo, uma vez que esse profissional não tem a função de tratar a doença, mas sim de cuidar do indivíduo.[1]

Para tanto, o enfermeiro precisa conhecer a história do paciente, coletando as seguintes informações:[2,4-9]

- Existência de doenças prévias e há quanto tempo: caso a resposta seja positiva, avaliar se o paciente e sua família têm conhecimento apropriado sobre a doença e o tratamento
- Manutenção da saúde: saber se o paciente faz exames médico e dentário periodicamente, bem como avaliar seu acompanhamento vacinal

- Uso de medicação: saber se o paciente faz uso de alguma medicação; caso a resposta seja positiva, saber qual, quem a receitou, há quanto tempo usa, se a tem usado regularmente e se sabe a finalidade de seu uso
- Se, em algum momento, o paciente já foi internado, quando e por quê: caso a resposta seja positiva, saber como foi a experiência de ficar internado
- Se o paciente já fez alguma cirurgia, quando e por quê: caso a resposta seja positiva, saber se houve alguma complicação pós-operatória
- Se o paciente ingere bebida alcoólica: caso a resposta seja positiva, saber qual(is) bebida(s) e com que frequência ingere
- Se o paciente é fumante: caso a resposta seja positiva, saber há quanto tempo é fumante e quantos cigarros fuma por dia
- Se o paciente já fumou: caso a resposta seja positiva, saber há quanto tempo parou e por quanto tempo fumou
- Se há histórico de familiares próximos acometidos com alguma doença: caso a resposta seja positiva, saber qual
- Convívio familiar (sem invadir a privacidade do paciente): o enfermeiro pode aproveitar a informação sobre a idade e o estado civil para direcionar perguntas sobre o convívio familiar. Deve também buscar informações sobre a comunicação com a família, o papel que desempenha no grupo familiar, os hábitos sociais em relação à família e pessoas de maior afinidade para o paciente
- Histórico de alergias e intolerância alimentar: se o paciente tem alergia a algum medicamento, cheiro, produto, alimento ou alguma intolerância alimentar. Caso a resposta seja positiva, saber qual reação ele costuma apresentar
- Exames prévios: saber se o paciente tem algum exame prévio e se o trouxe
- Dados sobre o histórico emocional prévio do paciente: saber se é ansioso, tranquilo, depressivo, pesaroso, alegre, agressivo, triste etc.
- Dados sobre o tipo de comunicação previamente usada: saber se o paciente se comunica por comunicação verbal oral, escrita ou não verbal
- Dados sobre o estado neurológico prévio do paciente: se orientado, confuso, alerta, sonolento, obnubilado, torporoso, comatoso
- Hábitos de higiene do paciente: em qual horário prefere tomar banho, com que frequência realiza a higiene oral e higieniza os cabelos, se há algum déficit no autocuidado relacionado com o hábito de higiene
- Percepção dos órgãos dos sentidos: se o paciente tem alguma queixa associada à visão, à audição, à gustação, à olfação e ao tato. Caso a resposta seja positiva, saber qual
- Hábito alimentar: obter informações sobre preferências alimentares do paciente, se há algum alimento que não gosta de comer, frequência com que se alimenta e o que costuma comer, se seu apetite está preservado ou houve alguma variação nos últimos dias, histórico de náuseas e vômitos, se há algum déficit no autocuidado relacionado com a alimentação
- Hábito de sono: saber quantas horas por noite o paciente costuma dormir, se tem alguma preferência de posição para dormir, se acorda durante a noite, se se sente descansado quando desperta pela manhã
- Hábito de eliminação urinária: se o paciente tem urinado, se tem percebido alguma mudança na frequência com que vai ao banheiro urinar, qual a cor da urina, se o cheiro da urina está desagradável, se tem sentido algum desconforto ao urinar, se há algum déficit no autocuidado relacionado com a eliminação urinária
- Hábito de eliminação intestinal: saber com que frequência o paciente evacua, qual o aspecto e a coloração das fezes, se há algum déficit no autocuidado relacionado com a eliminação intestinal
- Locomoção: se, para se locomover, o paciente necessita de algum apoio, se há algum déficit no autocuidado relacionado com a capacidade de locomoção
- Atividade física: se o paciente realiza alguma atividade física, qual, com que frequência e há quanto tempo
- Integridade da pele/mucosas: se há alguma ferida na pele ou nas mucosas do paciente. Caso a resposta seja positiva, saber qual foi a causa da lesão
- Sexualidade: perguntar ao paciente se há algum dado que gostaria de relatar sobre sua sexualidade; no caso das mulheres após a puberdade, buscar informações sobre a realização do exame preventivo para o câncer de colo de útero e de mama; no caso dos homens (acima dos 40 anos), buscar informações sobre a realização do exame preventivo para o câncer de próstata

- Condições do ambiente no qual o paciente reside: se há saneamento básico, dados sobre coleta de lixo, umidade na residência, eletricidade, facilidade de condução e poluição ambiental
- Atividades de lazer e de recreação: se o paciente participa de atividades sociais, o que gosta de fazer e se tem realizado essas atividades. Caso não esteja realizando nenhuma atividade, saber o motivo
- Espiritualidade, crenças e práticas religiosas: se o paciente realiza alguma prática religiosa, se tem alguma crença, hábitos culturais e/ou filosofia de vida
- Se o paciente faz uso de algum dispositivo de assistência em casa, como oxigenoterapia, sondas, cateteres, entre outros.

Todas essas informações auxiliarão o enfermeiro na formulação dos diagnósticos de enfermagem (pautados nas necessidades detectadas no paciente, na família ou na comunidade onde reside) e no planejamento de uma assistência de enfermagem individualizada e integral.[1]

Isso vem ao encontro dos modelos assistenciais alternativos preconizados com a implantação do Sistema Único de Saúde (SUS) e os fundamentos das teorias de enfermagem que devem direcionar todo o processo de implantação do PE nas instituições de saúde.

Quando o enfermeiro exerce sua profissão com base nesses fundamentos, favorece a criação de vínculo com o paciente, a família e a comunidade (quando for o caso) e obtém dados que elucidam as condições de saúde do paciente e dos demais envolvidos, as demandas para a promoção da saúde, as necessidades a serem trabalhadas a fim de prevenir complicações futuras e as situações que requerem intervenções terapêuticas imediatas e de reabilitação para a realização de atividades de vida diária e do autocuidado.

Durante a anamnese, o enfermeiro pode usar expressões como "por favor, continue", para facilitar o processo de comunicação e demonstrar interesse. Ou, simplesmente, balançar a cabeça em movimento afirmativo.[4]

Além disso, é importante confirmar as informações, podendo usar expressões como "se eu compreendi bem", e não fazer perguntas tendenciosas do tipo "você não fuma, fuma?" ou "você não está se esquecendo de tomar o remédio, certo?".[4]

O enfermeiro deve tomar cuidado para não falar demais. Precisa deixar o paciente, o familiar ou o acompanhante falar e ficar atento para não os interromper.

É importante também ressaltar que o enfermeiro não deve dar falsas esperanças ao paciente, mas, independentemente da condição clínica deste, precisa manter o zelo, o respeito, a atenção, o empenho, o carinho e apoiar a sua escolha em acreditar na sua melhora e na sua recuperação.[2-6]

Após concluir as etapas da anamnese (Figura 5.2), o enfermeiro deve realizar o exame físico.

Ao finalizar a anamnese e o exame físico, o enfermeiro deve perguntar ao paciente se há algo que ele gostaria de falar, de perguntar ou de mostrar e sempre se apresentar disponível para atendê-lo caso se lembre de alguma outra informação que julgue necessário compartilhar.[4-6]

Os dados coletados durante a anamnese e o exame físico precisam ser registrados pelo enfermeiro no prontuário do paciente.[10]

A seguir, o enfermeiro deve analisar esses dados e identificar as necessidades do paciente, elaborando diagnósticos de enfermagem para cada uma delas, ou, quando for o caso (em situações críticas), para as necessidades com prioridade de atendimento.

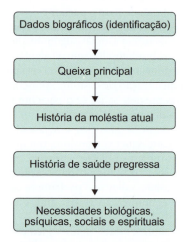

Figura 5.2 Sequência de uma anamnese.

REFERÊNCIAS BIBLIOGRÁFICAS

1. Tannure MC, Pinheiro AM. SAE – Sistematização da Assistência de Enfermagem: guia prático. 2. ed. Rio de Janeiro: Guanabara Koogan; 2010.
2. Horta W de A. Processo de enfermagem. São Paulo: EPU; 1979.
3. Meleis AI. Theorical nursing: development & progress. 4. ed. Philadelphia: Lippincott Williams & Wilkins; 2007.
4. Andris DA. História de saúde. In: Andris DA. Semiologia: bases para a prática assistencial. Rio de Janeiro: Guanabara Koogan; 2005.
5. Souza MF de, Barros ALDL de, Michel JLM, Nóbrega MML da, Ganzarolli MZ. Bases teórico-metodológicas para a coleta de dados de enfermagem. In: Barros ALBL de. Anamnese e exame físico: avaliação diagnóstica de enfermagem no adulto. Porto Alegre: Artmed; 2002.
6. Jarvis C. A entrevista. In: Jarvis C. Exame físico e avaliação de saúde. 3. ed. Rio de Janeiro: Guanabara Koogan; 2002.
7. Lopes M, Medeiros JL. Semiologia médica: as bases do diagnóstico clínico. 5. ed. Rio de Janeiro: Atheneu; 2004.
8. Porto CC, Pinho FMO, Branco RFGR. Anamnese. In: Porto CC. Semiologia médica. 6. ed. Rio de Janeiro: Guanabara Koogan; 2009.
9. Porto CC. Anamnese. In: Porto CC. Exame clínico. 6. ed. Rio de Janeiro: Guanabara Koogan; 2008.
10. Conselho Federal de Enfermagem (Cofen). Resolução n. 358, de 15 de outubro de 2009. Dispõe sobre a Sistematização da Assistência de Enfermagem e a implementação do Processo de Enfermagem em ambientes, públicos ou privados, em que ocorre o cuidado profissional de enfermagem, e dá outras providências. Diário Oficial da União. 23 de outubro de 2009; Seção 01.

6 Técnicas Básicas para o Exame Físico

Meire Chucre Tannure e Ana Maria Pinheiro

INTRODUÇÃO

Para a coleta dos dados, ou seja, a busca de evidências que sustentarão os diagnósticos de enfermagem, deverão ser realizados a anamnese e o exame físico.

Durante o último procedimento, o enfermeiro pode posicionar-se de modos diferentes, apesar da clássica recomendação de fazê-lo à direita do paciente, podendo deslocar-se livremente de um lado para o outro, caso tal atitude propicie uma maior eficiência em seu trabalho e um menor incômodo ao paciente.

O exame físico deve ser realizado no sentido cefalocaudal, utilizando-se quatro técnicas básicas:[1-6]

- Inspeção
- Palpação
- Percussão
- Ausculta.

Durante o exame, em alguns momentos, será necessária a utilização de alguns instrumentos ou equipamentos, como abaixador de língua, algodão, espéculo, estetoscópio, fita métrica, lanterna, entre outros. Além disso, o enfermeiro utilizará os sentidos da visão, da audição, do tato e do olfato.[1-3]

Para realizá-lo, o profissional deve pedir licença ao paciente e, estando este de acordo, poderá iniciar o exame. Deve também explicar cada etapa do exame e orientar o paciente sobre como este poderá ajudá-lo para uma melhor execução do procedimento.[1-7]

É importante salientar que algumas medidas devem ser tomadas antes do início do exame físico, a fim de evitar a transmissão de infecções e garantir a proteção individual do examinador:[1,3-6]

- É imprescindível a higienização das mãos com água e sabão antes do contato com cada paciente e após a realização do exame
- Deve-se usar equipamentos de proteção individual (EPI), como luvas, máscaras, óculos de proteção e avental com mangas longas, sempre que existir a possibilidade de contato com líquidos orgânicos (sangue e secreções)
- Os sapatos usados pelo examinador devem ser fechados, com solado antiderrapante e de fácil limpeza
- Aparelhos como estetoscópio e fita métrica devem ser limpos com um chumaço de algodão com álcool a 70% (friccionar o álcool a 70% por 30 s e proceder à limpeza dos equipamentos entre o exame de um paciente e outro).

TÉCNICAS

Inspeção

Consiste em uma observação criteriosa e detalhada do indivíduo como um todo (inicialmente) e, depois, de cada área corpórea isoladamente. Para realizá-la, o enfermeiro utilizará o sentido da visão e poderá associar a ela o olfato, uma vez que este pode fornecer dados relacionados com a excreção de certas substâncias e hábitos de higiene.[2,3]

A inspeção tem início no momento em que o enfermeiro está pela primeira vez com o paciente, bem como a cada novo contato.[1-7]

Para sua realização, deve ser providenciada uma iluminação adequada (de preferência a luz natural ou de cor branca). Ambientes de penumbra podem comprometer a visualização de alterações leves de coloração da pele e mucosas.[3,4]

Durante a inspeção, deve-se expor, por partes, cada região a ser examinada, sempre se lembrando de garantir a privacidade do paciente.[4]

O uso ocasional de alguns instrumentos para aumentar o campo de visão, como otoscópio, oftalmoscópio, lanterna, lupa, espéculo vaginal, espátulas ou abaixadores de língua, é necessário durante a realização do exame.[1-4]

A inspeção deve ser feita de maneira criteriosa, com especial atenção aos detalhes. Uma inspeção apressada pode promover dados equivocados ou insuficientes[1], que culminarão na elaboração de diagnósticos de enfermagem e na prescrição de cuidados inadequados.

Ao realizar a inspeção, o enfermeiro deve buscar dados associados à coloração, à umidade e à integridade da pele e das mucosas, assim como forma, tamanho e simetria de estruturas corpóreas, presença e localização de dispositivos de assistência, movimentação do corpo e tipo de marcha, biotipo, estado nutricional, fácies, postura, distribuição dos pelos, entre outros.[1-7]

A inspeção pode ser definida como:[1]

- **Estática:** quando se observam apenas os contornos anatômicos
- **Dinâmica:** quando se observam os movimentos da área inspecionada
- **Direta:** quando se utiliza a visão sem a necessidade de auxílio de outros instrumentos
- **Indireta:** quando é necessário o emprego de instrumentos para facilitar a observação.

Palpação

Concentra o sentido do tato na busca de dados associados à textura, à espessura, à temperatura, à umidade, à consistência, à localização e ao tamanho dos órgãos, a vibrações ou pulsações, rigidez ou elasticidade, à presença de massas, à sensibilidade e à mobilidade.[1-7]

Antes de tocar o paciente, o enfermeiro deve lavar as mãos com água e sabão e aquecê-las friccionando-as por 15 s uma contra a outra. As unhas devem estar aparadas para diminuir os riscos de transmissão cruzada de microrganismos e não machucar o paciente.[7]

Além disso, a região dolorosa deverá ser identificada e reservada para ser palpada por último. Em geral, a palpação segue a inspeção, exceto no exame do abdome, quando tem de ser realizada por último a fim de evitar o estímulo da peristalse e o desconforto dos pacientes.

Ao realizar essa técnica, o enfermeiro deve, inicialmente, palpar superficialmente a região a ser examinada e ir aprofundando o toque à medida que o exame exigir maior detalhamento do achado clínico.[2]

À medida que o enfermeiro palpa uma área do corpo, deve ficar atento quanto à textura (irregular ou lisa), à temperatura (morna, quente ou fria), à umidade (área seca ou úmida), ao movimento (estrutura imóvel ou móvel) e à consistência (sólida ou líquida).

Ao realizar a palpação, o enfermeiro deve se lembrar de que o paciente pode apresentar reação ao toque manifestada por ansiedade ou desconforto. Essas reações podem provocar tensão muscular, o que prejudica a palpação e é capaz de levar a evidências falsas. Assim, o enfermeiro deve estar sempre atento para essas manifestações e, antes de iniciar a palpação, explicar o motivo do toque ao paciente, usando voz baixa e tranquilizadora, estimulando-o a relaxar.[1]

As técnicas de palpação são demonstradas a seguir.[1-7]

Mãos espalmadas

Utilizada durante a palpação superficial, essa técnica consiste em empregar toda a palma de uma ou de ambas as mãos (Figura 6.1).[2,4]

Mãos sobrepostas

Utilizada durante a palpação profunda, essa técnica refere-se a usar uma das mãos sobrepondo-se à outra (Figura 6.2).[2,4]

Pinça com o polegar e o indicador

Técnica utilizada para avaliar a elasticidade e o turgor da pele e as características do cabelo (Figura 6.3).[2,4]

Polpas digitais

Técnica muito utilizada para a avaliação tátil fina, como detecção da presença de nódulos nas mamas e exame do couro cabeludo (Figura 6.4).[2,4]

Dorso das mãos ou dos dedos

Técnica utilizada para avaliar a temperatura da área examinada (Figura 6.5).[2,4]

Digitopressão

Técnica realizada com a polpa do polegar ou do indicador, consiste na compressão da área examinada. Costuma ser utilizada nas pesquisas de ocorrência de edema, de existência de dor e avaliação da circulação cutânea (Figura 6.6).[2,4]

Puntipressão

Para realizá-la, o enfermeiro utiliza um objeto de ponta robusta em uma área do corpo para avaliar a sensibilidade dolorosa do paciente (Figura 6.7).[2,4]

Fricção

Para realizá-la, o enfermeiro deve usar algodão ou gaze para tocar a área a ser examinada, a fim de avaliar a sensibilidade tátil do paciente (Figura 6.8).[2,4]

Bimanual combinada

Essa técnica exige o uso das duas mãos para envolver determinados órgãos e estruturas, como os rins e o útero (Figura 6.9).[2,4]

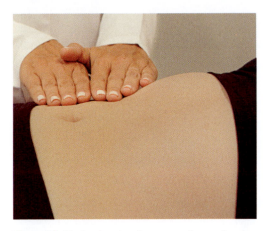

Figura 6.1 Técnica de palpação com as mãos espalmadas.

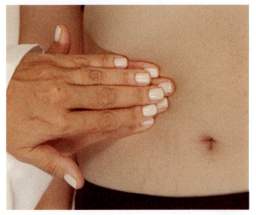

Figura 6.2 Técnica de palpação com as mãos sobrepostas.

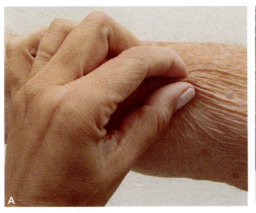
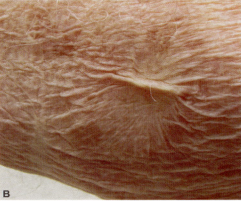

Figura 6.3 A e B. Técnica de palpação formando uma pinça com o polegar e o indicador.

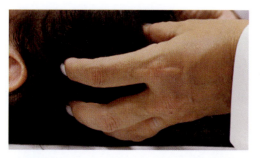

Figura 6.4 Técnica de palpação com as polpas digitais.

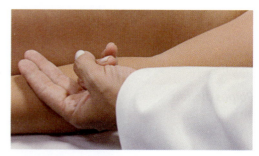

Figura 6.5 Técnica de palpação com o dorso dos dedos.

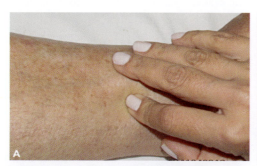

Figura 6.6 **A** e **B.** Técnica de palpação do tipo digitopressão.

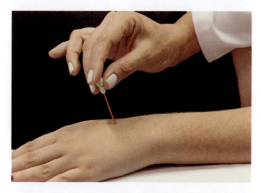

Figura 6.7 Técnica de palpação do tipo puntipressão.

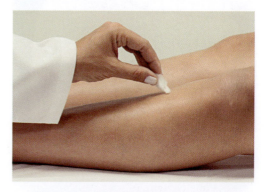

Figura 6.8 Técnica de palpação do tipo fricção.

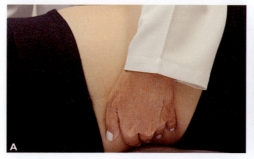

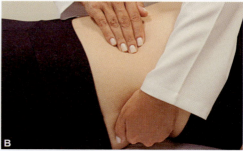

Figura 6.9 **A** e **B.** Técnica de palpação bimanual combinada.

Vitropressão

Técnica realizada com a ajuda de uma lâmina de vidro comprimida contra a pele, analisando-se a área por meio da própria lâmina. Sua principal aplicação tem sido para distinguir eritema de púrpura (no primeiro, a vitropressão provoca o apagamento da vermelhidão e, na púrpura, a mancha permanece; Figura 6.10).[4]

Percussão

Trata-se de uma técnica que consiste em dar "golpes" curtos e firmes na pele do paciente a fim de avaliar estruturas subjacentes por meio das vibrações/sons produzidos. Ao realizá-la, o examinador utiliza o sentido da audição.[2]

Esses "golpes" promovem sons característicos que evidenciam a localização, o tamanho e a densidade de um órgão.[2]

Os órgãos e os tecidos produzem diferentes sons e, nesse sentido, a utilização da percussão torna possível a detecção de condições de normalidade e anormalidade.[1-4]

São sons produzidos durante a percussão:

- Maciços: obtidos durante a percussão de áreas sólidas, desprovida de ar, como os músculos, o coração, os ossos, o fígado e os rins. São também obtidos quando da ocorrência de processos patológicos, como tumores, consolidações, derrames pleurais e vigência de fecalomas e de bexigomas[1,2,4]
- Submaciços: obtidos durante a percussão de uma área com ocorrência de ar em pequena quantidade, são uma variação do som maciço. Geralmente, são detectados nos limites entre vísceras maciças e vísceras com ar, como no limite dos pulmões com o fígado[2,4]
- Timpânicos: obtidos durante a percussão de áreas que contêm ar e recobertas por uma membrana flexível, como o estômago, a bexiga e o intestino. Também são detectados durante a percussão de um pneumotórax ou de pulmões hiperarejados[1,2,4]
- Claro-pulmonar: sons produzidos durante a percussão da área dos pulmões. Depende da ocorrência de ar nos alvéolos e nas demais estruturas pulmonares.[1,2,4]

As técnicas de percussão de maior interesse para a prática de enfermagem são demonstradas a seguir.[1-7]

Direta ou imediata

A mão que golpeia entra em contato direto com o corpo, produzindo o som. Os dedos devem estar fletidos, imitando a forma de um martelo. O movimento para golpear deve ser rápido e realizado pela articulação do punho (Figura 6.11).[4]

Digitodigital indireta ou mediata

A mão que golpeia entra em contato com o dedo da outra mão, fixo e imóvel sobre o corpo do paciente. Para realizar essa técnica, é preciso golpear com um dedo a borda ungueal da segunda falange do dedo médio ou do dedo indicador da outra mão (Figura 6.12).[3,4]

É importante salientar que:[2-4]

- Apenas o dedo percutido deve tocar a área a ser examinada. Os outros dedos devem estar elevados, caso contrário as vibrações ficam amortecidas e o som abafado, o que compromete a obtenção de dados fidedignos
- O dedo que percute deve estar na posição de martelo e aquele a ser percutido precisará permanecer estendido (dessa forma, haverá movimentação apenas da articulação do punho, e não da mão como um todo)
- O movimento para golpear deve ser realizado pela articulação do punho, devendo o cotovelo permanecer fixo e fletido com um ângulo de 90°, com o braço em semiabdução

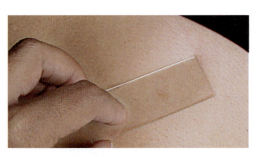

Figura 6.10 Técnica de palpação do tipo vitropressão.

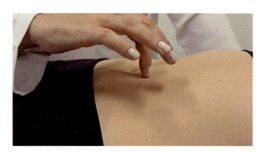

Figura 6.11 Técnica de percussão direta.

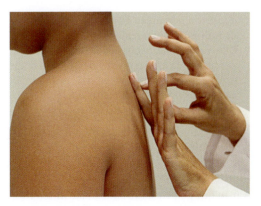 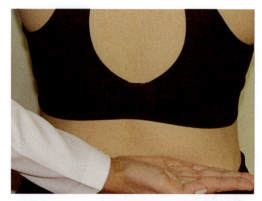

Figura 6.12 Técnica de percussão digitodigital. **Figura 6.13** Técnica de percussão com a borda da mão.

- O "golpe" deverá ser realizado com a borda ungueal, e não com a polpa do dedo
- É aconselhável a execução de dois golpes seguidos, secos e rápidos. Essa sequência facilita a aquisição do ritmo, que possibilitará uma sucessão de golpes de intensidade uniforme quando se muda de uma área para outra
- A força do golpe determina a intensidade do som produzido. Desse modo, deve ser mantida uniforme. É preciso usar apenas uma força suficiente a fim de obter um som nítido
- Em indivíduos obesos ou com paredes musculares muito desenvolvidas, é necessário um golpe de percussão mais firme.

Percussão com a borda da mão

Técnica utilizada com a finalidade de buscar evidenciar sensação dolorosa nos rins. Os dedos ficam estendidos e unidos e golpeia-se a área a ser examinada com a borda ulnar (Figura 6.13).[4]

Punho-percussão ou percussão contusa

Técnica também utilizada com a finalidade de buscar evidenciar sensação dolorosa nos rins. Mantendo-se a mão fechada, golpeia-se a área com a borda cubital (Figura 6.14).[2,4]

Percussão por piparotes

Técnica utilizada durante a pesquisa de ocorrência de ascite. Com uma das mãos, o examinador golpeia o abdome com piparotes; a outra mão deverá estar espalmada na região contralateral, no intuito de captar ondas líquidas que se chocam com a parede abdominal. Em órgãos simétricos, deve-se fazer a percussão comparada (Figura 6.15).[1-4]

Ausculta

Consiste no fato de o enfermeiro ouvir os sons produzidos pelo corpo, utilizando-se o estetoscópio.[2,4]

A ausculta é utilizada no exame dos pulmões, do coração, do pescoço, dos intestinos e das artérias. Para realizá-la, o ambiente deve estar silencioso e o enfermeiro aquecer o diafragma e a campânula do estetoscópio esfregando-o na palma das suas mãos.

É importante ressaltar que o enfermeiro deve evitar auscultar com o estetoscópio sobre as roupas do paciente, uma vez que a fricção do aparelho nelas pode simular sons respiratórios anormais.[1-4]

O diafragma do estetoscópio deve ser utilizado quando se pretende detectar sons de alta frequência, como sons respiratórios, ruídos hidroaéreos e bulhas cardíacas. A campânula é usada para auscultar sons de baixa frequência, como sopros e bulhas cardíacas acessórias.[1,2]

As situações a seguir podem comprometer a ausculta e devem ser foco de atenção do enfermeiro:[2]

- Falta de apoio do estetoscópio sobre a pele
- Ausculta sobre pelos e roupas
- Compressão demasiada com a campânula e o diafragma
- Falta de conexão entre as peças
- Barulho no ambiente
- Tremor muscular.

O examinador não deve esquecer que as olivas do estetoscópio precisam ficar projetadas para a frente (sentido frontal), por ser essa a inclinação natural do canal auditivo, o que facilita a identificação do som, fornecendo um bloqueio adequado do ruído ambiental.[4]

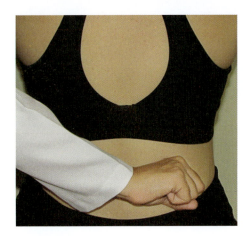 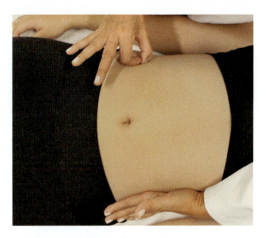

Figura 6.14 Técnica de punho-percussão.   **Figura 6.15** Técnica de percussão por piparotes.

REFERÊNCIAS BIBLIOGRÁFICAS

1. Andris DA. Técnicas fundamentais do exame físico. In: Andris DA. Semiologia: bases para a prática assistencial. Rio de Janeiro: Guanabara Koogan; 2005.
2. Jarvis LS. Técnicas de avaliação e abordagem do contexto clínico. In: Jarvis LS. Exame físico e avaliação de saúde. 3. ed. Rio de Janeiro: Guanabara Koogan; 2002.
3. Barros ALBL de, Michel JLM, Moreira RSL, Lopes J de. Avaliação clínica e técnicas instrumentais para o exame físico. In: Barros ALBL de. Anamnese e exame físico: avaliação diagnóstica de enfermagem no adulto. 2. ed. Porto Alegre: Artmed; 2009.
4. Porto CC, Gonzalez RFBR, Pinho FMO. Técnicas básicas do exame físico. In: Porto CC. Semiologia médica. 6. ed. Rio de Janeiro: Guanabara Koogan; 2009.
5. Porto CC. O método clínico. In: Porto CC. Exame clínico. 6. ed. Rio de Janeiro: Guanabara Koogan; 2008.
6. Lopes M, Medeiros JL. Semiologia médica: as bases do diagnóstico clínico. 5. ed. Rio de Janeiro: Atheneu; 2004.
7. Bickley LS, Szilagyi PG. Propedêutica médica. Rio de Janeiro: Guanabara Koogan; 2010.

7 Exame Físico Geral

Meire Chucre Tannure e Ana Maria Pinheiro

INTRODUÇÃO

O exame físico geral começa no primeiro contato do enfermeiro com o paciente.[1-4] Ele possibilita a obtenção de dados gerais e uma visão ampla do estado de saúde do paciente.

Fazem parte do exame físico geral as seguintes avaliações:[1,2]

- Estado geral
- Nível de consciência
- Biotipo
- Tipo de face
- Linguagem
- Dados vitais
- Dados antropométricos
- Estado de hidratação
- Estado nutricional
- Atitude e decúbito preferidos no leito
- Tipo de marcha empregado
- Características da pele, das mucosas e dos fâneros.

AVALIAÇÃO DO ESTADO GERAL

Apesar de subjetiva, a avaliação do estado geral torna possível uma visão do impacto da doença sobre o paciente visto em sua totalidade.

Para essa avaliação, o enfermeiro deve utilizar a técnica de inspeção observando a ocorrência de perda de força muscular e de peso e o estado mental do paciente (questão discutida no Capítulo 10).[1,2] Esses dados impactarão diretamente na capacidade funcional do paciente em realizar suas atividades de vida diária (AVD) e suas atividades instrumentais de vida diária (AIVD), que precisam ser foco de atenção dos enfermeiros.[4]

As AVD se relacionam com a capacidade de o paciente se autocuidar, bem como com a possibilidade de ser independente para vestir-se, higienizar-se, alimentar-se e manter controle sobre as eliminações.[5,6]

As AIVD se relacionam com a capacidade de o paciente ter uma vida independente dentro da comunidade onde vive. Incluem, por exemplo, a capacidade de realizar compras, preparar refeições, utilizar meios de transporte, cuidar da casa, utilizar o telefone, cuidar das próprias finanças e tomar seus medicamentos (quando for o caso).[5,6]

Durante o exame geral, o enfermeiro deve ficar atento ao vestuário do paciente (se a roupa que está vestindo é apropriada ao clima, se está limpa e ajustada ao corpo, se é adequada à cultura e à faixa etária), bem como às condições de higiene pessoal (avaliar se o paciente apresenta uma aparência limpa e está arrumado de acordo com os parâmetros esperados para sua idade, ocupação e classe socioeconômica).[4,7]

Diante desses dados, é possível utilizar as expressões "bom estado geral", "estado geral regular" ou "estado geral ruim"[1] para descrever a impressão geral do enfermeiro, com o detalhamento das evidências que as sustentam.

NÍVEL DE CONSCIÊNCIA

A consciência pode ser definida como o conhecimento que o indivíduo tem de si mesmo e do ambiente que o cerca. Ela descreve a capacidade de o paciente responder aos estímulos.[8] A alteração do nível de consciência é um indicador sensível de disfunção neurológica.

O enfermeiro deve avaliar se o paciente está alerta, orientado, se responde às suas perguntas e se reage de maneira apropriada ou se apresenta alterações nos níveis e no conteúdo de consciência (detalhadamente apresentados nos Capítulos 10 e 11).

BIOTIPO

Quanto ao tipo morfológico (biotipo), os pacientes podem ser classificados como brevilíneos, normolíneos ou mediolíneos e longilíneos (Figura 7.1).[1,2]

A avaliação do biotipo é útil para alertar os profissionais de saúde sobre a posição anatômica de algumas vísceras (p. ex., coração verticalizado nos longilíneos e horizontalizado nos brevilíneos), conforme mostra a Figura 7.2, e da ocorrência de algumas patologias, como a síndrome de Marfan (nos longilíneos) e o nanismo (nos brevilíneos).

As características de cada classificação de biotipo são descritas a seguir.

Brevilíneo

Os pacientes são classificados como brevilíneos quando apresentam pescoço curto e grosso, tórax alargado e volumoso, membros curtos em relação ao tronco, musculatura desenvolvida e panículo adiposo espesso. Esses indivíduos tendem a apresentar baixa estatura e Ângulo de Charpy maior de 90°.

Normolíneo ou mediolíneo

Os pacientes são classificados como normolíneos ou mediolíneos quando há equilíbrio entre os membros e o tronco e o desenvolvimento harmônico da musculatura e do panículo adi-

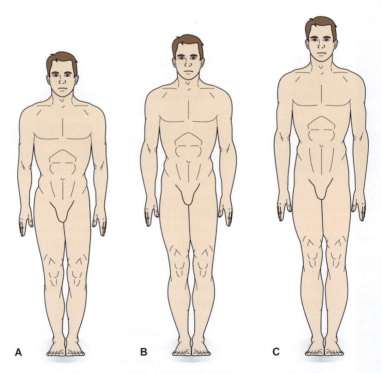

Figura 7.1 Tipos morfológicos. **A.** Brevilíneo. **B.** Mediolíneo. **C.** Longilíneo.

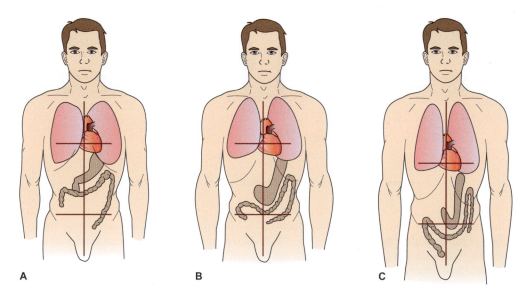

Figura 7.2 Variações de forma e posição das vísceras em relação aos tipos morfológicos. **A.** Brevilíneo. **B.** Mediolíneo. **C.** Longilíneo.

poso. Os indivíduos mediolíneos apresentam Ângulo de Charpy (formado pelo cruzamento das últimas costelas inferiores, tendo como vértice a base do apêndice xifoide) de 90°, conforme mostra a Figura 7.3.

Longilíneo

Quando os pacientes apresentam pescoço longo, tórax afilado e chato, membros alongados, altos e panículo adiposo pouco desenvolvido, são classificados como longilíneos. Esses indivíduos costumam apresentar estatura elevada e tem Ângulo de Charpy menor que 90°.

TIPO DE FACE

Torna-se relevante em virtude de o conjunto dos traços anatômicos somado à expressão fisionômica (Figura 7.4), ou seja, a expressão do olhar, os movimentos das aletas nasais e a posição da boca, poderem indicar algumas patologias e evidenciar condições físicas e psíquicas do paciente.[1,9,10]

A face do paciente pode expressar sentimentos, por exemplo:[9,10]

- Olhar fixo, pupilas dilatadas e olhos brilhantes costumam expressar felicidade, alegria
- Expressão séria, franzimento dos lábios, pálpebras fechadas rapidamente ou abrindo-se excessivamente costumam expressar medo e insegurança

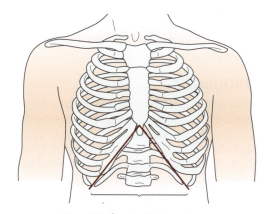

Figura 7.3 Ângulo de Charpy de 90°.

- Choro, rugas na testa, olhos fechados, lábios comprimidos e aumento da rigidez facial estão associados à dor
- Olhos e boca abertos, sobrancelhas erguidas e afastadas podem indicar que o paciente está surpreso
- Comissura labial voltada para baixo e olhar cabisbaixo refletem tristeza
- Testa enrugada, olhar e boca tensos, mandíbula cerrada e pupilas contraídas indicam raiva
- Suor na testa, palidez cutânea e movimentação dos lábios costumam estar associados a quadros de ansiedade

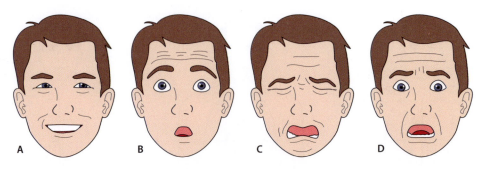

Figura 7.4 Expressões faciais. **A.** Alegria. **B.** Surpresa. **C.** Tristeza. **D.** Medo.

- Inclinação lateral da cabeça com sobrancelhas erguidas pode indicar dúvida
- Olhar fixado na direção de um objeto ou indivíduo e o meneio positivo da cabeça demonstram interesse
- Rubor facial, abaixamento dos olhos, mudança do foco do olhar e observação com os olhos entreabertos demonstram vergonha.

Além das expressões faciais estarem relacionadas com sentimentos vivenciados pelos pacientes, determinadas patologias imprimem, na face, traços característicos.[1]

LINGUAGEM

Durante a anamnese e o exame físico, o enfermeiro deve prestar atenção à linguagem do paciente (fala), avaliando a capacidade deste em formar palavras e expressar ideias de modo claro e inteligível[4], uma vez que alguns pacientes podem apresentar quadros de alterações na linguagem (detalhadas no Capítulo 10 | Exame do Estado Mental).

DADOS VITAIS

Os dados vitais precisam ser avaliados durante o exame físico, sendo cotidianamente aferidos, embora não os únicos, temperatura, pulso, pressão arterial e frequência respiratória.

Temperatura

Faz parte do exame físico a aferição da temperatura corporal, que, em condições normais, permanece equilibrada em decorrência da função termostática do centro termorregulador (hipotálamo). É ele que equilibra a produção e a perda de calor.[4]

Porém, o enfermeiro precisa ficar atento ao fato de que os valores obtidos variam de acordo com a hora do dia e o local de medida.[1,7] Além disso, precisa considerar que, para que o metabolismo celular se dê de maneira apropriada, é necessária uma temperatura interna ou central estável, em torno de 37,2°C.[4]

Se mensurada por via oral (VO), a temperatura média central é considerada normal quando se encontra entre 36,5°C e 37°C, e, se avaliada por via retal (VR), a temperatura é aproximadamente 0,6°C mais alta que por VO.[9]

Idade, atividade física, alterações na temperatura ambiental, ciclo menstrual (nas mulheres), dieta alimentar, estado emocional e até mesmo o vestuário são fatores que causam alterações na temperatura do corpo humano[10] e podem ser fatores associados à detecção de temperaturas anômalas.

Embora, na literatura, existam variações dos parâmetros de normalidade da temperatura, aqui se trabalhará com o padrão apresentado no Quadro 7.1 (considerando a temperatura axilar).[11,12]

Quadro 7.1 Nomenclatura associada a variações na temperatura (aferição no sítio axilar).

Nomenclatura	Valores (°C)
Normotermia	36 a 37
Hipotermia	Abaixo de 36
Estado subfebril	37 a 37,5
Febre baixa	37,5 a 38,5
Febre moderada	38,5 a 39,5
Febre alta	39,5 a 40,5
Febre muito alta	Acima de 40,5

Adaptado de Aires e Aires S, 2001.[11]

A hipotermia tem como fatores relacionados condições capazes de diminuir a produção de calor ou aumentar a sua perda, como exposição a ambiente frio.[1]

A intensidade da febre também varia de acordo com a etiologia e a capacidade de reação do organismo. Entre os fatores associados à sua ocorrência estão o aumento da produção de calor (por elevação da atividade da tireoide), o bloqueio na perda de calor (decorrente da ausência congênita das glândulas sudoríparas) e a lesão de tecidos (por agentes infecciosos, distúrbios imunológicos, dano ao sistema nervoso central).[1]

Pulso

O pulso corresponde à pressão exercida pelo volume ejetado pelo coração a cada sístole ventricular sobre a parede das artérias. A palpação do pulso periférico fornece informações sobre a velocidade e o ritmo dos batimentos cardíacos, a amplitude do pulso e as condições locais da artéria avaliada[4,10]; logo, a aferição desse dado vital deve fazer parte de todo exame físico realizado pelo enfermeiro.

Para aferir o pulso periférico, a artéria comumente utilizada é a radial. Outras artérias que também podem ser utilizadas são apresentadas no Quadro 7.2.

Para avaliar o pulso, o enfermeiro deve utilizar a técnica de polpas digitais (Figura 7.5) e, com os dedos indicador e médio, comprimir a artéria até detectar uma pulsação máxima e, a seguir, contar a frequência por 60 s.[10] Em adultos, a frequência do pulso normal em repouso varia entre 60 e 100 bpm.[4]

Caso a frequência de pulso esteja acima de 100 bpm, o termo técnico utilizado para descrevê-la é "taquicardia". Em contrapartida, quando está abaixo de 60 bpm, fala-se em "bradicardia".[4,11]

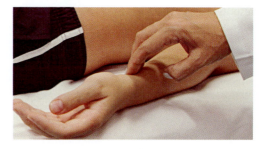

Figura 7.5 Técnica de aferição do pulso radial.

Quadro 7.2 Locais de aferição de pulso e indicação.

Local	Localização	Indicação
Temporal	Superior lateral ao olho, anterior à orelha, sobre o osso temporal	Rotineiramente em lactentes
Carotídeo	Margem medial do músculo esternocleidomastóideo lateral à traqueia	Com lactentes e durante choque e parada cardíaca em adultos
Apical	Quinto espaço intercostal, linha mesoclavicular esquerda	Avaliar déficit de pulso e auscultar os sons cardíacos
Braquial	Proximal à fossa antecubital, na fenda entre os músculos bíceps e tríceps	Com parada cardíaca em lactentes e para auscultar a pressão arterial
Radial	Lado do antebraço, no punho	Avaliar rotineiramente frequência cardíaca em adultos
Ulnar	Lado ulnar do antebraço, no punho	Avaliar a circulação ulnar na mão
Femoral	Inferior ao ligamento inguinal na virilha	Avaliar a circulação nos membros inferiores e durante parada cardíaca
Poplíteo	Atrás do joelho na fossa poplítea	Avaliar a circulação nos membros inferiores e aferir a pressão arterial no membro inferior
Dorsal do pé	Lateral e paralelo ao tendão extensor do grande artelho	Avaliar a circulação no pé
Tibial posterior	Atrás do maléolo medial	Avaliar a circulação no pé

Adaptado de Jensen, 2013.[14]

Variações nesse parâmetro podem ocorrer de acordo com a faixa etária, conforme demonstrado no Quadro 7.3.

Também devem ser avaliados pelo enfermeiro o ritmo do pulso – o intervalo entre os batimentos cardíacos (sendo os pulsos descritos como regulares ou irregulares – aqueles com intervalos variados entre os batimentos) – e a sua amplitude – que indica o volume de sangue fluindo pelo vaso[11] [durante a avaliação, o enfermeiro deve verificar se o pulso está cheio, diminuído (fraco) ou ausente].

Pressão arterial

A aferição da pressão arterial (PA), que corresponde à ejeção do sangue contra as paredes laterais dos vasos sanguíneos[4], deve ser foco da atenção do enfermeiro por fornecer informações sobre débito cardíaco, resistência e elasticidade vascular, bem como volume circulante e viscosidade sanguínea.[12]

A pressão sistólica (PAS) é a pressão máxima percebida na artéria durante a contração do ventrículo esquerdo (VE), enquanto a pressão diastólica (PAD) trata da pressão mínima exercida sobre a parede arterial durante o relaxamento do VE.[4,12]

Os dispositivos utilizados para aferir a PA são o esfigmomanômetro e o estetoscópio. Ela pode ser aferida na maior parte dos pontos de pulso dos membros, e a artéria braquial a mais utilizada em razão de seu fácil acesso.[12]

A PA média para adultos é de 120 × 80 mmHg, com uma variação de PAS de 100 a 120 mmHg e PAD de 60 a 80 mmHg. Normalmente, ocorrem variações na PA decorrentes da idade, do sexo, da etnia, do peso, de exercícios, de emoções, do uso de medicamentos e do hábito de tabagismo.[11]

No Quadro 7.4 são apresentadas variações da PA relacionadas com fases do ciclo da vida (idade).

Quando a PA está anormalmente baixa, fala-se em hipotensão; já quando está anormalmente alta, o termo utilizado é hipertensão.[4] Essas duas situações precisam ser foco da atenção e intervenção por parte dos enfermeiros.

Outro aspecto que precisa ser avaliado é a ocorrência de hipotensão ortostática, que corresponde a uma queda na pressão sistólica de mais de 20 mmHg quando o paciente muda rapidamente da posição deitada para a de pé, sobretudo naqueles com idade avançada, em repouso no leito por tempo prolongado.[4]

Quadro 7.3 Frequência de pulso normal em repouso, segundo a faixa etária.

Idade/gênero	Média (batimento por minuto)	Limites normais
Recém-nascido	120	70 a 190
1 ano	120	80 a 160
2 anos	110	80 a 130
4 anos	100	80 a 120
6 anos	100	75 a 115
8 anos	90	70 a 110
10 anos	90	70 a 110
12 anos		
• Feminino	90	70 a 110
• Masculino	85	65 a 105
14 anos		
• Feminino	85	65 a 105
• Masculino	80	60 a 100
16 anos		
• Feminino	80	60 a 100
• Masculino	75	55 a 95
18 anos		
• Feminino	75	55 a 95
• Masculino	70	50 a 90
Atleta com bom condicionamento	Pode ser de 50 a 60	50 a 100
• Adulto	74 a 76	60 a 100
• Idoso	74 a 76	60 a 100

Adaptado de Jarvis, 2002.[4]

Quadro 7.4 Variações da PA relacionadas com fases do ciclo da vida.

Idade	Padrão de normalidade da pressão arterial (mmHg)
Recém-nascido	73 × 55
Lactente	85 × 37
Pré-escolar	89 × 46
Escolar	95 × 57
Pré-adolescente	102 × 61
Adolescente	112 × 64
Adulto	120 × 80

Adaptado de Jensen, 2013.[14]

Cinco fatores contribuem para a PA:[11]

- Débito cardíaco: quanto mais sangue o coração bombear, maior será a pressão nos vasos sanguíneos
- Resistência vascular periférica: quanto maior a resistência vascular periférica, maior será a pressão exercida nos vasos sanguíneos
- Volume sanguíneo circulante: quanto maior o volume circulante, maior será a pressão nos vasos sanguíneos
- Viscosidade sanguínea: quanto maior a viscosidade sanguínea (ou seja, quanto mais viscoso estiver o sangue), maior será a pressão nos vasos sanguíneos
- Elasticidade da parede dos vasos: quanto maior a rigidez da parede dos vasos (ou seja, quanto menos elástico estiver o vaso), maior será a pressão nos vasos sanguíneos.

Diante do exposto, o enfermeiro deve considerar todos esses fatores quando estiver diante de um paciente com uma PA fora dos parâmetros de normalidade.

Frequência respiratória

Para determinar a frequência respiratória, o enfermeiro precisa contar o ciclo completo de cada inspiração e expiração durante 1 min.[12] É importante que o examinador considere que possa ocorrer variação na frequência respiratória quando o paciente sabe que ela está sendo aferida. Por isso, o profissional deve avaliá-la simulando estar aferindo o pulso.[11]

A inspiração se dá quando os músculos intercostais e o diafragma se contraem e expandem a caixa torácica, criando uma pressão negativa para o ar fluir ativamente para os pulmões. À expiração, os músculos intercostais e o diafragma se relaxam reduzindo o espaço intratorácico e, consequentemente, empurrando passivamente o ar para fora dos pulmões.[12]

Adultos, em geral, apresentam frequência respiratória de 12 a 20 incursões respiratórias por minuto (irpm). Bradpneia é o termo técnico utilizado quando um paciente adulto apresenta menos de 12 irpm, e taquipneia quando mais do que 20 irpm. Já nos recém-nascidos e crianças com 1 ano, a frequência respiratória normal pode chegar a 40 irpm.[4,11] A ausência de respiração (que pode ser periódica) é definida como apneia.

Durante a aferição da frequência respiratória, o enfermeiro deve ficar atento aos fatores capazes de gerar variações no valor obtido, como exercícios físicos, quadros de ansiedade, dor, mau posicionamento no leito, níveis reduzidos de hemoglobina no sangue, tabagismo crônico, distúrbios neurológicos, cardiovasculares, respiratórios e metabólicos, entre outros.[11]

No Capítulo 18 será apresentada uma avaliação detalhada do exame físico respiratório.

DADOS ANTROPOMÉTRICOS

Existem várias medidas antropométricas que podem ser foco da atenção do enfermeiro durante o exame físico, e as mais empregadas estão descritas a seguir.

Peso

É a medida mais utilizada para avaliação nutricional dos pacientes.

O peso habitual do paciente deve ser objeto de pesquisa do enfermeiro, uma vez que serve como referência na avaliação de mudanças recentes. Além disso, serve de parâmetro em situações nas quais não é possível pesar o paciente.

Sempre que a equipe de enfermagem for pesar o paciente, deve posicioná-lo no centro da balança, com o peso igualmente distribuído entre os dois pés. O paciente deve ser pesado com o mínimo de roupas possível (sem que haja invasão da sua privacidade) e sem sapatos.

Altura

Para determinar a altura do paciente, o enfermeiro pode utilizar o antropômetro de madeira ou uma fita métrica.

O paciente, quando possível, deve ser medido na posição ortostática e sem os sapatos e precisa estar ereto, com os dois pés unidos e com todo o corpo encostado no antropômetro (se ele estiver sendo utilizado) ou na parede (caso seja usada a fita métrica).

Índice de massa corporal

Outra maneira de o enfermeiro avaliar o estado nutricional do paciente é pelo cálculo do índice de massa corporal (IMC).

Também conhecido como índice de Quetelec, o IMC é a razão entre o peso em kg e o quadrado da altura em metros:[4]

$$IMC = \frac{peso\ (em\ kg)}{altura^2\ (em\ m)}$$

Seu cálculo é vantajoso por usar medidas facilmente obtidas (peso e altura) e por ser um indicador simples de gordura corporal total ou de obesidade.[4]

De acordo com o Ministério da Saúde (MS), os valores de referência para a análise do IMC para o paciente adulto são:

- Abaixo de 18,5: adulto com baixo peso
- Maior ou igual a 18,5 e menor que 25: adulto com peso adequado
- Maior ou igual a 25 e menor que 30: adulto com sobrepeso
- Maior ou igual a 30: adulto com obesidade.

Circunferência abdominal

A medida da circunferência abdominal deve ser obtida com o paciente na posição ortostática, com os pés juntos, braços afastados do corpo e utilizando-se uma fita métrica, tendo como referência o ponto médio entre a última costela e a crista ilíaca.[1]

Os parâmetros de normalidade para a circunferência abdominal são de até 102 cm, nos homens, e até 88 cm, nas mulheres. Quando o valor ultrapassa esses valores, o paciente apresenta o risco de desenvolver doenças como dislipidemia, resistência à insulina, diabetes melito tipo 2, hipertensão arterial sistêmica (HAS) e doença arterial coronariana (DAC), mesmo quando apresenta um peso corporal dentro dos parâmetros de normalidade.[1]

Relação cintura-quadril

Avalia a distribuição de gordura corporal e é um indicador de risco para doenças cardiovasculares, diabetes e hipertensão.

Deve-se medir a circunferência da cintura com o paciente na posição ortostática, com os pés juntos, braços afastados do corpo, utilizando-se uma fita métrica e tendo como referência a cintura do paciente.[1]

Já a medida de circunferência do quadril deve ser feita com o indivíduo na posição ortostática com os pés juntos, braços afastados do corpo, com a fita métrica ao redor da região de maior protuberância do quadril, sem compressão da pele.[1]

Para calcular a relação cintura-quadril, o enfermeiro precisa dividir a medida de circunferência da cintura pela medida da circunferência do quadril.[1]

Os parâmetros de normalidade da relação cintura-quadril são: menor que 0,9 cm, nos homens; e menor que 0,8 cm, nas mulheres.[1]

A gordura em excesso tende a se acumular na região abdominal nos homens, configurando a obesidade androide (em formato de maçã), e nos quadris e nas coxas nas mulheres, configurando a obesidade ginecoide (em formato de pera), conforme mostra a Figura 7.6. No entanto, cabe ressaltar que a obesidade androide também pode ser observada em mulheres.[1]

A obtenção desse dado por parte dos enfermeiros é importante por haver uma correlação entre a obesidade androide com distúrbios metabólicos e doenças cardiovasculares[1], quando esse paciente passa a necessitar de orientação para a saúde.

ESTADO DE HIDRATAÇÃO

Durante o exame físico geral, o enfermeiro também deve ficar atento a história de alteração abrupta de peso, alterações na umidade

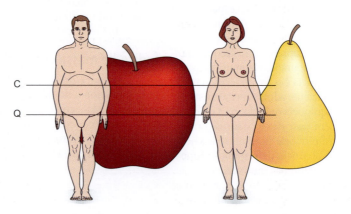

Figura 7.6 Relação cintura-quadril.

das mucosas, elasticidade, umidade e turgor da pele, depressão das fontanelas (em crianças) e projeção do globo ocular para dentro da órbita (enoftalmia).[1]

No estado de hidratação normal, a pele tem aspecto rosado, com elasticidade preservada, leve grau de umidade, mucosas úmidas e não há evidência de enoftalmia nem histórico de perda abrupta de peso.[1]

Nos casos de desidratação, há diminuição de água e de eletrólitos do organismo. Os pacientes costumam apresentar relato de sede, histórico de diminuição abrupta de peso, pele ressecada, com elasticidade e turgor diminuídos, mucosas secas, enoftalmia e fontanelas deprimidas (crianças). Além disso, são comuns evidências de estado geral comprometido, excitação psíquica ou abatimento e olig[r]úria.[1]

A desidratação pode ser classificada conforme dois aspectos: intensidade e osmolaridade.

A intensidade baseia-se na perda de peso e pode ser classificada em:[1]

- Desidratação leve ou de 1º grau: até 5% de perda de peso
- Desidratação moderada ou de 2º grau: diminuição de peso entre 5 e 10%
- Desidratação grave ou de 3º grau: perda de peso acima de 10%.

A osmolaridade baseia-se no nível sanguíneo de sódio, caso em que a desidratação pode ser:

- Isotônica: quando o sódio se encontra em níveis normais
- Hipotônica: quando o sódio plasmático está baixo ou abaixo de 130 mEq/ℓ
- Hipertônica: quando o sódio plasmático está acima dos limites normais ou acima de 150 mEq/ℓ.

A desidratação isotônica é a forma mais comum de desidratação, tendo como etiologias principais a diarreia e o vômito. Ela é caracterizada por perdas proporcionais de água e de eletrólitos.

Já a desidratação hipotônica é considerada a forma mais grave de desidratação, caracterizando-se por perda de eletrólitos superior à de água; costuma ter como etiologias a diarreia e o vômito em crianças com desnutrição grave e perdas excessivas de suco gástrico.[1]

A desidratação hipertônica é outra forma perigosa de desidratação, na qual há perda de água maior do que a de eletrólitos. Entre suas causas, é possível citar reposições hidroeletrolíticas com soluções hipertônicas, diabetes insípido e uso de diuréticos osmóticos.[1]

ESTADO NUTRICIONAL

Um estado nutricional adequado é alcançado quando ocorre equilíbrio entre a ingestão e a necessidades de nutrientes, ou seja, as condições nutricionais ideais são atingidas quando se consome uma quantidade de nutrientes suficiente para sustentar as necessidades corporais cotidianas.[4] Dessa forma, a coleta de dados sobre o hábito alimentar é muito importante para a detecção das necessidades nutricionais do paciente.

Porém, deve-se considerar que tal equilíbrio pode ser afetado por fatores fisiológicos, psicológicos, sociais, culturais e econômicos. Assim, o enfermeiro, deve considerar todos esses aspectos durante a anamnese e o exame físico dos pacientes.

Os indivíduos com equilíbrio nutricional costumam ser ativos, apresentar menos enfermidades físicas e ter expectativa de vida maior do que a dos indivíduos desnutridos.

A desnutrição ocorre quando a ingesta de nutrientes é insuficiente para atender às necessidades corporais diárias ou às demandas metabólicas adicionais.[1]

Indivíduos desnutridos apresentam peso abaixo dos valores mínimos normais, a musculatura hipotrófica e o panículo adiposo escasso, costumam ficar hipoativos, com pele seca ao tato, cabelos secos e quebradiços, mucosas ressecadas, diminuição ou ausência da fotorreatividade pupilar e diminuição da produção lacrimal.[1]

O enfermeiro também pode constatar a ocorrência de edema, ascite e derrame pleural em decorrência da baixa concentração de proteínas plasmáticas.[1]

Quando o enfermeiro detectar estado de desnutrição, deve utilizar o critério de Gomez para classificá-la em desnutrição de 1º grau (quando o paciente apresenta déficit de peso de 10 a 25% do peso ideal), de 2º grau (quando há déficit de peso entre 25 e 40% do peso ideal) e de 3º grau (quando o paciente apresenta déficit de peso superior a 40%). Esse critério é baseado no déficit de peso do paciente em relação ao padrão normal para idade e sexo.

A desnutrição de 3º grau compreende o marasmo e o *kwashiorkor*.

Marasmo

Ocorrem perda muscular generalizada e ausência de tecido subcutâneo, dando aparência de pele e osso (Figura 7.7). Costuma haver perda de 60% ou mais do peso corporal do paciente. A pele fica seca e sem brilho, mas os cabelos não costumam apresentar alteração da coloração. Pode haver diarreia, mas de intensidade menor que na desnutrição de *Kwashiorkor*.[1]

Kwashiorkor

Termo utilizado para descrever a resposta do organismo à ingestão inadequada de proteína quando existe quantidade relativamente suficiente de energia (Figura 7.8). Os pacientes têm a magreza mascarada por edema, que costuma acometer até mesmo a face. É comum apresentarem quadros de diarreia, dermatites (disseminação de placas escuras pela pele), cabelos sem brilho, quebradiços e descorados (com alteração na cor), hepatomegalia decorrente de esteatose hepática, apatia com desinteresse pelo ambiente, musculatura hipotrófica e anorexia.[1]

O enfermeiro, ao avaliar o estado nutricional do paciente, também pode se deparar com quadros nos quais há excesso nutricional. Este acontece quando há um consumo de nutrientes (especialmente calorias, sódio e gorduras) em quantidade superior às necessidades corporais.[4] Ele pode levar à obesidade e a outras comorbidades a ela associadas, como hipertensão, diabetes, doença isquêmica do coração e alguns tipos de câncer.[1]

ATITUDE E DECÚBITO PREFERIDOS NO LEITO

A posição adotada pelo paciente deve ser observada durante todas as fases do exame físico. Muitas vezes, são empregadas posições determinadas por incapacidade física ou para alívio de sintomas, como dor e dispneia.

A atitude do paciente caracteriza seu comportamento como ativo (postura assumida espontaneamente) ou passivo (paciente com impossibilidade de mudar de posição sem o auxílio de alguém).

Pacientes com dispneia, por exemplo, costumam apresentar uma atitude ortopneica (Figura 7.9), que compreende a preferência por se assentar na beira da cama, com os pés no chão e com as mãos apoiadas no colchão. Quando deitados, tentam deixar o tórax o mais ereto possível utilizando travesseiros para recostar-se na cama.[1]

Aqueles com dor costumam apresentar atitude antálgica (Figura 7.10), ou seja, em flexão da coluna como um mecanismo de defesa para alívio da dor.[1]

Pacientes com derrame pericárdico tendem a apresentar uma atitude genupeitoral (Figura 7.11). Nesse caso, o paciente fica com joelhos e tronco fletidos sobre as coxas, enquanto a face anterior do tórax põe-se em contato com o solo ou com o colchão. O rosto descansa sobre as mãos.[1]

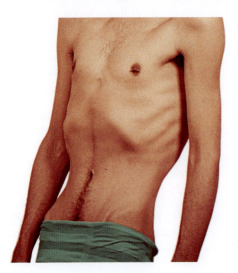

Figura 7.7 Marasmo.

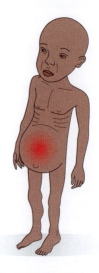

Figura 7.8 *Kwashiorkor*.

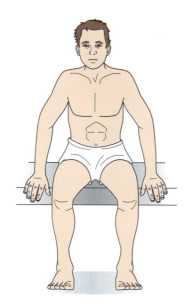

Figura 7.9 Atitude ortopneica.

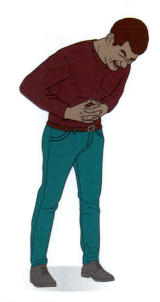

Figura 7.10 Atitude antálgica.

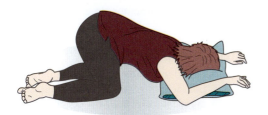

Figura 7.11 Atitude genupeitoral.

Pacientes (crianças) com cardiopatia congênita cianótica costumam adotar uma atitude de cócoras (Figura 7.12). Essa posição traz alívio da hipoxia por melhorar o retorno venoso.[1]

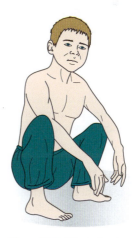

Figura 7.12 Atitude de cócoras.

Pacientes com doença de Parkinson tendem a apresentar atitude parkinsoniana (Figura 7.13). O paciente apresenta semiflexão da cabeça, do tronco e dos membros inferiores, e, ao caminhar, parece estar correndo atrás do seu próprio eixo de gravidade.[1]

Há também a atitude em decúbito, adotada quando os pacientes estão deitados. O decúbito adotado pelo paciente pode ser dorsal (quando se deita sobre as costas; Figura 7.14A) lateral (quando se deita sobre um dos lados do corpo; Figura 7.14B) ou ventral (quando se deita sobre o abdome; Figura 7.14C), conforme mostra a Figura 7.14.[1]

Gestantes e pacientes com dor de origem pleurítica costumam se deitar em decúbito lateral.[1]

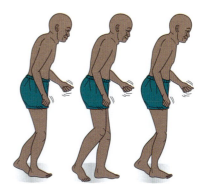

Figura 7.13 Atitude parkinsoniana.

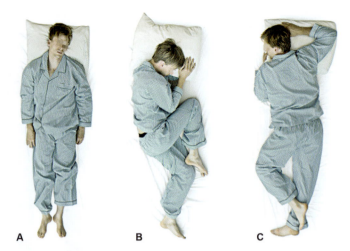

Figura 7.14 **A** a **C.** Atitudes em decúbito.

O decúbito dorsal costuma ser adotado pelos pacientes com quadros de processos inflamatórios pelviperitoneais. Eles costumam se deitar sobre o dorso com a coxas fletidas sobre o abdome.[1]

O decúbito ventral é comum a pacientes com cólica intestinal intensa. Nessa posição, o paciente se deita de bruços e, às vezes, coloca um travesseiro debaixo do ventre.[1]

Alguns pacientes permanecem na posição em que são colocados no leito, adotando uma atitude passiva.

TIPO DE MARCHA

Caminhar é a maneira mais elementar de o ser humano se locomover. Essa habilidade é aprendida na infância, por volta dos 9 meses, quando a criança reúne condições motoras para iniciar a deambulação.[13]

Marcha é um movimento sincronizado, que depende de diversos grupos musculares e pode ser dividida em duas fases:[13]

- Fase de apoio: inicia-se com o choque do calcanhar no solo. A seguir, ocorre o aplainamento do pé (contato de todo o pé com o solo) seguido pelo seu desprendimento[13]
- Fase de balanceio: a partir do desprendimento do pé do solo.[13]

Durante o contato, o enfermeiro deve ficar atento ao tipo de marcha empregado pelo paciente para se locomover, conforme descrito a seguir, e aos distúrbios de marcha denominados disbasia.[1]

Marcha normal

É fluida, harmoniosa e ininterrupta em direção ao objeto, com movimentos simétricos e de caráter repetitivo.[13]

Marcha hemiplégica

Comumente identificada em indivíduos acometidos por acidente vascular encefálico. O paciente apresenta um lado do corpo com o membro superior fletido em 90°. Os cotovelos, o pulso e os dedos apresentam-se flexionados, o membro inferior do mesmo lado encontra-se estendido e o joelho não flexiona. Ao deambular, o pé se arrasta (Figura 7.15).[1,14]

Marcha anserina

Comumente identificada em indivíduos com acometimentos musculares, traduz diminuição da força dos músculos pélvicos e das coxas. Para andar, o paciente acentua a lordose e inclina o corpo ora para a direita, ora para a esquerda, alternadamente, lembrando o andar de um pato (Figura 7.16).[1]

Marcha parkinsoniana

Identificada em portadores da doença de Parkinson (Figura 7.17). O paciente apresenta postura encurvada, com cabeça e pescoço para a frente e quadris e joelhos flexionados. Os braços ficam flexionados e sem o movimento automático. Além disso, o paciente apresenta dificuldade em iniciar a marcha. Porém, uma vez iniciada, as passadas são rápidas e com ar-

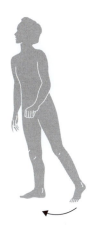

Figura 7.15 Marcha hemiplégica.

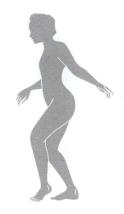

Figura 7.16 Marcha anserina.

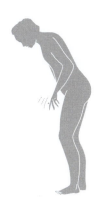

Figura 7.17 Marcha parkinsoniana.

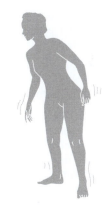

Figura 7.18 Marcha atáxica.

rastamento dos pés, dando a impressão de que cairá para a frente; além disso, é comum apresentar dificuldade em parar.[1,14]

Marcha atáxica (ataxia cerebelar)

Comum em indivíduos com incoordenação do movimento em decorrência de acometimentos no cerebelo e da ingestão de álcool. É uma marcha com base ampla, na qual o paciente cambaleia de um lado para o outro e, além disso, apresenta dificuldade em virar (Figura 7.18).[1,4,14]

Marcha em tesoura ou espástica

É frequente em indivíduos com manifestações espásticas da paralisia cerebral. Os dois membros inferiores encontram-se enrijecidos e espásticos, permanecendo semifletidos. Os pés se arrastam e as pernas se cruzam uma na frente da outra quando o paciente tenta caminhar (Figura 7.19).[1]

Marcha escarvante ou com pé caído

Identificada quando o paciente apresenta paralisia do movimento de flexão dorsal do pé. Ao tentar caminhar, toca o solo com a ponta do pé e tropeça. Logo, para evitar que isso ocorra, acaba levantando acentuadamente o joelho e o pé (Figura 7.20).[1,4]

Marcha claudicante

Comum em indivíduos com lesões no aparelho locomotor e insuficiência arterial periférica. Ao caminhar, o paciente manca para um dos lados.[1]

CARACTERÍSTICAS DA PELE

A avaliação da pele será apresentada no Capítulo 9.

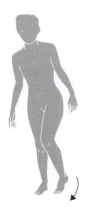

Figura 7.19 Marcha em tesoura (espática).

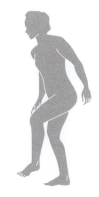

Figura 7.20 Marcha escarvante.

MUCOSAS

Ao avaliar as mucosas do corpo dos pacientes, os enfermeiros devem estar atentos à cor, à umidade e à integridade.

Coloração

Quanto à coloração, as mucosas podem ser classificadas em:

- Normocoradas/coradas: quando apresentam a cor róseo-avermelhada, decorrente da rica rede vascular das mucosas[1]
- Hipercoradas: quando apresentam a coloração vermelho-arroxeada decorrente do aumento de hemácias na área. Essa evidência costuma estar associada a processos inflamatórios e infecciosos nas áreas específicas e a policitemias (aumento do número de células vermelhas no sangue)[1]
- Hipocoradas ou descoradas: quando há diminuição ou perda da coloração róseo-avermelhada, por diminuição de hemácias na área. Pacientes com quadro de hipotensão e hemorragias costumam apresentar mucosas hipocoradas.[1] Pode-se utilizar o sistema de quatro cruzes para classificar as mucosas hipocoradas:
  - Hipocoradas +1/+4: levemente hipocoradas/esbranquiçadas
  - Hipocoradas +2/+4: moderadamente hipocoradas/esbranquiçadas
  - Hipocoradas +3/+4: muito hipocoradas/esbranquiçadas
  - Hipocoradas +4/+4: totalmente hipocoradas/esbranquiçadas
- Cianóticas: com coloração azulada
- Ictéricas: com coloração amarelada.

Umidade

A umidade traduz o estado de hidratação das mucosas. Quando úmidas, encontram-se em condição normal. Quando secas e com perda do brilho, refletem estados de desidratação.[1]

Integridade

As mucosas, em condições normais, encontram-se íntegras, ou seja, livres de lesões. Desse modo, ao examinar as mucosas (ocular, nasal, auricular, oral, vaginal e anal), o enfermeiro também deve ficar atento a feridas e à exteriorização de secreções.

Cabe ressaltar que dispositivos de assistência são inseridos nas mucosas dos pacientes e que o enfermeiro deve estar atento aos riscos de lesão decorrentes desses dispositivos.

Na mucosa nasal, por exemplo, pode haver cateter nasal, tubo nasotraqueal, sonda nasoentérica e sonda nasogátrica. Esses dispositivos aumentam o risco de o paciente ter lesão.

FÂNEROS

Os fâneros compreendem pelos, cabelos e unhas.[1] Ao examinar o paciente, o enfermeiro deve investigar o tipo de implantação e a distribuição dos pelos, a quantidade, sua coloração, brilho, espessura e consistência dos cabelos.

O profissional pode se deparar com áreas desprovidas de pelos (alopecia) e hipertricose (excesso de pelos).[1]

As unhas são lâminas de queratina existentes nas falanges distais dos pés e das mãos. Sua superfície é, normalmente, um pouco curva, e suas bordas devem se apresentar lisas, redondas e limpas, o que sugere cuidados corporais adequados.[4] Suas principais funções são proteção e adorno cosmético.[1]

É importante considerar que alguns pacientes podem apresentar alterações ungueais que podem evidenciar comprometimentos de saúde. Um exemplo são aqueles acometidos por cardiopatia cianótica congênita, que podem evoluir com elevação das bordas proximais das unhas e apresenta-lás com aspecto mais arredondado e longo, denominado baqueteamento (Figura 7.21).[4]

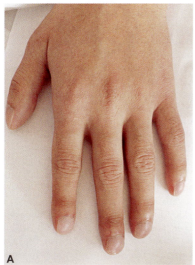

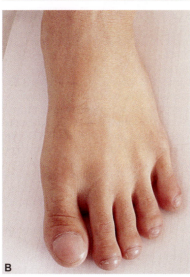

Figura 7.21 **A** e **B.** Baqueteamento.

TÍTULOS DIAGNÓSTICOS DA NANDA-I[15] EVIDENCIADOS POR CARACTERÍSTICAS DEFINIDORAS E FATORES DE RISCO IDENTIFICADOS EM PACIENTES COM COMPROMETIMENTOS DETECTADOS NO EXAME FÍSICO GERAL

Alterações no estado geral por diminuição da força muscular e perda de peso podem ocasionar:

- Déficit no autocuidado para banho
- Déficit no autocuidado para alimentação
- Déficit no autocuidado para higiene íntima
- Déficit no autocuidado para vestir-se
- Manutenção do lar prejudicada.

Pacientes com rebaixamento do nível de consciência também podem não conseguir realizar de modo independente as AVD e, quando ficam mais restritos ao leito, começam a apresentar:

- Risco de integridade da pele prejudicada
- Risco de lesão
- Risco de úlcera por pressão
- Risco de síndrome do desuso.

Essas condições de dependência podem promover situações de:

- Enfrentamento familiar comprometido
- Enfrentamento familiar incapacitado.

Dessa forma, é necessário que o enfermeiro esteja atento a essas possibilidades, de modo a oferecer apoio aos cuidadores e aos pacientes com tais necessidades.

É importante considerar que indivíduos brevilíneos e longilíneos com dificuldade em aceitar seu biotipo podem apresentar:

- Baixa autoestima crônica.

Indivíduos com desorientação no tempo e no espaço podem apresentar dificuldade em manter um diálogo, o que, por sua vez, caracteriza:

- Comunicação verbal prejudicada.

Durante a aferição dos sinais vitais, os enfermeiros podem se deparar com dados fora do padrão de normalidade e diagnosticar:

- Hipertermia
- Hipotermia
- Termorregulação ineficaz

- Débito cardíaco diminuído
- Perfusão tissular periférica ineficaz
- Risco de choque
- Padrão respiratório ineficaz
- Ventilação espontânea prejudicada.

Já variações nos parâmetros de normalidade do IMC, na medida da circunferência abdominal e na relação cintura-quadril, podem indicar a ocorrência de:

- Obesidade
- Sobrepeso
- Risco de sobrepeso.

Ao constatar ressecamento de mucosas, diminuição do turgor e da elasticidade da pele, depressão das fontanelas (em crianças) e de enoftalmia, o enfermeiro precisa considerar a possibilidade de o paciente apresentar:

- Volume de líquidos deficiente.

Pacientes com ingestão insuficiente de nutrientes para satisfazer às necessidades metabólicas apresentam:

- Nutrição desequilibrada: menor do que as necessidades corporais.

Indivíduos com comprometimentos respiratórios comumente apresentam atitude ortopneica que, somada ao uso de musculatura acessória, ao aumento da frequência respiratória, à queda de saturação e cianose, torna-se característica definidora de:

- Padrão respiratório ineficaz
- Ventilação espontânea prejudicada.

A atitude antálgica abrupta caracteriza:

- Dor aguda.

Pacientes com marchas parkinsoniana, atáxica, escarvante e em tesoura apresentam:

- Risco de queda
- Risco de trauma.

Enfermeiros também devem ficar atentos à condição de higiene dos cabelos, da pele e das unhas dos pacientes, que podem retratar a ocorrência de:

- Déficit no autocuidado para banho.

Além disso, ao se deparar com pacientes com unhas em baqueteamento, sobretudo quando cianóticos e taquidispneicos, é preciso monitorar a gasometria a fim de verificar se o paciente apresenta:

- Troca de gases prejudicada.

REFERÊNCIAS BIBLIOGRÁFICAS

1. Porto CC. Semiologia médica. 7. ed. Rio de Janeiro: Guanabara Koogan; 2014.
2. Porto CC. Semiologia médica. 6. ed. Rio de Janeiro: Guanabara Koogan; 2009.
3. Lopez M, Medeiros JL. Semiologia médica: as bases para o diagnóstico clínico. 3. ed. Rio de Janeiro: Atheneu; 1990
4. Jarvis C. Exame físico e avaliação de saúde. 3. ed. Rio de Janeiro: Guanabara Koogan; 2002.
5. Katz S, Ford AB, Moskowitz RW, Jackson BA, Jaffe MW. Studies of illness in the aged. The index of ADL: a standardized measure of biological and psychosocial function. JAMA. 1963; 185(12):914-9.
6. Katz, S. Akpom CA. A measure of primary sociobiological functions. Int J Health Serv. 1976; 6(3):493-508.
7. Morton PG, Fontaine D, Hudak CM, Gallo BM. Cuidados críticos de enfermagem: uma abordagem holística. 8. ed. Rio de Janeiro: Guanabara Koogan; 2007.
8. Bickley LS, Szilagyi PG. Propedêutica médica. Rio de Janeiro: Guanabara Koogan; 2010.
9. Silva MJP. Comunicação tem remédio: a comunicação nas relações interpessoais em saúde. São Paulo: Gente; 1996.
10. Lorim, MI. A criança febril. São Paulo: Medsi; 1987.
11. Aires R, Aires S. Febre. In: Schettino CE, Favero WM Del. Terapêutica em pediatria. São Paulo: Atheneu; 2001.
12. Salgado, PO. Uso de métodos físicos para tratamento do diagnóstico de enfermagem de hipertermia em pacientes adultos internados em UTI: ensaio clínico controlado e randomizado [Tese]. Escola de Enfermagem, Universidade Federal de Minas Gerais: Belo Horizonte; 2014.
13. Silva RMFL da. Tratado de semiologia médica. Rio de Janeiro: Guanabara Koogan; 2014.
14. Jensen S. Semiologia para a enfermagem. Rio de Janeiro: Guanabara Koogan; 2013.
15. NANDA-I. Diagnósticos de enfermagem: definições e classificação 2015-2017. Porto Alegre: Artmed; 2015.

8 Crescimento e Desenvolvimento da Criança

Meire Chucre Tannure e Bruna Figueiredo Manzo

ESPECIFICIDADES DA INFÂNCIA

A infância é uma das fases da vida na qual ocorrem modificações físicas e psicológicas, caracterizando o crescimento e o desenvolvimento infantil.

Considera-se o 1º ano de vida o período de mais intenso crescimento e desenvolvimento, uma vez que o bebê evolui de um ser totalmente dependente para uma criança que interage com o meio ambiente e cria vínculos importantes com outros indivíduos, sobretudo com os pais/responsáveis.[1]

O crescimento refere-se a um processo biológico, de multiplicação e aumento do tamanho celular, expresso pelo aumento do tamanho corporal, o qual pode ser monitorado pela evolução do peso, do perímetro cefálico e da altura.[1,2]

É importante destacar que todo indivíduo nasce com um potencial genético de crescimento, que poderá ou não ser atingido, dependendo das condições de vida a que esteja submetido, desde a concepção até a idade adulta. Portanto, pode-se dizer que o crescimento sofre influências de fatores intrínsecos (genéticos, metabólicos, malformações) e extrínsecos (alimentação, estado de saúde, condições de higiene e socioeconômicas).[2,3]

O desenvolvimento, por sua vez, significa a capacidade da criança em adquirir habilidades ou realizar funções mais complexas, ou seja, desenvolver controle neuromuscular e destreza para realizar tarefas que só podem ser mensuradas por meio de testes funcionais.[2]

A avaliação do desenvolvimento das crianças deve ser executada atrelada à avaliação do crescimento. Nenhum marco do desenvolvimento surge repentinamente sem a existência de uma estrutura física e funcional.[3,4]

O desenvolvimento humano é dividido em nove fases não delimitadas precisamente, uma vez que ocorrem transições e sobreposições entre elas.[1,5]

A seguir, serão apresentadas as sete fases que correspondem às que antecedem a idade adulta:[1,4]

- Período pré-natal: da concepção ao nascimento
- Lactação: do nascimento até 12 meses
- Primeira infância: de 1 até 3 anos (*toddler*)
- Pré-escolar: de 3 até 6 anos
- Idade escolar: de 6 até 10 anos

- Pré-adolescência: de 10 até 13 anos
- Adolescência: de 13 até 19 anos.

Cabe observar que, dentro do período de lactação, há o neonatal, que corresponde ao período do nascimento até 28 dias de vida.[4]

Para que o enfermeiro realize uma avaliação adequada do crescimento da criança, é importante lembrar que trata-se de um processo dinâmico que deve ser quantificado mediante a análise de várias medidas, e jamais a partir de um dado isolado obtido em um único momento.[6]

Essa observação se faz necessária, uma vez que, durante os intervalos entre as avaliações do crescimento da criança, pode haver alteração no ritmo de aumento de peso, estatura e perímetro cefálico.[6]

Assim, recomenda-se que a avaliação do crescimento da criança se dê de modo longitudinal, pois esse tipo de avaliação possibilita obter dados que refletem a tendência da evolução do crescimento, enquanto uma avaliação transversal fornece dados estáticos, ou seja, que se referem a apenas determinado momento.[5,6]

Gráficos de curvas de crescimento, apresentados como gráficos de evolução temporal de peso, altura, correlação peso/altura e perímetro cefálico, como o da National Center for Health Statistics (NCHS), são instrumentos de avaliação longitudinal que vêm sendo utilizados e recomendados pela Organização Mundial da Saúde (OMS).[7] A obtenção dessas medidas antropométricas fornece parâmetros para avaliar o crescimento da criança.

AVALIAÇÃO DO PESO

O controle do peso das crianças serve de subsídio para avaliação dos estados nutricional e de saúde. Esse procedimento deve ser realizado diariamente se a criança estiver hospitalizada ou de acordo com o calendário de consultas infantis recomendado pelo Ministério da Saúde (MS), caso ela esteja em casa.[7]

Para o enfermeiro obter o peso correto da criança, algumas recomendações são necessárias:[3,4]

- As balanças devem passar por calibragem periódica
- As balanças precisam ser zeradas antes da pesagem
- Ao ser pesada, a criança deve estar despida
- A fim de evitar o esquecimento e haver necessidade de nova leitura, deve-se realizar a anotação tão logo o dado seja obtido.

Para o enfermeiro avaliar corretamente o peso da criança, deve:

- Comparar o peso anterior da criança em relação ao peso atual
- Observar se a criança está ascendendo em relação à curva de crescimento
- Conferir se a criança está ganhando peso conforme a indicação para a idade.

Durante o monitoramento e a avaliação da evolução do peso da criança, o enfermeiro precisa considerar que existem valores tidos como normais de acordo com a idade e o sexo da criança que devem ser monitorados, tendo em vista o valor do escore Z. Este representa o número de desvio-padrão a partir do ponto central da população referência da mediana, originando as curvas-padrão.[6]

Os escores acima da linha mediana são classificados em +2, +3, e os abaixo em −2, −3. As crianças que se encontram entre as linhas +2 e −2 estão dentro da normalidade, mas as que ficam abaixo ou acima desses escores merecem atenção.[6]

As medidas são registradas em pontos nos gráficos, que, conjuntamente, a longo prazo possibilitam enxergar o desenho do gráfico (crescimento) da criança, que pode ser retilíneo (quando não há ganho de peso), descendente (há perda de peso) e ascendente (há ganho de peso).[6]

Na caderneta de saúde da criança elaborada pelo MS, há gráficos de peso/idade específicos para meninos e para meninas e de acordo com a faixa etária, que varia de 0 a 2 anos, 2 a 5 anos e 5 a 10 anos, nos quais há linhas estabelecidas a partir dos percentis de referência, conforme mostra o Quadro 8.1.

Logo, ao registrar o peso da criança no gráfico de peso × idade (Figura 8.1), o enfermeiro deve ficar atento à tendência do ganho ou da perda de peso e à área do gráfico no qual essa tendência vem sendo registrada.

Quadro 8.1 Valores de referência para a avaliação do peso × idade das crianças.

Escores Z	Avaliação
> +2 escores	Peso elevado para a idade
≤ +2 e ≥ −2 escores Z	Peso adequado para a idade
≥ −3 e menor que −2 escore Z	Peso baixo para a idade
Menor que score −3	Peso muito baixo para a idade

Adaptado de Brasil, 2013.[6]

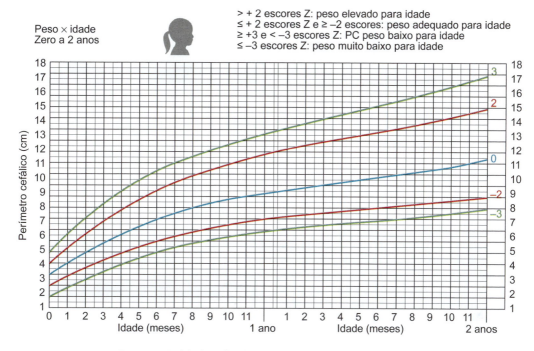

Figura 8.1 Modelo de gráfico do peso × idade para meninas de 0 a 2 anos.

Conforme o aumento da idade da criança, espera-se também que ocorra o aumento do peso e, com isso, a transformação da curva no gráfico de crescimento em uma curva ascendente.

Porém, cabe ressaltar que é comum haver perda de 3 a 10% do peso de nascimento durante os primeiros dias de vida, em virtude da eliminação de excretas e da menor oferta calórica. A partir disso, o peso tende a ser recuperado entre o 10º e o 14º dia de vida, e a criança acaba mantendo aumentos médios de 30 g/dia durante o 1º trimestre, 20 g/dia no 2º trimestre e 10 a 15 g/dia no 3º semestre de vida.[8]

Desse modo, os lactentes costumam dobrar o peso de nascimento no 5º mês de vida e triplicar com 12 meses. Já o peso da criança com 12 meses deve estar duplicado aos 5 anos, triplicado aos 10 anos e quadruplicado aos 14 anos de idade.[8]

Ressalta-se que crianças ou adolescentes com peso superior ao escore +2 são consideradas com peso elevado para idade, conforme apresentado na Tabela 8.1. O aumento na prevalência do excesso de peso infantil é preocupante em virtude do risco elevado que essas crianças e adolescentes têm de tornarem-se adultos obesos e, por consequência, mais suscetíveis a agravos respiratórios, cardiovasculares, endocrinológicos, ortopédicos e psicossociais.[9]

AVALIAÇÃO DA ESTATURA

O termo "estatura" compreende o comprimento (medido com o paciente deitado, sendo, por isso, também conhecido como altura em decúbito) e a altura (medida com o paciente em pé). Ambos os procedimentos precisam de rigor técnico por parte do profissional de saúde para não levar a uma mensuração incorreta.[3,8]

Recomenda-se que, até que a criança complete 24 meses de vida, o comprimento ou a altura em decúbito devam ser medidos na posição supina.[1]

No entanto, cabe ressaltar que, uma vez que o lactente normalmente apresenta a posição fletida, a medição de seu comprimento requer a extensão completa das duas pernas, mantendo sua cabeça na linha média. O enfermeiro deve também segurar gentilmente os joelhos da criança, que devem estar juntos, e pressioná-los até que as pernas estejam completamente estendidas e em contato com a mesa.[1]

A altura (medida com o paciente em pé) deve ser avaliada em crianças com mais de 24 meses de vida. Para obter uma medição correta das crianças, o enfermeiro deve ajudá-las (quando necessário) a retirar seus sapatos e pedir que fiquem em pé, eretas e retilíneas, com a cabeça na linha média e o eixo do olhar paralelo ao teto. O dorso da criança deve estar em contato com a parede ou outra superfície dorsal plana, e calcanhares, nádegas e região posterior dos ombros encostados na parede. Cabe ressaltar que, a fim de evitar o esquecimento e haver necessidade de nova leitura, o profissional deve realizar a anotação tão logo o dado seja obtido.[1]

O ganho de altura na criança tende a aumentar com o incremento de sua idade, conforme demonstrado no Quadro 8.2.

Na caderneta de saúde da criança elaborada pelo MS, há gráficos de altura/idade específicos para meninos e para meninas e de acordo com a faixa etária, que varia de 0 a 2 anos, 2 a 5 anos e 5 a 10 anos, nos quais há linhas estabelecidas a partir dos percentis de referência, conforme mostra o Quadro 8.3.

Logo, ao registrar o tamanho da criança no gráfico de comprimento × idade (Figura 8.2), o enfermeiro deve ficar atento à tendência de crescimento da criança e avaliar fatores que possam estar comprometendo o desenvolvimento.

Quadro 8.2 Evolução do ganho de altura na criança.

Período/idade	Ganho de altura em cm
Ao nascimento	Nascem em média com 50 cm
1º semestre	15 cm
2º semestre	10 cm
Final 1 ano	Em média, 25 cm
De 1 a 4 anos	Em média, 8 a 10 cm por ano
4 anos	Aproximadamente 1 m
4 a 11 anos	Entre 5 e 6,5 cm por ano

Adaptado de Madeira et al., 2012.[3]

Quadro 8.3 Valores de referência para a avaliação do peso × idade das crianças.

Escores	Avaliação
> +2 escores Z	Comprimento elevado para a idade
≤ +2 e ≥ −2 escores Z	Comprimento adequado para a idade
< −2 e ≥ −3	Comprimento baixo para a idade

Adaptado de Brasil, 2013.[6]

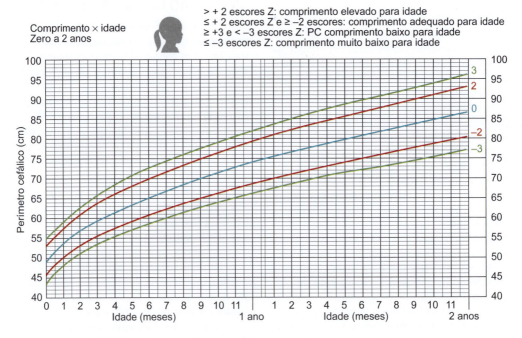

Figura 8.2 Modelo de gráfico do comprimento × idade para meninas de 0 a 2 anos.

AVALIAÇÃO DO PERÍMETRO CEFÁLICO

A aferição do perímetro cefálico descreve a maneira como ocorre o crescimento da caixa craniana, que se dá em razão do crescimento cerebral.[8]

O enfermeiro deve medir o perímetro cefálico do lactente ao nascer, a cada consulta de puericultura até os 2 anos de idade, e, depois, anualmente.[1,10,11] Além disso, sempre que constatar um tamanho de cabeça questionável para a faixa etária e comprometimentos neurológicos na criança, esse profissional deve mensurar seu perímetro cefálico.

Cabe ressaltar que uma série de medidas é mais valiosa do que um número único para evidenciar a velocidade do crescimento do crânio.[1]

O valor obtido durante a mensuração do perímetro cefálico deve ser correlacionado com os padrões de referência:[12]

- O valor de referência para o diâmetro cefálico médio ao nascimento é de 35 cm para os meninos e 34 cm para as meninas. Cabe ressaltar que, para indicar risco para microcefalia, considera-se perímetro cefálico inferior a 32 cm[12]

- O diâmetro cefálico deve aumentar cerca de 12 cm no 1º ano de vida, porém essa elevação não é constante, sendo permitido um incremento de 2 cm ao mês durante o 1º trimestre, 1 cm ao mês no 2º trimestre e 0,5 cm ao mês durante o 2º semestre de vida.

Para o enfermeiro obter uma medição correta do diâmetro cefálico da criança, algumas recomendações se fazem necessárias:[3,4]

- Usar uma fita métrica para medir a glabela como limite anterior e o polo occipital como posterior (maior perímetro da cabeça), não incluindo a orelha
- Manter a fita métrica justa sem apertar a cabeça da criança
- Conferir se o perímetro cefálico da criança está aumentando conforme a indicação para a idade
- A fim de evitar o esquecimento e a necessidade de nova leitura, deve-se realizar a anotação no gráfico de crescimento tão logo o dado seja obtido.

Na caderneta de saúde da criança, o gráfico de perímetro conta com uma área verde limitada por linhas estabelecidas a partir dos percentis de referência para a normalidade (escore +2 e −2), conforme mostra a Figura 8.3.[6]

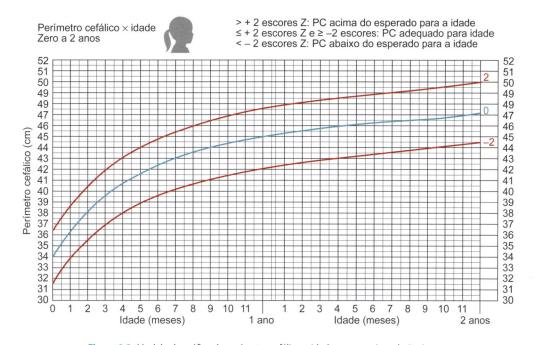

Figura 8.3 Modelo de gráfico do perímetro cefálico × idade para meninas de 0 a 2 anos.

AVALIAÇÃO DO DESENVOLVIMENTO

Os testes de desenvolvimento devem ser aplicados com o intuito de verificar as habilidades adquiridas pela criança.[1,4,5,13]

O desenvolvimento do sistema nervoso de uma criança é influenciado por patologias como hipotireoidismo congênito e paralisia cerebral, mas também pela maneira como a criança vem sendo estimulada.[4]

O modo como a criança é abordada inicialmente e o ensino das técnicas de estimulação para os pais/responsáveis são de responsabilidade da equipe de saúde, principalmente do enfermeiro, durante as consultas de puericultura.[4,13]

Em relação ao desenvolvimento, ressalta-se que existe uma sequência fixa e invariável para cada espécie, embora com ritmo variável de indivíduo para indivíduo, o que possibilita estabelecer limites de normalidade e, também, idades mínimas e máximas para cada marco de desenvolvimento.[4,13]

A avaliação do desenvolvimento pode ser agrupada em quatro campos:[1,4,5]

- Motor: controle dos movimentos finos e grossos, seguindo uma ordem (p. ex., a criança precisa controlar a cabeça e o tórax para engatinhar)
- Adaptativo: compreende o ajustamento para novas atividades mais complexas, beneficiando-se de experiências anteriores
- Da linguagem: refere-se aos meios de comunicação – percepção, compreensão e expressão –, que iniciam desde o choro ao nascer até a compreensão de ordens e a construção de frases e orações
- Pessoal/social: compreende as habilidades e as atitudes pessoais da criança no meio sociocultural.

A seguir, são apresentadas algumas habilidades esperadas de acordo com cada fase do desenvolvimento humano.

Habilidades motoras grossas

Compreendem a postura, o equilíbrio da cabeça, a capacidade de se sentar, engatinhar e andar. Seu desenvolvimento se mostra previsível, ou seja, ocorre no sentido cefalocaudal e próximo distal (o amadurecimento se dá das partes centrais do corpo em direção às extremidades), porque segue o sentido da mielinização no sistema nervoso.[1,4,13]

Verifica-se certo equilíbrio da cabeça já no momento do nascimento, que serve para a proteção do lactente, o qual consegue virar a cabeça para o lado de modo a evitar o sufocamento.[1]

O lactente consegue levantar a cabeça e o tórax a partir do decúbito ventral, com os braços estendidos com a ajuda de um suporte (com o apoio das mãos dos pais), por volta dos 3 meses de idade. Por volta dos 4 meses, a cabeça e o tórax são levantados até 90° quando o lactente é colocado na posição sentada.[1]

O ato de sentar-se sozinho, sem a ajuda de suporte, dá-se por volta dos 6 a 7 meses de vida.[1]

A partir dos 7 meses, o bebê já começa a engatinhar e, aos 8 meses, estica-se para ficar em pé com a ajuda de objetos que funcionam como um suporte. Entre os 9 e 11 meses de vida, caminha em pé enquanto segura na mobília. E costuma andar sozinho por volta de 12 meses de idade, correr de maneira desajeitada aos 18 meses e de modo mais coordenado aos 2 anos. Nessa idade, a criança costuma subir e descer degraus e a saltar com os dois pés.[1]

Até os 3 anos de idade, a criança passa a adquirir um controle motor grosso admirável. Com 4, ela já consegue pular em um pé só e, aos 5 anos, pula com um pé de cada vez. A partir de então, as atividades motoras grossas são desenvolvidas de maneira independente e coordenada.[1]

Habilidades motoras finas

O desenvolvimento das habilidades motoras finas envolve a utilização das mãos e dos dedos para a "preensão".[1]

O lactente já nasce com o reflexo de preensão, mas este diminui por volta dos 2 meses de idade e desaparece até os 3 meses. Aos 4 meses, o bebê já inspeciona as próprias mãos. A preensão voluntária com as duas mãos ocorre entre 4 e 5 meses. Contudo, é entre os 8 e 10 meses que passa a ocorrer um maior refinamento distal para a realização da preensão. A partir dos 10 meses, o lactente já começa a realizar o movimento de preensão em pinça mais refinado e, por volta dos 11 meses, coloca e retira objetos de um recipiente.[1]

Aos 14 meses, consegue segurar um lápis e fazer rabiscos. Aos 15 meses, a criança deixa cair uma bolinha em um frasco de boca mais estreita e pode arremessar e recuperar objetos. Por volta dos 2 anos, já reproduz uma linha vertical, quando demonstrada.[5]

Até os 3 anos de idade, a criança também passa a adquirir um controle motor fino admirável e já consegue desenhar um círculo; com 4 anos, cortar uma linha tracejada com tesoura; e, com 5 anos, consegue copiar letras e números, demonstrando preferência pela mão direita ou esquerda.[5]

A partir da segunda infância (escolar), a criança passa a ser dotada de habilidades para realizar movimentos repetitivos que requerem atividades motoras finas, como escrever, desenhar, bordar, tocar instrumentos musicais, andar de bicicleta e nadar.[5]

Habilidade de linguagem

Quanto à habilidade de linguagem, pode-se dizer que o choro constitui o primeiro meio de comunicação do lactente.[1]

O desenvolvimento da fala começa com vocalizações e balbucios. Por volta dos 2 a 4 meses, os bebês começam a fazer barulho quando acordam ou no caso de alguém falar com eles. Aos 3 meses, eles já costumam rir com tom mais elevado e, aos 6 meses, começam a balbuciar. Entre os 9 e 10 meses, passam a imitar sons e, aos 12 meses, em geral, começam a emitir palavras com significado próprio.[5]

A linguagem progride de um vocabulário de cerca de duas palavras por volta de 12 meses de idade até atingir cerca de 200 até os 2 anos. Aos 3 anos, a criança já utiliza frases mais complexas com mais elementos gramaticais.[5]

Entre os 3 e 4 anos, a criança utiliza três ou quatro frases telegráficas (consistem na combinação de um substantivo e um verbo) que só contêm palavras essenciais. Por volta dos 5 e 6 anos, as frases são compostas por seis a oito palavras e com gramática bem desenvolvida.[5]

A contagem de números começa na fase pré-escolar, mas o escolar tem a capacidade combinada de somar, subtrair, multiplicar e dividir. A partir dessa fase, a criança aprende a ler e passa a ordenar objetos segundo uma escala crescente ou decrescente, conforme seu tamanho ou peso.[5]

Habilidades sociais/pessoais

No que se refere às habilidades sociais/pessoais, nos primeiros 30 a 60 min após o nascimento o bebê já observa atentamente a sua mãe. Dentro de 6 a 8 semanas, começa a sorrir; aos 4 meses, aprecia a companhia de outras pessoas; e, aos 6 meses, já estende os braços para ser colocado no colo.[1]

Por volta dos 7 meses, imita as ações das outras pessoas e, aos 10 meses, acena e aprecia brincadeiras. Aos 12 meses, começa a dar beijos, podendo revelar sentimentos como ciúme, medo ou raiva.[5]

Na primeira infância, as crianças, geralmente, se mostram condescendentes e cooperativas com os pais afetuosos. A ligação das crianças com os pais ainda é muito forte, mas ela já brinca sozinha. A imitação mostra-se bem nítida nas brincadeiras. Porém, nesse período, é comum ocorrer resistência às solicitações, necessidade de aprovação dos pais e insistência em fazer coisas sozinhas. É nessa fase que o negativismo (a palavra favorita da criança parece ser o não) e o ritualismo (desejo de que as coisas sejam realizadas sempre da mesma forma) tornam-se evidentes.[5]

O pré-escolar mostra-se altivo, porém já apresenta uma diminuição do negativismo. É comum querer agradar aos outros, bem como orgulhar-se de sua independência.[5]

A criança no período escolar começar a preferir as atividades com seu grupo de amigos em vez daquelas com os pais. A aprovação dos colegas começa a ser significativa nessa idade.[5]

O pré-adolescente demonstra interesse social fora do ambiente familiar, existindo uma forte identidade com o grupo de amigos, o que é ainda mais intensificado na adolescência (fase que marca a transição entre a infância e a idade adulta), que é marcada pela busca da identidade.[5]

TÍTULOS DIAGNÓSTICOS DA NANDA-I[14] EVIDENCIADOS POR CARACTERÍSTICAS DEFINIDORAS E FATORES DE RISCO IDENTIFICADOS EM CRIANÇAS COM COMPROMETIMENTOS REFERENTES AO CRESCIMENTO E DESENVOLVIMENTO

Durante a avaliação da curva peso × idade, o enfermeiro deve estar atento ao fato de que crianças acima do escore +2 apresentam-se com o peso elevado para a idade. Diante dessa constatação, esse profissional precisa avaliar se a criança apresenta:

- Sobrepeso
- Obesidade.

Esses diagnósticos podem estar relacionados com a realização de pouca atividade física, fatores psicológicos e endocrinológicos, e ingestão excessiva de calorias.

Já crianças com o escore menor que –2 encontram-se com:

- Nutrição desequilibrada: menor do que as necessidades corporais.

Tal condição pode decorrer de uma capacidade prejudicada de ingerir, absorver ou digerir alimentos, mas também de fatores socioeconômicos.

Ao avaliar os registros efetuados na caderneta de saúde da criança, o enfermeiro deve ficar atento à tendência crescente de a criança estar se aproximando dos valores acima do escore +2, pois elas passam a apresentar:

- Risco de sobrepeso.

Crianças economicamente desfavorecidas, com padrão alimentar inadequado e vítimas de doenças que afetam o ganho/perda de peso, estão expostas ao:

- Risco de crescimento desproporcional.

Ao perceber que as habilidades esperadas de acordo com cada fase do desenvolvimento humano não estão sendo adquiridas pela criança, o enfermeiro precisa ficar atento ao:

- Risco de desenvolvimento atrasado.

Condições socioculturais, econômicas, psicológicas ou patológicas podem ser fatores de risco que evidenciam a probabilidade desse diagnóstico ser identificado. Alterações do crescimento e desenvolvimento podem também desencadear, sobretudo no período da pré-adolescência e adolescência:

- Risco de baixa autoestima situacional
- Risco de tristeza crônica.

É necessário atentar-se aos impactos psíquicos e sociais aos quais as crianças, os adolescentes e inclusive os pais/responsáveis estão sendo expostos e somar esforços para que recursos possam ser disponibilizados a fim de ajudá-los a superá-los.

REFERÊNCIAS BIBLIOGRÁFICAS

1. Jarvis C. Exame físico e avaliação de saúde. 3. ed. Rio de Janeiro: Guanabara Koogan; 2002.
2. Carabolante AC, Ferriani MGC. O crescimento e desenvolvimento de crianças na faixa etária de 12 a 48 meses em creche na periferia da cidade de Ribeirão Preto/SP. Revista eletrônica de enfermagem. 2003;5(1):28-34.
3. Madeira AMF, Paulo IMA, Armond LC. A prática do enfermeiro na atenção integral à saúde da criança. Enfermagem em saúde coletiva: teoria e prática. In: Souza MCMR de, Horta N de C. Rio de Janeiro: Guanabara Koogan; 2012. p. 191-211.
4. Silva CM, Correa EJ, Romanini MAV. Avaliação do desenvolvimento. In: Leão E, Viana MB, Corrêa EJ, Vasconcellos MC de, Mota JAC. Pediatria ambulatorial. 4. ed. Belo Horizonte: COOPMED; 2005. p. 161-180
5. Whalley LF, Wong DL. Enfermagem pediátrica: elementos essenciais à intervenção efetiva. 5. ed. Rio de Janeiro: Guanabara Koogan; 1999.
6. Brasil. Ministério da Saúde. Caderneta de saúde da criança. Brasília; 2013.
7. Brasil. Ministério da Saúde; Secretaria de Atenção à Saúde, Departamento de Atenção Básica. Saúde da Criança: crescimento e desenvolvimento. Brasília; 2012. (Caderno da Atenção Básica, nº 33.)
8. Lopes LA, Lopes FA. Medidas antropométricas. In: Rodrigues YT, Rodrigues PPB. Semiologia pediátrica. 2. ed. Rio de Janeiro: Guanabara Koogan; 2003.
9. Deckelbaum RJ, Williams CL. Childhood obesity: the health issue. Obes Res. 2001;9(4):239-43.
10. Bickley LS, Szilagyi PG. Avaliação da criança: do lactente ao adolescente. In: Bickley LS, Szilagyi PG. Propedêutica médica. 3. ed. Rio de Janeiro: Guanabara Koogan; 2002.
11. Jensen S. Semiologia para a enfermagem. Rio de Janeiro: Guanabara Koogan; 2013.
12. Brasil. Ministério da Saúde. Secretaria de Vigilância em Saúde. Departamento de Vigilância das Doenças Transmissíveis. Protocolo de vigilância e resposta à ocorrência de microcefalia e/ou alterações do sistema nervoso central (SNC)/Ministério da Saúde, Secretaria de Vigilância em Saúde, Departamento de Vigilância das Doenças Transmissíveis. Brasília: Ministério da Saúde, 2015.
13. Goulart EMA, Corrêa EJ, Leão E. Avaliação do crescimento. In: Leão E, Correa EJ, Mota JAC, Viana MB. Pediatria ambulatorial. 4. ed. Belo Horizonte: COOPMED; 2005. p. 134-160.
14. NANDA-I. Diagnósticos de enfermagem: definições e classificação 2015-2017. Porto Alegre: Artmed; 2015.

9 Exame do Sistema Tegumentar

Meire Chucre Tannure, Cynthia Furtado Landim Peres e Luzimar Rangel Moreira

INTRODUÇÃO

A pele, ou tegumento, é o maior órgão do corpo humano e tem múltiplas funções, entre elas: cobertura corporal, atuando como o primeiro mecanismo de defesa contra agressões externas (p. ex., estímulos térmicos, mecânicos e sensitivos); proteção contra infecção; regulação da temperatura; e síntese de vitamina D.[1-6] A pele cobre todo o corpo e estabelece uma continuidade com as mucosas, nos orifícios corporais.[6]

Compõe-se de três camadas: epiderme, derme e tecido subcutâneo[2-8], considerado, por alguns autores, uma camada adjacente e não uma das camadas da pele (Figura 9.1).

A camada superior ou mais superficial é a epiderme.[3,6,7] Fina e desprovida de vasos sanguíneos, subdivide-se em duas camadas: o estrato córneo e o estrato germinativo (ou camada basal).

A derme se constitui de tecido conjuntivo e contém vasos sanguíneos, glândulas sebáceas, glândulas sudoríparas, folículos pilosos e nervos.[6,7]

O tecido subcutâneo (camada adjacente) armazena gordura para energia e funciona como um isolante do corpo.[6]

Durante o exame físico da pele, o enfermeiro deve realizar a inspeção e a palpação avaliando cor, textura, turgor, elasticidade, umidade, edema, temperatura e integridade.

COR DA PELE

A coloração da pele normal depende basicamente de quatro pigmentos: melanina, caroteno, oxi-hemoglobina e desoxi-hemoglobina.[7] Contudo, é importante considerar que, além das propriedades hereditárias e ambientais, a cor da pele é influenciada por fatores locais e sistêmicos.[1]

Produzida pelos melanócitos, a melanina é um pigmento marrom muito intenso em algumas raças, como nos afrodescendentes, e pequena em outras descendências, como nos indivíduos de pele branca.[1]

Cianose

A variação da saturação da hemoglobina (Hb) também causa alteração na coloração da pele, sendo que uma hemoglobina saturada com oxigênio (O_2) dará à pele a coloração rósea, enquanto a hemoglobina saturada com dióxido de carbono (CO_2) será responsável pela coloração azulada (cianose).[7]

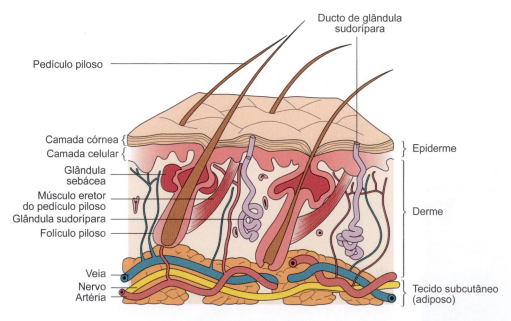

Figura 9.1 Camadas da pele.

Cianose é um termo decorrente do grego que significa "azul escuro"; ocorre quando há uma oxigenação tecidual inadequada consequente à baixa concentração de oxigênio na molécula de hemoglobina (Figura 9.2). Pode ser um dos sinais de insuficiência respiratória, de comprometimento nas trocas gasosas, consequência de insuficiência vascular e de cardiopatias ou ter como fator relacionado o frio. É mais facilmente detectada nos lábios, nas unhas, na mucosa oral e na conjuntiva palpebral.[1,3,4]

Geralmente, a cianose de origem central aparece após uma concentração mínima de 4 mg/dℓ de Hb ou $SatO_2$ de 85%. Em indivíduos de pele pigmentada, essa queda de saturação tende a ser necessariamente maior para que seja percebida pelo paciente. A cianose generalizada (acometendo lábios, língua e mucosas) costuma ter como fatores relacionados comprometimentos respiratórios ou circulatórios mais graves. A cianose central associada a doença cardíaca congênita inicia-se e piora com o exercício físico.[3,4]

A cianose de origem periférica pode ter como fatores causais ansiedade, frio, fatores respiratórios e circulatórios, incluindo insuficiência arterial periférica.

A cianose pode ser classificada utilizando-se o sistema de quatro cruzes:[4]

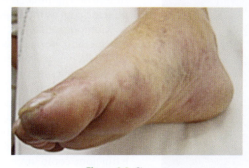

Figura 9.2 Cianose.

- +1/+4: coloração levemente azulada nas unhas
- +2/+4: coloração moderadamente azulada nas unhas
- +3/+4: coloração leve a moderadamente azulada nas unhas, nos lábios, na língua, nas mucosas e na conjuntiva
- +4/+4: coloração fortemente azulada nas unhas, nos lábios, na língua, nas mucosas e na conjuntiva, bem como mosqueamento da pele.

Ao detectar cianose, é importante que o enfermeiro avalie a saturação de oxigênio do paciente utilizando o oxímetro de pulso e monitorando os resultados da gasometria arterial (ver Capítulo 25), que pode apresentar alterações que apontem hipoxemia (insuficiência de oxigênio no sangue) ou hipercapnia (excesso de dióxido de carbono no sangue).

Icterícia

O suprimento sanguíneo também interfere na coloração da pele, que pode apresentar-se pálida, quando o suprimento é insuficiente, ou ruborizada, quando há fluxo sanguíneo exagerado. Outras substâncias, como a bilirrubina, podem alterá-la (icterícia).[1,4]

Por icterícia compreende-se a coloração amarelada da pele e das mucosas em consequência de doenças hepáticas, pancreáticas, da vesícula biliar e das vias biliares (Figura 9.3).[1-5] Também pode decorrer da hemólise de hemácias. A pele e as mucosas tornam-se amarelas, em razão da impregnação do pigmento bilirrubínico, que está aumentado no sangue.[4]

Durante a inspeção da coloração da pele, também podem ser detectados equimose, hematoma, eritema, hipo e hiperpigmentação.

Equimose

Por equimose compreende-se infiltração de sangue na malha dos tecidos decorrente de uma ruptura de capilares (Figura 9.4). Pode estar relacionada com traumatismos ou distúrbios de coagulação.[1,3-5]

Hematoma

Trata-se de uma coleção (ou bolha) de sangue geralmente bem localizada e evidente (Figura 9.5). Costuma ter como fatores relacionados o traumatismo e os distúrbios de coagulação.[1,3-5]

Eritema

Eritema (ou hiperemia) é uma "vermelhidão" na pele que pode acometer áreas específicas, de acordo com o estímulo que a desencadeou (Figura 9.6). Geralmente, tem como fatores relacionados a vasodilatação, a liberação de histamina e traumatismos.[1,3-5]

A hiperemia traumática aparece instantes após o trauma e desaparece em minutos ou horas. Em pacientes de pele negra, o eritema não é facilmente observado, podendo se manifestar com coloração mais púrpura.[5]

Ao perceber a pele hiperemiada, deve-se fazer a palpação, a fim de avaliar alteração na temperatura local, que poderá estar elevada (quente).[5]

É importante considerar que, ao nascimento, a pele do bebê pode se apresentar avermelhada e, normalmente, recoberta por uma substância gordurosa branca denominada verniz caseoso, que a protege da maior exposição ao líquido amniótico (Figura 9.7).[8]

Hipo e hiperpigmentação

Fala-se em hipo e hiperpigmentação da pele quando ocorrem, respectivamente, perda ou excesso de pigmentação.

Áreas de hiperpimentação (escurecidas, em geral acastanhadas ou de cor púrpura) costumam

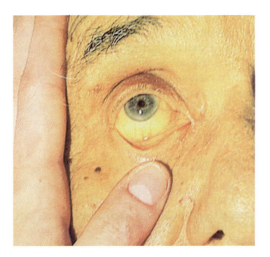

Figura 9.3 Icterícia.

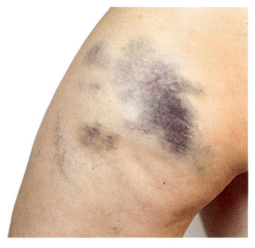

Figura 9.4 Equimose.

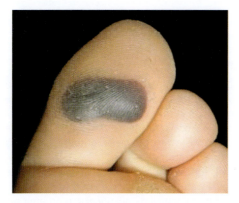

Figura 9.5 Hematoma.

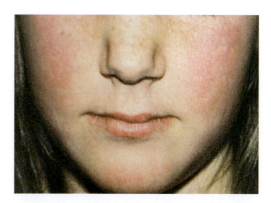

Figura 9.6 Eritema.

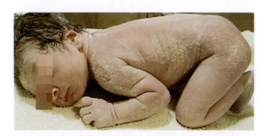

Figura 9.7 Recém-nascido com a pele avermelhada e verniz caseoso.

ser evidenciadas durante a gravidez (cloasma gravídico – Figura 9.8), após queimaduras (áreas cicatrizadas) e em portadores de lúpus (erupção em "asa de borboleta").[1-5]

Áreas de hipopigmentação (claras, descoradas) podem indicar vitiligo (Figura 9.9) quando são acometidas pequenas áreas localizadas com manchas irregulares pequenas. Albinismo se apresenta com hipopigmentação generalizada. Além disso, cicatrizes de algumas feridas podem tomar a cor mais clara em relação à pele, levando à cicatrização hipocrômica.[1,5]

TEXTURA

A textura da pele é conferida pela disposição dos tecidos.

Normalmente, a pele é lisa. Variações em sua textura podem decorrer de patologias ou do estágio do desenvolvimento humano.[1-5]

▸ **Pele fina.** Identificada em indivíduos com hipertireoidismo e edema (Figura 9.10).
▸ **Pele áspera e ressecada.** Encontrada em indivíduos com hipotireoidismo, psoríase (Figura 9.11) e áreas de hiperqueratose (excesso de queratina).

▸ **Pele enrugada.** Observada em idosos (Figura 9.12) e depois de emagrecimento rápido.

TURGOR E ELASTICIDADE

Associam-se à hidratação e à idade, sendo natural a diminuição do turgor e da elasticidade da pele com o avançar da idade. Entretanto, quando o indivíduo está desidratado, o turgor também diminui, ainda que em decorrência da redução de líquidos e eletrólitos no organismo.

Para avaliar o turgor e a elasticidade, o enfermeiro deve realizar a técnica de palpação, formando a pinça com o polegar e o indicador, conforme apresentado no Capítulo 6.

Quando a pele é puxada para cima, a facilidade com que é levantada refere-se à elasticidade (mobilidade) e a velocidade com que retorna à posição inicial, ao turgor.[1,3-5]

Ao soltar a pele em condições normais, ela volta imediatamente à sua posição natural, o que significa que o turgor está normal e a pele está com volume normal de água, ou seja, hidratada. Quando a pele volta lentamente à sua posição natural, ou quando volta deixando elevada uma pequena prega, significa que o turgor está diminuído. Além disso, essa característica definidora aponta para o volume de água da pele encontrar-se baixo.[1,3-5]

UMIDADE

A umidade da pele é outro item importante na detecção do grau de hidratação. Em um ambiente quente, após exercícios físicos, em estados febris ou de choque, a pele fica excessivamente úmida, mas não necessariamente hidratada, já que, nesse caso, mesmo úmida poderá estar desidratada.[1]

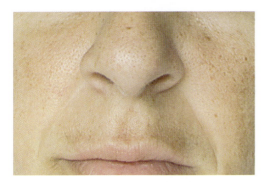

Figura 9.8 Cloasma gravídico.

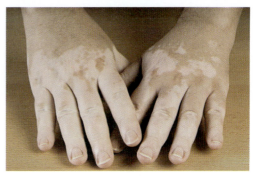

Figura 9.9 Áreas de hipopigmentação: vitiligo.

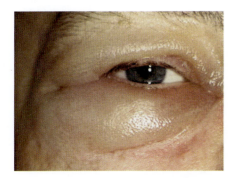

Figura 9.10 Pele fina decorrente de edema.

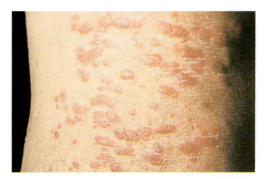

Figura 9.11 Pele áspera decorrente da psoríase.

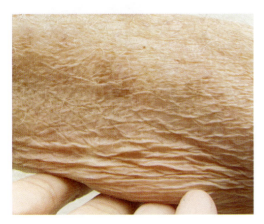

Figura 9.12 Pele enrugada decorrente do envelhecimento.

Por sua vez, um clima frio e seco pode rapidamente fazer com que a pele fique ressecada e desidratada, podendo levar até mesmo a rachaduras, principalmente nas áreas mais queratinizadas, como na região dos calcâneos.[1]

A pele pode ser classificada com umidade normal, seca e sudorética (umidade aumentada).[5]

EDEMA

Trata-se do acúmulo anormal de líquido no espaço intersticial na própria célula em razão do desequilíbrio entre a pressão hidrostática e a osmótica.[2,4]

A consistência do edema é variável, podendo ser endurecido ou mole. Já a duração e o horário de aparecimento dependem do fator relacionado com o seu desenvolvimento, que pode ser de origem cardiovascular, linfática, renal, hepática, decorrente de uma manifestação local ou de um processo de desnutrição.[4]

Ao constatar a ocorrência do edema, o enfermeiro deve investigar sua duração e evolução, avaliar se há o sinal de cacifo (por meio da técnica de palpação de digitopressão, abordada no Capítulo 6), e descrever se é localizado ou generalizado (anasarca), endurecido ou mole.[3,4]

É importante ressaltar que o edema, independentemente da localização, faz diminuir a circulação, o que prejudica a nutrição e a oxigenação tecidual na área por ele acometida.[3-5]

TEMPERATURA

A temperatura da pele é influenciada por fatores internos, como febre, hipotermia e variação do fluxo sanguíneo, e externos, como o ambiente e as roupas utilizadas. Entretanto, faz-se oportuno chamar a atenção para não confundir a temperatura da pele com a temperatura corporal, embora estejam relacionadas.[1,3,4]

Deve ser avaliada por palpação com o dorso das mãos ou dos dedos (conforme apresentado no Capítulo 6), o que possibilita verificar se há alguma alteração de temperatura na área avaliada (frio ou quente). Existem instrumentos de medida (termistor e radiômetro) que podem ser utilizados para medir a temperatura da pele.[1,3]

A temperatura normal da pele sugere que a circulação naquela área encontra-se normalizada. Pele muito quente pode indicar processos inflamatórios ou infecciosos e a fria pode decorrer de fatores como hipotermia, choque, má circulação e vasoconstrição.[1,5]

Ao detectar alteração na temperatura da pele, o enfermeiro precisa verificar se é localizada (restrita a uma área específica) ou atinge várias regiões. Quando a variação da temperatura é restrita a uma extremidade, é fundamental fazer a comparação homóloga, uma vez que um membro frio pode ser uma das características definidoras de insuficiência arterial.[1,3-5]

INTEGRIDADE

Durante a avaliação da pele, o enfermeiro precisa avaliar se ela está íntegra ou se há lesões. Para tanto, deve utilizar as técnicas de inspeção e palpação.

As lesões cutâneas podem decorrer de processos inflamatórios, circulatórios, neoplásicos, degenerativos, alterações metabólicas ou simplesmente mudanças advindas do processo de formação desse tecido.[5] Costumam ser classificadas em dois grupos: lesões cutâneas elementares primárias e secundárias.

Lesões cutâneas elementares primárias

Resultam de alterações anatômicas da própria pele, podendo se apresentar como lesões sem relevo, sólidas e contendo líquido.[4]

Lesões primárias sem relevo (não espessadas)

➤ **Mancha.** Lesão plana, pigmentada (hipercrômica) ou despigmentada (hipocrômica) e bem demarcada (p. ex., vitiligo – Figura 9.13, cloasma gravídico).[4,7,8] A palpação é necessária para avaliar que não há elevação na pele no local da lesão.
➤ **Mácula.** Variação da mancha, em que a lesão é plana, pigmentada e bem demarcada, com menos de 1 cm de diâmetro (p. ex., sarda – Figura 9.14, rubéola).[4,7]

Lesões primárias sólidas

➤ **Pápula.** Lesão sólida e elevada com até 1 cm de diâmetro. Pode ou não ser pigmentada [p. ex., acne, nevo (Figura 9.15), verruga].[4]
➤ **Nódulo.** Lesão sólida e elevada que atinge as camadas mais profundas da derme e do tecido subcutâneo (Figura 9.16). É mais perceptível por palpação que pela inspeção.[4]
➤ **Urtica.** Lesão sólida, achatada e de formato variável, transitório, geralmente eritematosa e

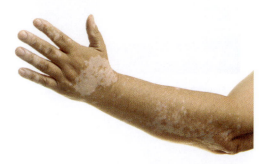

Figura 9.13 Vitiligo.

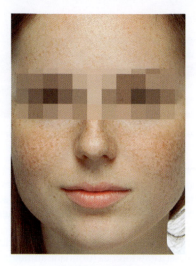

Figura 9.14 Sarda.

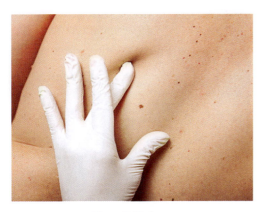

Figura 9.15 Nevo.

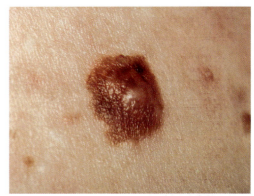

Figura 9.16 Nódulo.

pruriginosa, decorrente de um processo alergênico. Ao conjunto de urticas dá-se o nome de urticária (Figura 9.17).[4]
▶ Queratose. Alteração da espessura da pele, tornando-a mais consistente, endurecida e não elástica, em virtude do espessamento da camada córnea. Mais comumente localizada na palma das mãos – queratose palmar – e na planta dos pés – queratose plantar (p. ex., calosidade – Figura 9.18).[4,8]
▶ Vegetações. Lesões sólidas, mas de consistência mole, salientes, geralmente agrupadas, cônicas, podendo ser em formato de couve-flor (Figura 9.19) ou finas (p. ex., verrugas, condilomas acuminados e neoplasias).[4]

Lesões contendo líquidos

▶ Vesícula. Lesão cheia de líquido, elevada, bem demarcada e com menos de 0,5 cm de diâmetro (p. ex., lesão decorrente da varicela e herpes simples – Figura 9.20).[4]
▶ Bolha. Lesão cheia de líquido com mais de 0,5 cm de diâmetro, aspecto que a diferencia da vesícula (p. ex., lesão por queimaduras de segundo grau – Figura 9.21).[4]
▶ Pústula. Lesão elevada e bem demarcada, geralmente com até 2 cm de diâmetro, contendo líquido purulento (p. ex., pústula de acne – Figura 9.22).[4]
▶ Abscesso. Coleção de pus, geralmente proeminente e com área delimitada, que varia de tamanho de acordo com a quantidade de líquido purulento em seu interior (Figura 9.23). Normalmente, é acompanhado de calor local e circundante, eritema e edema.[4]

Lesões cutâneas elementares secundárias

Podem decorrer das lesões primárias, ser resíduos celulares da superfície ou ser provocadas por quebra na continuidade da superfície.

Resíduos celulares na superfície cutânea

▶ Escama. Lâmina epidérmica desvitalizada que se desprende da pele pelo processo de descamação. Desenvolve-se por processos inflamatórios ou ressecamento da pele, levando à sua descamação (p. ex., descamação por queimadura solar – Figura 9.24).[4]
▶ Crosta. Formação proveniente do ressecamento de secreção serosa, sanguinolenta, purulenta ou mista, que recobre a área cutânea previamente lesada (p. ex., lesão encontrada na fase final do processo de cicatrização[4]; Figura 9.25).

Quebra na continuidade da superfície

▶ Fissura. Fenda cutânea superficial ou profunda, ou rachadura, geralmente causada por desidratação acentuada da pele ou por processos inflamatórios prolongados (p. ex., rachaduras calcâneas – Figura 9.26).[1,3-5]
▶ Cicatriz. Tecido fibroso de reposição à perda tecidual causada por traumatismo, inflamação ou incisão cirúrgica. Tem aspecto avermelhado quando recente, rosado e plano até 6 semanas após a sua constituição, e pálido ou da cor natural da pele quando antigo. Pode ser deprimida, plana ou elevada. Quando elevada, pode adotar a forma hipertrófica, chamada de queloide (Figura 9.27).[1,3-5,7]

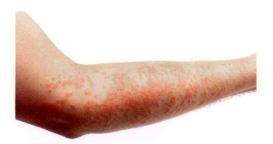

Figura 9.17 Urticária.

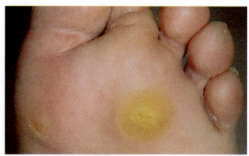

Figura 9.18 Queratose plantar.

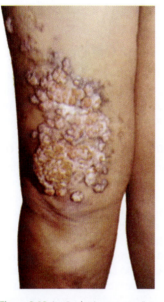

Figura 9.19 Lesão do tipo vegetação.

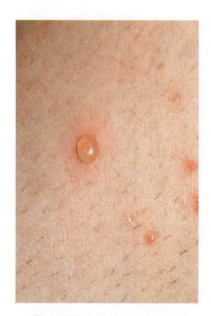

Figura 9.20 Lesão do tipo vesícula.

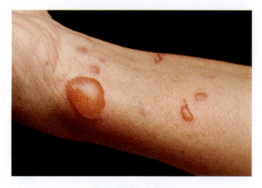

Figura 9.21 Bolha.

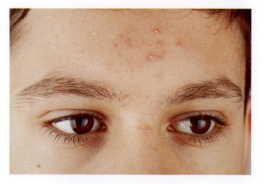

Figura 9.22 Pústula de acne.

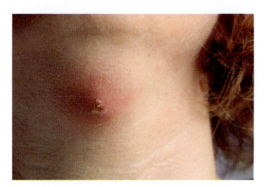

Figura 9.23 Abscesso.

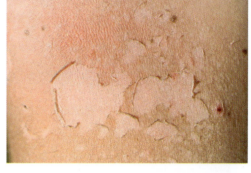

Figura 9.24 Descamação da pele por queimadura solar.

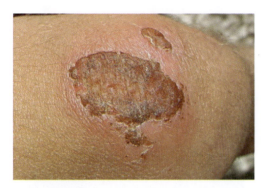

Figura 9.25 Lesão na fase final do processo de cicatrização.

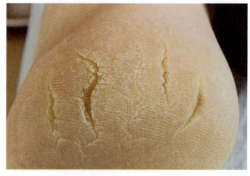

Figura 9.26 Rachadura calcânea.

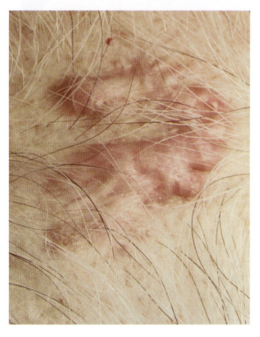

Figura 9.27 Cicatriz elevada (queloide).

➢ **Úlcera.** Lesão com perda de epiderme, podendo atingir a derme, o tecido subcutâneo e até mesmo as demais camadas adjacentes à pele como músculos, tendões e ossos (p. ex., úlceras neuropáticas, venosas e arteriais – Figura 9.28).[1,3,5] As úlceras podem ser:

- Neuropáticas: decorrentes de fatores mecânicos, classicamente do diabetes, são, por isso, conhecidas como lesões plantares do pé diabético (Figura 9.29).[8,9] Frequentemente, demoram a ser notadas pelos pacientes pelo fato de estes não sentirem dor[8]
- Venosas: resultantes de insuficiência venosa e da consequente redução da difusão de nutrientes através do espaço intersticial pelos capilares (Figura 9.30). Sua principal causa é a hipertensão venosa. Elas são relativamente indolores e, quando se relata desconforto, este diminui com a elevação do membro acometido. Comumente, acometem a porção superior da perna e distal dos maléolos[9]
- Arteriais: secundárias à insuficiência arterial e resultantes da isquemia de um membro.

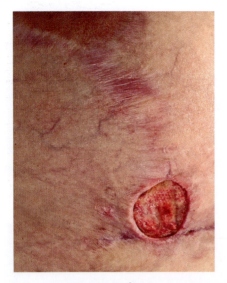

Figura 9.28 Úlcera.

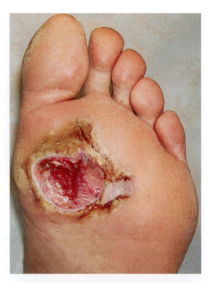

Figura 9.29 Lesão plantar do pé diabético.

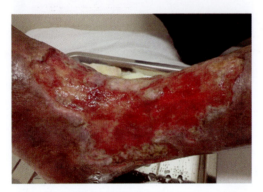

Figura 9.30 Úlceras venosas.

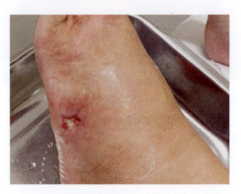

Figura 9.31 Úlceras arteriais.

Quando acometidos por úlceras arteriais, os pacientes comumente referem dor que aumenta com a elevação do membro e com a realização de exercícios. Tais úlceras são mais profundas e bem demarcadas. A pele ao redor da lesão apresenta sinais de isquemia (Figura 9.31). Na fase de cicatrização, verifica-se um tecido de granulação mais rosáceo em vez de vermelho.[9]

Lesões por pressão

Outro tipo de lesão secundária são as lesões por pressão, por acometimento da pele e/ou tecido subjacente, normalmente sobre uma proeminência óssea, resultante da pressão ou de uma combinação entre esta, a fricção e o cisalhamento. Cabe ressaltar que a carga tecidual sobre os tecidos é exacerbada pela umidade e pela temperatura. Considerando a profundidade observada das lesões, estas são categorizadas conforme descrito a seguir.[10]

Estágio 1

Pele íntegra com eritema em uma área localizada que não embranquece após remoção da pressão. Normalmente, encontra-se sobre uma proeminência óssea. A área pode estar dolorida, dura, mole, mais quente ou mais fria, se comparada ao tecido adjacente. Pode ser de difícil identificação em indivíduos com tons de pele escuros. É importante ressaltar que mudanças na cor não incluem descoloração púrpura ou castanha, que podem indicar dano tecidual profundo (Figura 9.32).[10]

Estágio 2
Ocorre quando há perda parcial da pele, envolvendo a epiderme, a derme ou ambas. Apresenta-se como uma ferida superficial (rasa) com leito vermelho-rosa e úmido. Pode também se dar como uma bolha intacta (preenchida por exsudato seroso) ou rompida. O tecido adiposo e os tecidos profundos não são visíveis. Não há tecido de granulação, esfacelo e escara (Figura 9.33).[10]

Estágio 3
Ocorre quando há perda da pele envolvendo tecido subcutâneo. O tecido adiposo subcutâneo pode ser visível, mas ossos, tendões ou músculos não estão expostos. Com frequência, há tecido de granulação. Esfacelo e/ou escara podem também ser visíveis, mas não ocultam a profundidade dos tecidos lesados (Figura 9.34). As lesões por pressão em estágio 3 podem ser cavitadas ou fistulizadas.[10]

Estágio 4
Ocorre quando há perda da pele em sua espessura total e perda tecidual (envolvendo músculos, ossos, tendões ou articulações). Esfacelo e/ou escara podem também ser visíveis, mas não ocultam a profundidade dos tecidos lesados (Figura 9.35). Frequentemente, são lesões cavitadas e fistulizadas.[10]

▶ **Lesão por pressão não classificável.** Ocorre quando há perda total da pele e a base encontra-se coberta pelo esfacelo ou pela escara (Figura 9.36). Até que os tecidos desvitalizados/necrosados sejam removidos, em quantidade suficiente para expor a base da ferida, a verdadeira profundidade não pode ser determinada.[10]

▶ **Lesão por pressão tecidual profunda.** Ocorre em pele intacta ou não, com área de descoloração vermelho-escura, marrom ou púrpura, persistente e que não embranquece após remoção da pressão (Figura 9.37). Essa denominação também é utilizada quando se visualizam bolhas com exsudato sanguinolento. Porém, é importante ressaltar que não se deve empregá-la para descrever condições vasculares, traumáticas, neuropáticas ou dermatológicas.[10]

Cabe ressaltar que também podem ser identificadas lesões por pressão relacionadas com dispositivos médicos criados e aplicados para fins diagnósticos e terapêuticos. Essa lesão deve ser categorizada pelo sistema de classificação de lesões por pressão apresentado anteriormente.[10]

As lesões ocasionadas por dispositivos médicos decorrem do traumatismo mecânico, quando a ligação entre o produto (fitas, curativos, eletrodos, circuitos de respirador) e a pele é maior que a existente entre a epiderme e a derme. A perda de epiderme pode variar de acordo com as condições da pele, as características de adesivos utilizados para a fixação dos dispositivos e a frequência de exposição. Também é importante considerar que aplicações e remoções repetidas de adesivos podem comprometer a função de barreira da pele.[11]

Ao detectarem lesões por pressão, os enfermeiros devem atentar para a descrição do local onde foram adquiridas (em casa, em uma instituição de longa permanência, em determinado setor do hospital), sua etiologia, localização, profundidade, maior extensão vertical, maior extensão horizontal, existência de tecido de granulação (porcentagem estimada) e de tecido necrosado/esfacelo (porcentagem estimada), caraterística da pele ao redor da ferida, grau de contaminação (colonizada, infectada, limpa e suja) e presença de exsudato (coloração, volume estimado e odor).[12]

Lesões Skin Tears
São lesões de pele avindas de trauma, seja por fricção ou cisalhamento que afetam principalmente os idosos, os recém-nascidos e pacientes crítica e cronicamente enfermos. A ferida pode ter espessura parcial ou total da pele comprometida.[13]

As leões *skin tears* são classificadas em:

- Categoria 1A: lesões por fricção cujo retalho pode ser realinhado à posição anatômica normal e a coloração da pele não se apresenta pálida, opaca ou escurecida (Figura 9.38)[13]
- Categoria 1B: lesões por fricção cujo retalho pode ser realinhado à posição anatômica normal e a coloração da pele apresenta-se pálida, opaca ou escurecida (Figura 9.39)[13]
- Categoria 2A: lesões por fricção cujo retalho não pode ser realinhado à posição anatômica normal e a coloração da pele não se apresenta pálida, opaca ou escurecida (Figura 9.40)[13]
- Categoria 2B: lesões por fricção cujo retalho não pode ser realinhado à posição anatômica normal e a coloração da pele apresenta-se pálida, opaca ou escurecida (Figura 9.41)[13]
- Categoria 3: lesões por fricção cujo retalho da pele está completamente ausente (Figura 9.42).[13]

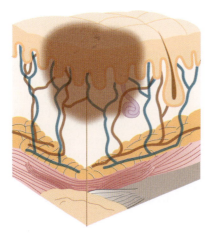

Figura 9.32 Lesão por pressão: estágio 1.

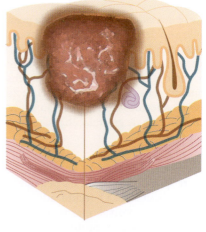

Figura 9.33 Lesão por pressão: estágio 2.

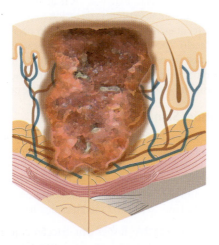

Figura 9.34 Lesão por pressão: estágio 3.

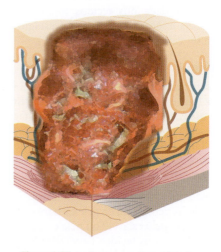

Figura 9.35 Lesão por pressão: estágio 4.

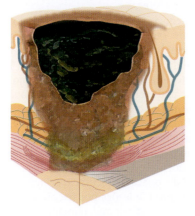

Figura 9.36 Lesão por pressão não classificável.

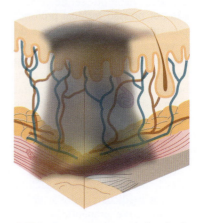

Figura 9.37 Lesão por pressão tecidual profunda.

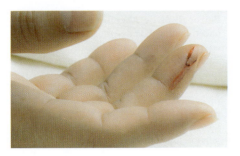

Figura 9.38 Lesão *skin tears* categoria 1A.

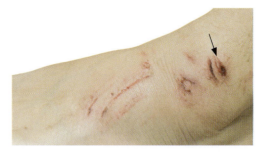

Figura 9.39 Lesão *skin tears* categoria 1B.

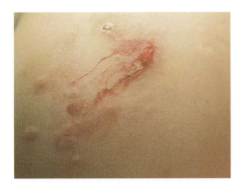

Figura 9.40 Lesão *skin tears* categoria 2A.

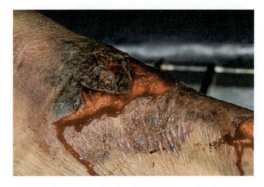

Figura 9.41 Lesão *skin tears* categoria 2B.

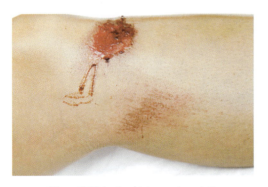

Figura 9.42 Lesão *skin tears* categoria 3.

Aquelas cujo dano compromete mucosas, córnea, camadas mais profundas da pele (tecido subcutâneo), fáscia muscular, tendão, ossos, ligamentos e cartilagem possuem:

- Integridade tissular prejudicada.

Dependendo do tipo de ferida e do tempo de acometimento, o paciente pode se queixar de:

- Dor aguda
- Dor crônica.

A dor pode comprometer a locomoção/atividade física do paciente que pode apresentar, dependendo da extensão e do tipo de lesão:

- Mobilidade física prejudicada
- Mobilidade no leito prejudicada
- Capacidade de transferência prejudicada
- Intolerância à atividade
- Deambulação prejudicada.

Também é preciso considerar que a dor causada pela lesão pode comprometer a necessidade de sono e conforto, desencadeando:

- Insônia
- Padrão de sono prejudicado.

TÍTULOS DIAGNÓSTICOS DA NANDA-I[14] EVIDENCIADOS POR CARACTERÍSTICAS DEFINIDORAS E FATORES DE RISCO IDENTIFICADOS EM PACIENTES COM COMPROMETIMENTOS NO SISTEMA TEGUMENTAR

Indivíduos com alterações na derme e na epiderme apresentam:

- Integridade da pele prejudicada.

Lesões nas quais há rompimento da pele também acabam por expor o paciente ao:

- Risco de infecção.

Algumas lesões, sobretudo as infectadas, podem exalar odores fortes e ocasionar:

- Isolamento social
- Baixa autoestima situacional
- Sentimento de impotência.

Cabe ressaltar ainda que algumas lesões são de difícil cicatrização, e o tempo prolongado de tratamento, a extensão e o local da ferida, o número de lesões e a dificuldade de acesso a profissionais de saúde podem desencadear:

- Tensão no papel de cuidador.

REFERÊNCIAS BIBLIOGRÁFICAS

1. Andris D. Semiologia: bases para a prática assistencial. Rio de Janeiro: Guanabara Koogan; 2006.
2. Kierszenbaum AL. Histologia e biologia celular: uma introdução à patologia Rio de Janeiro: Elsevier; 2008.
3. Porto CC. Exame clínico: bases para a prática médica. 6. ed. Rio de Janeiro: Guanabara Koogan; 2008.
4. Porto CC. Semiologia médica. 7. ed. Rio de Janeiro: Guanabara Koogan; 2014.
5. Barros ALBL de. Anamnese e exame físico: avaliação diagnóstica de enfermagem no adulto. 2. ed. Porto Alegre: Artmed; 2010.
6. Taylor C, Lillis C, LeMone P, Lynn P. Fundamentos de enfermagem. 7. ed. Porto Alegre: Artmed; 2014.
7. Bickey LS, Szilagyi PG. Propedêutica médica. Rio de Janeiro: Guanabara Koogan; 2010.
8. Jensen S. Semiologia para a enfermagem. Rio de Janeiro: Guanabara Koogan; 2013.
9. Irion G. Feridas: novas abordagens, manejo clínico e atlas em cores. Rio de Janeiro: Guanabara Koogan; 2005.
10. National Pressure Ulcer Advisory Panel (NPUAP). Update staging system: pressure ulcer stages revised by NPUAP, 2016. Disponível em: <www.npuap.org>. Acesso em: 03/07/2016.
11. Domansky RC. Manual de prevenção de lesões de pele: recomendações baseadas em evidências. 2. ed. Rio de Janeiro: Rúbio, 2014.
12. Borges EL. Feridas: como tratar. 2. ed. Belo Horizonte: Coopmed; 2001.
13. Strazzieri-Pulido KC, Santos VLCG. Cultural adaptation and validation of STAR Skin Tear Classification System for Brazilians [abstract]. Wound Ostomy Continence Nurs J. 2011; 38(3S):S92.
14. NANDA-I. Diagnósticos de enfermagem: definições e classificação 2015-2017. Porto Alegre: Artmed; 2015.

10 Exame do Estado Mental

Meire Chucre Tannure, Maria Bernadete de Oliveira Viana e Walkíria Normandia dos Santos

INTRODUÇÃO

A avaliação das funções mentais (comportamento emocional e cognitivo) dos indivíduos deve fazer parte de toda e qualquer avaliação clínica, por meio do exame do estado mental.[1]

A maior parte desse exame pode ser realizada durante a anamnese, quando o enfermeiro já consegue detectar disfunções psicológicas e identificar causas de psicopatologias. Para tanto, deve-se descrever as observações e impressões obtidas a partir da interação com os pacientes, mesmo quando eles estiverem mudos, com fala incoerente ou se recusando a responder aos questionamentos realizados.[2]

Durante o exame do estado mental, o enfermeiro deve realizar ações com base em dados obtidos do mundo real (percebidos pelos sentidos e pelo intelecto) e do mundo interior (aquele das ideias e do conhecimento do sujeito). Ao exame do intelecto, a expressão da linguagem, os sentimentos e a vontade são os elementos mais evidentes da dimensão psicológica, sendo os conteúdos cognitivos mais claramente expressados verbalmente e os afetivos, muitas vezes, comunicados de maneira não verbal.[3]

Percebe-se que, na prática do cuidado, deve-se considerar as expressões verbais e não verbais de comunicação, pois estas traduzem a dimensão do vivido e o modo singular com que o indivíduo administra sua vida diante daquilo que o envolve. É fundamental que esse profissional se aproprie de uma linguagem em comunhão com o outro a ser cuidado, transportando-se mentalmente para seu universo sem, ao mesmo tempo, se identificar com uma realidade que não seja a sua.

Desse modo, o enfermeiro deve ficar atento ao discurso e às atitudes adotados pelo paciente. Para tanto, deve buscar o aprimoramento de suas capacidades de observação na perspectiva de olhar e enxergar, ouvir e retirar conteúdo da fala (elementos que apontem para sentimentos, vivências e interpretações do vivido por parte do paciente), para uma interpretação acurada daquilo que é comunicado.[3]

Nos casos em que o profissional identifica um adoecimento psíquico, ele deve assumir postura discreta, a menos invasiva possível, evitando aproximação física excessiva, e sempre consultando o paciente quando houver necessidade de realizar algum toque.

E, quando se tratar da abordagem de pacientes agitados e agressivos, é importante considerar a necessidade de preservar a segurança deles e dos profissionais.[3]

O enfermeiro deve sempre buscar, para cada paciente em particular, o tipo mais apropriado de intervenção, conforme a sua condição mental, a fim de conseguir favorecer a continuidade da sua fala, evitando perguntas fechadas que possam ser respondidas com "sim" ou "não".[4]

Deve manter-se atento com relação à sua própria postura, evitando um distanciamento absoluto da situação, bem como atitudes que denotem frieza ou envolvimento emocional exagerado sobre as situações trazidas pelo paciente e por seus familiares.[4]

A busca por informações com um familiar, amigo ou alguém próximo ao paciente é importante, considerando a possibilidade de comprometimento da crítica e da consciência dos sintomas, de comportamento anormal ou a negação do paciente em fornecer alguma informação.[5]

Logo, dependendo do quadro neurológico e mental do paciente, muitas vezes, as informações fornecidas pelos acompanhantes podem revelar dados mais confiáveis, claros e significativos, porém é importante ressaltar que suas informações não devem ser tomadas como uma verdade absoluta, e sim como uma versão da situação.[4]

Durante o exame do estado mental, o enfermeiro precisa monitorar as funções mentais mediante a análise do comportamento do paciente e, para tanto, deve ficar atento aos dados obtidos a partir do exame físico geral e examinar as funções psíquicas que envolvem:

- Consciência
- Orientação
- Atenção
- Memória
- Sensopercepção
- Pensamento
- Afetividade
- Humor
- Vontade
- Psicomotricidade
- Linguagem
- Inteligência.

EXAME FÍSICO GERAL | INDICADOR DO ESTADO MENTAL

Dados obtidos a partir do exame físico geral referem-se à primeira impressão que o paciente causa no profissional, com relação à aparência, à expressão facial, à postura e ao seu comportamento.

Porém, cabe enfatizar que, durante esse exame, devem ser avaliadas questões referentes ao autocuidado, ao tipo de roupa e porventura à maquiagem usada, se há excesso ou descuido da aparência, se a postura adotada sugere um humor deprimido ou de exaltação, se o paciente se apresenta ansioso ou com tiques ou maneirismos.[4]

A aparência do paciente revela muito de seu estado mental interior[4], sendo de grande importância para a elaboração do diagnóstico das necessidades comprometidas, que servirão de pistas para a formulação dos diagnósticos de enfermagem (DE).

Os cuidados com o vestuário e a higiene pessoal, por exemplo, podem deteriorar-se nos quadros de depressão, esquizofrenia e demência. Já um cuidado excessivo com a aparência é mais comum nos quadros de transtorno obsessivo-compulsivo. A negligência com relação a um dos lados do corpo, por sua vez, pode decorrer de uma lesão no córtex parietal oposto secundária a um acidente cerebral.[6]

Durante a avaliação do paciente, é importante ficar atento ao modo como ele trata o profissional, se amável, indiferente, hostil ou sedutor.

Comportamentos como raiva, hostilidade, desconfiança ou comportamento evasivo são comuns em pacientes com quadro paranoico. Júbilo e euforia são mais frequentes naqueles com síndrome maníaca. Afeto embotado e afastamento são comportamentos comuns em pacientes com esquizofrenia. Já a apatia é muito comum nos quadros de demência.[6]

A postura e os movimentos corporais também devem ser foco da atenção do enfermeiro. Nos quadros de ansiedade e hipertireoidismo, é comum a detecção de uma musculatura tensa, testa franzida, olhar fixo e andar inquieto. Já a adoção de uma postura encurvada, andar com os pés arrastados, apatia e lentidão psicomotora são condições comumente identificadas em pacientes com quadros depressivos.[1]

FUNÇÕES PSÍQUICAS

Apesar de se analisar separadamente cada função psíquica e suas possíveis alterações, na prática diária é importante compreender que elas estão interligadas e que o indivíduo adoece em sua totalidade.[4]

Logo, quando o enfermeiro registra e relata os sintomas apresentados pelo paciente, é importante que os descreva quanto à sua forma e ao seu conteúdo.

A forma de um sintoma é universal, sendo o sintoma em si; mas o conteúdo é a maneira como o sintoma se apresenta singularmente para cada paciente.[4]

A forma de um sintoma também pode ser compreendida como sua estrutura básica – são as alterações psíquicas clássicas ao exame (delírios, alucinações, alterações do humor). Já o conteúdo refere-se àquilo de que consistem as convicções e representações do paciente a respeito da alteração referida (sentimento de culpa, relato de perseguição, ideia de grandeza).[3]

Como exemplo, é possível que vários pacientes apresentem um quadro de delírio (forma do sintoma), mas o tema do delírio e como suas vidas são tomadas por tal fenômeno ocorrem de modo singular (conteúdo do sintoma).

Neste capítulo, os sintomas serão abordados de maneira geral, mas ressalta-se que o enfermeiro deve estar sempre atento ao seu conteúdo, pois ele dará subsídios para a tomada de decisão.

Consciência

Trata-se de uma das funções psíquicas mais importantes, uma vez que, em situações nas quais é rebaixada, ocorrem também alterações em todas as demais funções.

Em alguns casos, o nível de consciência dos pacientes pode diminuir de maneira gradativa, passando do estado vigil e desperto para obnubilação, torpor e estado comatoso.

Para avaliar a consciência, o enfermeiro pode fazer uso da escala de coma de Glasgow, um método fidedigno e objetivo (ver Capítulo 11). Contudo, é preciso ficar atento quanto às alterações qualitativas da consciência, conforme demonstrado a seguir.

Estados crepusculares

Há rebaixamento do nível de consciência de leve a baixo, sem o comprometimento das funções motoras. Esse rebaixamento de consciência aparece e desaparece de forma abrupta, podendo o paciente, durante sua permanência, apresentar atos violentos e descontrole emocional.[4] Após tais atos, geralmente há amnésia lacunar com relação ao ocorrido. Em geral, dá-se em quadros de epilepsia, intoxicação por substâncias psicoativas, traumatismo craniano e quadros dissociativos histéricos.[4]

Dissociação da consciência

Ocorre a fragmentação do campo da consciência (experiências conscientes do indivíduo, voltadas para a realidade), permanecendo o paciente em estado semelhante ao do sonho. Trata-se de um quadro mais comum em situações de estresse e de ansiedade.[4]

Transe

Estado em que há a dissociação da consciência, com alteração da atividade motora, que se torna automática e estereotipada. Geralmente, ocorre em situações religiosas e culturais ou de dissociação histérica.[4]

Estado hipnótico

Alteração induzida do estado da consciência em que o paciente fica em condição semelhante à do transe, podendo ser sugestionado pelo hipnotizador. Por meio dessa técnica, o paciente é capaz de reviver situações do passado com riqueza de detalhes e sentimentos, mesmo que já esquecidos.[4]

Orientação

Capacidade de o paciente situar-se quanto a si mesmo e ao ambiente. Logo, ao avaliar tal função psíquica, é necessário estar atento à orientação autopsíquica (se o paciente está orientado quanto a si mesmo, se consegue dizer adequadamente quem ele é, seu nome, sua idade) e à orientação alopsíquica, que inclui orientação espacial (se o paciente consegue localizar onde está, caracterizar o tipo de local) e à orientação temporal (se o paciente consegue informar sobre o dia, o mês e o ano).[4]

As alterações da orientação podem ocorrer por:[4]

- Desorientação por redução do nível de consciência: o paciente com alteração do nível de consciência, em geral, também apresentará limitação da orientação
- Desorientação por déficit de memória: geralmente, ocorre em situações demenciais, em que o paciente não consegue fixar as informações, perdendo, assim, as noções de tempo e de espaço
- Desorientação apática ou abúlica: ocorre, geralmente, em estados depressivos graves,

com intensa falta de interesse e vontade por parte do paciente, que costuma ficar desligado do meio ambiente
- Desorientação delirante: o paciente acredita que vive em um local específico ou em determinado tempo, de acordo com sua vivência delirante
- Desorientação por déficit intelectual: ocorre em situações de retardo mental moderado a grave
- Desorientação por dissociação: ocorre em estados em que há dissociação da consciência
- Desorientação por desagregação: ocorre quando o paciente se encontra em estado de desagregação do pensamento, geralmente em quadros de esquizofrenia.

Atenção

Refere-se aos processos psicológicos que tornam o ser humano capaz de selecionar, filtrar e organizar informações em unidades controláveis e significativas.[4]

Quando a atenção se encontra dentro da normalidade, pode ser chamada de normoprosexia.[7]

As alterações da atenção podem ocorrer em decorrência de problemas neurológicos e neuropsicológicos e de transtornos mentais, sendo elas:[4]

- Hiperprosexia: estado de atenção exacerbada em que, geralmente, tal atenção se volta totalmente para um objeto específico
- Hipoprosexia: diminuição da atenção, associada também à diminuição da capacidade de concentração. Diante de tal situação, o paciente apresenta dificuldade com relação ao pensamento, ao raciocínio e à integração das informações
- Aprosexia: ocorre quando há uma total falta de atenção. São os estados em que, mesmo tentando estimular o paciente, este não consegue ter a menor capacidade de atenção.

Memória

Capacidade do indivíduo em registrar, manter e evocar as experiências e os fatos já ocorridos. É composta por três fases:[2]

- Registro: momento em que há a fixação dos elementos mnêmicos. Para ocorrer a fixação precisa, são necessários adequado nível de consciência, senso de percepção preservado, interesse quanto ao conteúdo, conhecimento anterior e capacidade de compreensão
- Conservação: momento em que há a retenção dos elementos mnêmicos. Depende da exposição frente ao conteúdo e da associação a outros elementos
- Evocação: capacidade de evocar, lembrar-se dos dados que foram fixados.

A memória pode ser classificada quanto ao processo temporal de aquisição e evocação dos elementos mnêmicos, quanto ao seu caráter consciente ou não consciente e quanto à sua relação com determinadas áreas do encéfalo.

Em relação ao processo temporal de aquisição e evocação dos elementos mnêmicos, a memória é classificada como:[2]

- Memória remota: informações sobre a infância e eventos importantes que aconteceram quando o paciente era jovem
- Memória do passado recente: eventos que ocorreram nos últimos meses
- Memória recente: eventos que ocorreram nos últimos dias, aquilo que o paciente fez ontem, anteontem, o que comeu no café da manhã, no almoço, no jantar
- Memória de retenção e recuperação imediatas: lembrança de números e capacidade de repetir seis números após o examinador ditá-los (primeiro em uma ordem, depois em ordem inversa, já que pacientes com problemas de memória, em geral, não conseguem repetir seis números de trás para a frente) e capacidade de repetir três palavras imediatamente e depois de 3 a 5 min.

Quanto ao caráter consciente e não consciente, a memória classifica-se em:

- Explícita: dá-se de maneira consciente e, geralmente, se refere aos fatos da vida
- Implícita: ocorre de maneira automática, como ler as horas e aprender a língua materna.

Quanto à sua relação com determinadas áreas do encéfalo, classifica-se a memória em:[4]

- Memória de trabalho: relacionada com as regiões corticais pré-frontais, trata de questões práticas em que é utilizada a memória imediata para fazer ou programar uma atividade, como decorar o número de um telefone para discá-lo em seguida. Geralmente, são mantidas ativas por curtos períodos, atingindo, no máximo, 1 a 3 min. Em geral, as alterações na memória de trabalho estão relacionadas com quadros de demência,

traumatismo craniano, esquizofrenia, transtorno de déficit de atenção/hiperatividade, transtorno obsessivo-compulsivo e, também, o envelhecimento normal
- Memória episódica: relacionada com o hipocampo, os córtices entorrinal e perirrinal, refere-se a lembranças autobiográficas (as experiências vivenciadas pelo paciente). As alterações costumam estar relacionadas com quadros de demência. O paciente começa a perder a memória imediata e, posteriormente, a remota. Os elementos mais complexos são perdidos antes dos mais simples, os elementos neutros se perdem antes dos afetivos, restando, por último, os hábitos e os comportamentos rotineiros
- Memória semântica: relacionada com regiões inferiores e laterais dos lobos temporais, refere-se aos conteúdos armazenados conforme o significado que representam, como as cores da bandeira do Brasil (verde, amarelo, azul e branco) e outros. Suas alterações estão associadas a quadros de demência, acidentes vasculares, encefalites, lesões cirúrgicas ou traumatismo craniano
- Memória de procedimentos: relacionada com as regiões dos lobos frontais, os gânglios da base e o cerebelo, trata da memória implícita, em que o paciente realiza ações e procedimentos de maneira automática, como andar de bicicleta, digitar e ler. As alterações podem estar associadas a quadros de doenças degenerativas, como doença de Parkinson, doença de Huntington, paralisia supranuclear progressiva, degeneração olivopontocerebelar, e a quadros em que ocorre lesão nos núcleos da base ou cerebelo.

Além das alterações da memória causadas por lesões em determinadas áreas encefálicas, as amnésias podem surgir por questões psicogênicas, em que o paciente perde elementos mnêmicos específicos, geralmente aqueles que apresentam valor simbólico e afetivo. Em alguns casos, o paciente pode apresentar alteração de reconhecimento, muitas vezes relacionada a pessoas próximas a ele (como pai, mãe, esposa, filhos).[4]

Outras alterações que podem surgir são:[4]
- Hipermnésias: aumento quantitativo da memória, relacionado com a aceleração do pensamento e as fabulações ou confabulações (uso de elementos imaginários quando a memória está prejudicada para preencher lacunas)
- Criptomnésias: vivências ou situações já conhecidas como se fossem algo novo
- Lembrança obsessiva: lembrança de situações já vividas que não conseguem ser esquecidas, mesmo sendo indesejadas.

Sensopercepção

Essa função psíquica refere-se às sensações do meio vivenciadas pelo indivíduo, assim como a percepção deste com relação à sensação vivenciada.

Na sensopercepção, há o envolvimento de um dos sistemas sensoriais (auditivo, visual, gustativo, olfatório ou tátil). Mas é importante ressaltar que, ao se tratar de alterações mentais associadas a doenças psíquicas, o fato de a percepção de uma sensação vivenciada estar alterada não retrata uma alteração orgânica do sistema sensorial propriamente dito.[2,4]

As alterações da sensopercepção mais comumente encontradas nos pacientes, as quais devem ser foco de atenção dos enfermeiros, são descritas a seguir.

Hiperestesias

Ocorrem quando as percepções estão aumentadas em sua intensidade e duração. Geralmente, dão-se em casos de intoxicações por substâncias psicoativas (p. ex., drogas alucinógenas), quadros esquizofrênicos agudos, pacientes em mania e com hipertireoidismo.

Hipoestesias

Nesses casos, o paciente percebe seu meio sem vida, como se as cores, os sabores e os odores perdessem seu vigor. Trata-se de um sintoma comum em pacientes com quadros depressivos.[4]

Anestesias, analgesias, parestesias e disestesias

Referem-se às condições em que ocorre perda das sensações tátil, dolorosa, de formigamento e adormecimento, bem como a sensações dolorosas desencadeadas por estímulos externos. Tais alterações, geralmente, estão relacionadas com questões neurológicas, mas podem ser detectadas em pacientes com quadros histéricos e de ansiedade.[4]

Ilusão

Nesse caso, o paciente apresenta uma percepção deformada de um objeto real, que, apesar de existir, é percebido de maneira alterada.[7]

Alucinação

Refere-se à percepção sem a existência real de um objeto estimulante.

As alucinações são classificadas conforme o órgão do sentido com o qual estão relacionadas:[4]

- Auditivas: as mais comuns nos transtornos mentais, podem ser classificadas como simples (o paciente escuta apenas barulhos ou ruídos) e complexas (o paciente ouve vozes). Seu conteúdo pode variar desde comentários sobre coisas corriqueiras até falas com ameaças, insultos, palavras depreciativas e de perseguição, podendo, inclusive, referir-se a ordens de comando ("faça isso" ou "faça aquilo"). O enfermeiro deve ficar atento a pacientes que apresentam vozes de comando, uma vez que elas podem colocar em risco sua própria vida e a de terceiros
- Visuais: o paciente vê coisas e objetos que não existem
- Táteis: referem-se a situações em que o paciente tem sensações sobre a superfície de seu corpo, como sentir insetos andando sobre ele
- Gustativas: tratam de situações em que o paciente sente o gosto de coisas sem que tal estímulo esteja acontecendo
- Olfatórias: tratam de situações em que o paciente sente o cheiro de coisas sem a ocorrência desse estímulo
- Cenestésicas: o paciente percebe que algo está acontecendo em alguma parte de seu corpo ou em suas vísceras; por exemplo, o paciente que relata ter um furo em sua cabeça, por onde seus pensamentos estão fugindo, ou que relata sentir que seu coração está derretendo e, por isso, este parou de bater
- Cinestésicas: é a percepção de que o corpo, ou parte dele, está fazendo um movimento que não ocorreu, por exemplo, sentir um membro se elevar ou o corpo flutuar.

Durante o registro da alucinação, o enfermeiro deve descrever a fala do paciente da maneira com que a situação é relatada, bem como citar qual sistema de sentido encontra-se envolvido. Apesar de a alucinação estar ligada aos órgãos do sentido, como sua classificação sugere, ela não é redutível a um órgão e, por isso, os pacientes alucinados não a confundem com outros ruídos ou falas não alucinadas.[8]

Pensamento

Pode ser avaliado quanto ao curso, à forma e ao conteúdo. O curso refere-se à maneira como o pensamento flui. O enfermeiro deve avaliar se há casos de:[4]

- Taquipsiquismo (aceleração do pensamento): termo usado para descrever situações nas quais o pensamento se dá de maneira muito acelerada, passando de uma ideia para outra rapidamente. Geralmente, ocorre em casos de intoxicação por substâncias psicoativas (p. ex., a cocaína), quadros de mania, esquizofrenia e ansiedade
- Bradpsiquismo (alentecimento do pensamento): o pensamento flui de maneira lenta e com dificuldade. Essa situação é mais comum em quadros de depressão grave e rebaixamento do nível de consciência
- Bloqueio ou interceptação do pensamento: refere-se à interrupção abrupta do fluxo do pensamento ou ideia sem que esta tenha finalizado e sem motivo aparente; além disso, o paciente não consegue lembrar o que iria dizer. Esse tipo de alteração, geralmente, ocorre em casos de esquizofrenia.

A forma refere-se à estruturação do pensamento, devendo-se avaliar se há:

- Fuga de ideias: relacionada com a aceleração do pensamento, em que as ideias fluem tão rapidamente que é como se estivessem atropelando umas às outras, fazendo com que o paciente vá passando de uma ideia para outra. Em algumas situações, mesmo sem a finalização de uma ideia que dá lugar a outra, certa coerência pode ser mantida. Porém, tal situação é muito propensa a causar desorganização nos pensamentos. Trata-se de uma alteração muito comum em quadros de mania[4]
- Dissociação do pensamento: nesses casos, os juízos começam a não se articularem mais, fazendo com que o discurso do paciente fique incoerente e desorganizado[4]
- Afrouxamento das associações: situações em que o paciente muda de um assunto para outro sem que haja conectividade. Ele mantém laços associativos entre ambos, mesmo que estes não existam realmente, pois as associações estão frouxas. Geralmente, ocorre em pacientes com quadros esquizofrênicos[4]

- Descarrilhamento do pensamento: desvio gradual ou repentino do fluxo do pensamento. Quando o paciente está falando sobre algo e, sem finalizar essa ideia, assume outra que não se refere à primeira. Tal alteração se dá em alguns casos de mania e de esquizofrenia[4]
- Desagregação do pensamento: o paciente não consegue fazer nenhuma associação, apresentando discurso totalmente desconexo, desprovido de qualquer significado, como se ocorresse uma "salada" de palavras. Ocorre em casos de esquizofrenia e em quadros demenciais.[4]

Quanto ao conteúdo do pensamento, o enfermeiro deve avaliar se há:[2]

- Pobreza de conteúdo: pensamento que transmite pouca informação, por sua imprecisão, por repetições vazias ou por frases obscuras. Aparece com frequência em casos de esquizofrenia com longa data de evolução[2]
- Delírio: ocorre quando o paciente cria uma verdade que não condiz com a realidade dos fatos, havendo uma crença falsa sobre a realidade. E, pelo fato de, para ele, tratar-se de uma verdade, é tomado de uma certeza e não é possível modificar tal pensamento com dados objetivos da realidade. Essa alteração geralmente se dá em casos de esquizofrenia, transtorno delirante e quadros de mania.[2]

É importante relatar que alguns delírios são excêntricos e facilmente percebidos, porém, em algumas situações, o relato do paciente pode condizer com situações reais possíveis, sendo sempre necessário também conversar com um familiar ou amigo. Os temas de delírio variam de paciente para paciente, sendo os mais comuns:

- Persecutório: o paciente acredita ser vítima de uma perseguição (p. ex., quando o paciente acredita que seus pais estão querendo matá-lo ou que o presidente do país paga seus vizinhos para importuná-lo, para ver até quando ele aguenta antes cometer suicídio)[2,4]
- Erotomaníaco: o paciente acredita ser amado por outra pessoa, sendo comum esta ser alguém famoso ou de maior proeminência social. Como se trata de uma questão delirante, mesmo que não haja possibilidade de tal situação ocorrer, isso não é percebido (p. ex., uma mulher que acredita que o Brad Pitt é apaixonado por ela, apesar de nunca tê-lo visto pessoalmente, porém interpreta, de maneira delirante, que as falas do ator nos filmes são direcionadas a ela)[2,4]
- Grandeza ou megalomaníaco: o paciente acredita ser provido de poderes sobrenaturais ou apresenta sentimento exagerado de importância, o que o diferencia dos demais indivíduos (p. ex., homem que acredita ter grande influência no Congresso Nacional, sem ter nenhum vínculo que comprove isso)[2,4]
- Somático: o paciente acredita apresentar alterações em seu corpo. Geralmente, ocorrem três tipos: de infestação (p. ex., parasitose); dismorfofobia (p. ex., percepção equivocada do tamanho de partes do corpo, sensação de feiura); e a certeza de exalar odores corporais (p. ex., acredita ter hálito ruim ou que seu corpo emana odores desagradáveis)[2,4]
- Ciumento: também conhecido como delírio de infidelidade, pois o paciente acredita estar sendo traído de maneira vil e cruel, mesmo que não exista nenhum indício de traição[2,4]
- Místico ou religioso: o paciente acredita ser Deus, um profeta ou o Messias, que recebe mensagens diretas de Deus ou do demônio. Geralmente, tem um teor grandioso.[2,4]

Afetividade e humor

O afeto é uma resposta emocional do paciente, e o humor uma emoção prolongada, que colore a percepção que se tem do mundo. As principais alterações de afetividade são:[2]

- Distimia: alteração do humor, na qual o paciente apresenta rebaixamento ou elevação (instabilidade) da afetividade. Não deve ser confundido com o transtorno distimia, que é um estado depressivo leve e crônico
- Hipotimia: refere-se ao rebaixamento do humor. Geralmente, surge em quadros depressivos
- Hipertimia: refere-se à elevação do humor patológico associado a quadros de exaltação e alegria
- Euforia: estado de intenso entusiasmo, com predomínio de um estado de alegria desproporcional às circunstâncias e ao sentimento de grandiosidade. Tal alteração é comum em quadros de intoxicação por algumas substâncias psicoativas (p. ex., cocaína) e de mania

- Elação: quadro em que, além da alegria exacerbada, há uma expansão do Eu
- Puerilidade: estado em que o afeto e o humor estão infantilizados, com aspecto simplório e regredido
- Apatia: o paciente apresenta diminuição da afetividade, não há sensação de alegria, nem de tristeza. O paciente fica indiferente às coisas que acontecem à sua volta; pode ocorrer em diversos quadros de transtornos mentais
- Embotamento afetivo: refere-se à redução grave da intensidade do afeto. Ocorre perda de todo tipo de vivência afetiva. Alteração comum nos quadros de esquizofrenia
- Anedonia: perda total ou parcial da capacidade de sentir prazer, mesmo com relação a situações anteriormente prazerosas. Está, muitas vezes, associada à depressão.

Vontade e psicomotricidade

As alterações da vontade podem ser observadas, por exemplo, em pacientes com esquizofrenia e depressão.[2] Alterações associadas à vontade e à psicomotricidade podem ser classificadas como:

- Hipobulia/abulia: diminuição (hipobulia), podendo chegar até a abolição da vontade (abulia). Esse quadro ocorre em pacientes com depressão grave, em que, por exemplo, o paciente não consegue nem se levantar da cama
- Negativismo: quadro em que o paciente se coloca resistente às solicitações da equipe de saúde ou dos familiares[4]
- Obediência automática: quando o paciente tem um comprometimento importante da vontade e obedece automaticamente às solicitações daqueles que entram em contato com ele. Caracteriza-se por uma abolição de sua própria vontade, sendo comum em pacientes com esquizofrenia catatônica[4]
- Estupor: trata da perda total de atividade espontânea. O paciente rompe radicalmente seu contato com o meio, mesmo estando acordado. Nesses quadros, os pacientes apresentam a total abulia e costumam permanecer em uma mesma posição. Não se alimentam espontaneamente, nem procuram o banheiro para urinar ou evacuar. Trata-se de um quadro característico de estados catatônicos[4]
- Estereotipias/maneirismo: as estereotipias são repetições automáticas e uniformes de um ato motor. O maneirismo também é a repetição automática de um ato, buscando um objetivo, mesmo que sem sentido e excêntrico. Ambas as alterações podem se dar em quadros de esquizofrenia e deficiência mental.[4]

Linguagem

A linguagem tem como funções comunicar, dar suporte ao pensamento e ser instrumento de expressão.[4]

Neste capítulo, não serão tratados os transtornos de linguagem relacionados com a lesão neuronal, mas aqueles associadas aos transtornos psiquiátricos.

Sabe-se que as alterações da linguagem também são consideradas alterações do pensamento, uma vez que a linguagem do paciente com transtornos psíquicos está comprometida em decorrência das alterações de seu pensamento. Apesar disso, neste tópico, essas alterações serão tratadas de forma específica por entender que, dessa maneira, a compreensão pode ser facilitada. Ressalta-se, no entanto, que essas alterações não ocorrem de maneira isolada.[2]

As alterações de linguagem mais comuns em pacientes com transtornos psíquicos são:[4]

- Logorreia: caracteriza-se pela fala acelerada, geralmente associada ao taquipsiquismo. Em alguns momentos, pode ocorrer a perda da lógica do discurso
- Bradifasia: quando a fala fica alentecida. Costuma estar associada ao alentecimento do pensamento
- Mutismo: quadro em que o paciente se mantém mudo sem que haja uma alteração fisiológica que o leve a tal estado. Trata-se de um estado característico de quadros catatônicos
- Ecolalia: caracteriza-se pela repetição da última ou das últimas palavras do entrevistador, ocorrendo de maneira automática. Assim como nos quadros de mutismo, não é possível manter um diálogo com o paciente.

Inteligência

Pode ser compreendida como a capacidade de entender, recuperar, mobilizar e integrar de maneira construtiva o aprendizado anterior ao deparar-se com situações novas.

Um paciente com um quociente de inteligência (QI) baixo (abaixo de 70) pode apresentar as seguintes manifestações: dificuldade e incapacidade de se adaptar, bem como baixos rendimentos cognitivos na vida diária.[2]

Tal quadro pode estar associado ao de retardo mental, que costuma ser dividido em:[4]

- Leve: os pacientes conseguem aprender a linguagem de maneira mais demorada. Eles são independentes para as atividades do autocuidado, conseguem desenvolver atividades práticas, mas apresentam dificuldade em lidar com conceitos abstratos e complexos e que requerem raciocínio lógico. Alguns pacientes apresentam dificuldade de leitura e escrita
- Moderado: os pacientes apresentam aprendizado bastante limitado. São capazes de desenvolver atividades simples e estruturadas, necessitando, muitas vezes, de supervisão. Raramente, conseguem alcançar a independência na vida adulta
- Grave: o paciente tem desenvolvimento motor e neuropsicológico bastante prejudicado e é rara a capacidade de comunicação, embora, em alguns casos, ele aprenda algumas palavras e atividades relacionadas com o autocuidado. Necessita de supervisão constante
- Profundo: pacientes que apresentam total dependência de um cuidador, pois sua capacidade de aprendizado é extremamente limitada, inclusive com incapacidade para a fala.

TÍTULOS DIAGNÓSTICOS DA NANDA-I[9] EVIDENCIADOS POR CARACTERÍSTICAS DEFINIDORAS E FATORES DE RISCO IDENTIFICADOS EM INDIVÍDUOS COM ALTERAÇÕES MENTAIS

Pacientes com quadro de depressão, esquizofrenia, demência, catatonismo e retardo mental (de moderado a profundo) podem precisar de auxílio em atividades de vida diária (AVD) por apresentarem:

- Déficit no autocuidado para alimentação
- Déficit no autocuidado para banho
- Déficit no autocuidado para higiene íntima
- Déficit no autocuidado para vestir-se
- Autonegligência.

É preciso ficar atento, pois, apesar de a procura por uma assistência à saúde poder decorrer de problemas de ordem psíquica, os pacientes e seus familiares acabam por apresentar desequilíbrios sociais, biológicos e até mesmo espirituais que precisam ser diagnosticados e tratados.

Sabe-se ainda que indivíduos com comprometimentos mentais decorrentes de distúrbios reversíveis comumente apresentam períodos de:

- Confusão aguda.

E aqueles com deterioração irreversível podem reportar quadros de:

- Confusão crônica.

Pacientes com incapacidade de recordar eventos vividos, reter novas informações ou até mesmo executar habilidades previamente aprendidas são diagnosticados com:

- Memória prejudicada.

Indivíduos com retardo mental profundo e comprometimentos da linguagem, como bradifasia, mutismo e ecolalia, comumente apresentam:

- Comunicação verbal prejudicada.

Também é comum, em alguns indivíduos com transtornos psiquiátricos, o desenvolvimento de comportamentos que demonstrem uma visão alterada do próprio corpo, o que evidencia quadros de:

- Distúrbio na imagem corporal
- Identidade pessoal perturbada.

Cabe ressaltar que pacientes com delírios, sobretudo os persecutórios e ciumentos, apresentam:

- Risco de violência direcionada a outros.

E aqueles com anedonia, hipobulia, abulia e esturpor precisam ser monitorados quanto ao:

- Risco de violência direcionada a si mesmo
- Risco de suicídio
- Risco de automutilação.

Durante a avaliação da afetividade e do humor, da vontade e psicomotricidade, podem ser identificadas alterações que caracterizam quadros de:

- Controle emocional instável
- Regulação do humor prejudicada
- Resiliência prejudicada
- Tristeza crônica
- Desesperança.

REFERÊNCIAS BIBLIOGRÁFICAS

1. Jarvis C. Exame físico e avaliação de saúde. Rio de Janeiro: Guanabara Koogan; 2003.
2. Sadock BJ; Sadock VA. Compêndio de psiquiatria: ciência do comportamento e psiquiatria clínica. Porto Alegre: Artmed; 2007.
3. Stuart GW, Laraia R de B. Enfermagem psiquiátrica. 4. ed. Rio de Janeiro: Reichmann & Affonso; 2002.

4. Dalgalarrondo, P. Psicopatologia e semiologia dos transtornos mentais. 2. ed. Porto Alegre: Artmed; 2008.
5. Gelder M, Mayou R, Cowen P. Tratado de psiquiatria. Rio de Janeiro: Guanabara Koogan; 2006.
6. Bickley LS. Propedêutica médica. 10. ed. Rio de Janeiro: Guanabara Koogan; 2010.
7. Louzã Neto MR, Elkis H. Psiquiatria básica. 2. ed. Porto Alegre: Artmed; 2007.
8. Quinet A. Teoria e clínica da psicose. 5. ed. Rio de Janeiro: Forense Universitária; 2011.
9. NANDA-I. Diagnósticos de enfermagem: definições e classificação 2015-2017. Porto Alegre: Artmed; 2015.

11 Exame Neurológico

Meire Chucre Tannure,
Ana Maria Pinheiro, Ângela Lúcia Lopes e
Cynthia Carolina Duarte Andrade

INTRODUÇÃO

O exame neurológico exige diversas habilidades do enfermeiro, pois envolve testes que precisam ser detalhadamente realizados a fim de detectar problemas atuais e potenciais que colocam em risco a vida dos pacientes.

Sabe-se que um sistema nervoso intacto e funcionando apropriadamente é fundamental para as demais funções do organismo.[1]

Durante o exame neurológico, o enfermeiro precisa monitorar:

- Nível de consciência
- Força motora
- Coordenação motora
- Tipo de marcha
- Reflexos
- Sensibilidade
- Pupilas
- Sinais de irritação meníngea
- Pares de nervos cranianos.

AVALIAÇÃO DO NÍVEL DE CONSCIÊNCIA

A consciência é a capacidade do indivíduo de reconhecer a si mesmo e os estímulos do meio ambiente.[2]

Quando o paciente está acordado, orientado no tempo e no espaço, apresentando respostas apropriadas capazes de manter uma interação social adequada, fala-se que ele se encontra em estado de vigília.[3]

Durante a avaliação do nível de consciência do indivíduo adulto, o enfermeiro deve estar atento à orientação autopsíquica (se o paciente consegue falar adequadamente quem é, seu nome, sua idade), à orientação alopsíquica (se o paciente consegue localizar onde está, que tipo de local é) e à orientação temporal (se ele consegue dizer o ano, o mês e o dia). Todavia, algumas condições clínicas podem ocasionar a redução do nível de consciência, situação a partir da qual o paciente é capaz de apresentar quadros de sonolência, obnubilação, torpor e coma.

Na sonolência (ou letargia), o paciente mantém sonolência quando não estimulado, mas pode ser acordado com estímulos brandos (verbais) e responde, de maneira apropriada, às perguntas e aos comandos, voltando a adormecer quando o estímulo cessa. Nessa condição, o pensamento é lento.[2,4,5]

Na obnubilação (estado transicional entre a sonolência e o torpor), o paciente dorme a maior parte do tempo e, para ser acordado, é preciso estímulo verbal elevado ou estímulo tátil mais intenso. Ao ser acordado, ele pode apresentar confusão mental e costuma conversar em monossílabos.[2,4,5]

No torpor (ou estupor), o paciente tende a permanecer adormecido. Para ser despertado, é preciso haver um estímulo tátil intenso (às vezes, é necessário um estímulo tátil doloroso). Ele tende a apresentar resposta motora apropriada (ou seja, retira a mão do examinador que está provocando um estímulo doloroso em um dos seus membros). Pode responder monossilabicamente e com sons incompreensíveis.[2,4,5]

No coma, o paciente apresenta-se completamente inconsciente, sem resposta intencional a qualquer estímulo (inclusive álgico). Se o coma for leve, ainda mostra alguma atividade reflexa e movimentos não intencionais. No coma profundo, não manifesta nenhuma resposta motora.[2,4,5]

O coma também pode ser classificado como irreversível ou *dépassé*, quando há um dano cefálico extenso que leva à morte encefálica.

Cabe, no entanto, ressaltar que a desorientação dos pacientes pode ocorrer por déficit de memória, déficit intelectual, em razão de quadros delirantes, entre outras etiologias (abordadas no Capítulo 10).

A avaliação do nível de consciência engloba uma descrição do estado de alerta do paciente em resposta aos estímulos verbais e dolorosos. Deve ser realizada continuamente e seguir critérios semelhantes entre os avaliadores para efeito comparativo.[6] Para tanto, o enfermeiro deve seguir uma sequência correta para avaliar a consciência dos pacientes e também utilizar escalas desenvolvidas para esse fim, como a escala de coma de Glasgow.

Recomenda-se a sequência apresentada a seguir para avaliação do nível de consciência.

Primeiro passo | Estímulo verbal em tom de voz normal

Primeiro, o enfermeiro deve chamar o paciente usando seu tom de voz normal. Se o paciente responder ao chamado, o profissional pode avaliar sua orientação autopsíquica, alopsíquica e temporal. Caso o paciente não responda, o enfermeiro deve seguir para o segundo passo.

Segundo passo | Estímulo verbal com tom de voz elevado e fazendo barulho

O profissional deve aumentar o tom de voz e bater palmas. Se o paciente responder, o enfermeiro deve avaliar sua orientação, como descrito no primeiro passo. Se ele não responder, é preciso passar para o terceiro passo.

Terceiro passo | Estímulo tátil

Aqui, o enfermeiro deve tocar no paciente. Se, após esse estímulo, o paciente apresentar resposta verbal, o profissional deve avaliar a orientação. Caso a resposta seja apenas motora, o enfermeiro deve avaliar se o paciente obedece aos comandos de levantar um membro, de franzir a testa ou, ainda, se consegue identificar o local onde o estímulo está sendo realizado. Caso o paciente não apresente nenhuma resposta, o profissional deve seguir para o quarto passo.

Quarto passo | Estímulo tátil doloroso

O enfermeiro deve aplicar um estímulo doloroso nos membros do paciente. Caso obtenha resposta em um membro, deve avaliar se esta é apropriada, inapropriada ou ausente. Resposta apropriada é quando o paciente localiza o estímulo ou, pelo menos, demonstra ter sentido dor, apresentando uma movimentação em outro segmento do corpo. Uma resposta inapropriada se dá quando o paciente apresenta movimentos de decorticação (flexão dos membros superiores e extensão dos membros inferiores) ou descerebração (extensão dos membros superiores e inferiores). O paciente também poderá não apresentar nenhuma resposta, mesmo aos estímulos dolorosos.

É importante destacar que, a fim de causar menos desconforto ao paciente, recomenda-se iniciar os estímulos dolorosos nos membros. Apenas se o paciente não apresentar resposta em nenhum dos quatro membros, o enfermeiro deverá realizar um estímulo doloroso mais profundo (como o estímulo de fricção do esterno).

A Figura 11.1 apresenta um algoritmo com a sequência para avaliação do nível de consciência.

Para avaliar o estado de consciência, o enfermeiro também pode utilizar a escala de coma de Glasgow, com base em três indicadores:[3,4,7]

- Abertura ocular (AO): pode ser espontânea, ocorrer após um comando verbal, após um

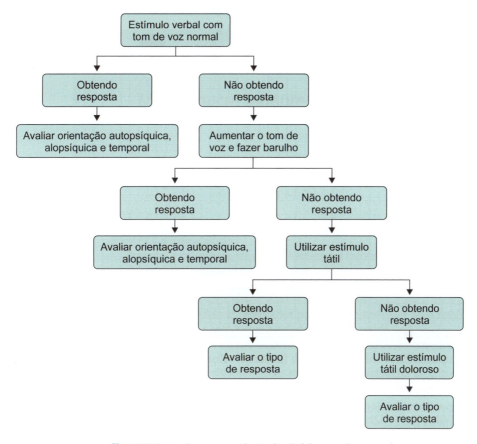

Figura 11.1 Sequência para avaliação do nível de consciência.

estímulo doloroso ou estar ausente (mesmo depois dos estímulos)[3,4,7]
- Melhor resposta verbal (MRV): pode ser orientada, confusa, com emissão de palavras inapropriadas ou sons incompreensíveis ou, ainda, estar ausente[3,4,7]
- Melhor resposta motora (MRM): quando o paciente obedece ao comando, localiza o estímulo, apresenta movimento de retirada (mas sem a localização do estímulo), movimento de decorticação, descerebração ou ausência de resposta.[3,4,7]

Os indicadores e suas respectivas pontuações são apresentados no Quadro 11.1.

Observa-se que a maior pontuação obtida na avaliação da abertura ocular é 4, da resposta verbal é 5, e da resposta motora é 6. Sendo assim, a maior pontuação atingida é 15 em 15 pontos, e a menor é 3. Para o resultado, basta somar a pontuação obtida em cada um dos três indicadores.

É necessário considerar algumas limitações relacionadas com as situações impeditivas da aplicação dessa escala.[8] Se o paciente apresenta, por exemplo, um edema palpebral unilateral que está comprometendo a abertura das pálpebras, ao avaliar o indicador Abertura Ocular (AO) o enfermeiro deve optar pelo olho livre de edema.[2] Nos casos em que o paciente apresenta edema bilateral, uma possibilidade é pontuar com 1 e registrar o tipo de impedimento. Essa mesma alternativa pode ser adotada para avaliar a Melhor Resposta Verbal (MRV) dos pacientes intubados ou traqueostomizados.[8]

Em algumas situações, como quando um paciente está sob efeito de sedativos, não é pertinente a utilização da escala de coma de Glasgow para avaliação do nível de consciência, recomendando-se a escala de Ramsay[9] ou a escala de Richmond de agitação-sedação (RASS, da sigla em inglês).[10]

A escala de Ramsay baseia-se em critérios puramente clínicos para classificar o nível de

Quadro 11.1 Escala de coma de Glasgow.

Indicador	Descrição	Pontuação
Abertura ocular	Espontânea	4
	Ao comando verbal	3
	Ao estímulo doloroso	2
	Ausente	1
Melhor resposta verbal	Orientação no tempo e no espaço	5
	Confusão mental	4
	Emissão de palavras inapropriadas	3
	Emissão de sons incompreensíveis	2
	Ausente	1
Melhor resposta motora	Obedece ao comando	6
	Localiza o estímulo	5
	Reage ao estímulo, mas não localiza	4
	Movimento de decorticação	3
	Movimento de descerebração	2
	Ausente	1

Adaptado de Teasdale e Jennet, 1979.[7]

sedação, seguindo a numeração de 1 a 6[9,11], conforme demonstrado no Quadro 11.2.

A escala RASS (Quadro 11.3) apresenta uma graduação do nível de agitação e de ansiedade. O paciente alerta e calmo recebe a pontuação 0 (zero); os pacientes agitados são classificados em quatro níveis, graduados de forma crescente de 1 a 4; e os pacientes sedados são categorizados em um dos cinco níveis de sedação, graduados de 1 a 5 negativos.[10,11] A parte negativa da escala é equivalente ao proposto pela escala de Ramsay, enquanto as pontuações positivas discriminam graus de agitação que vão de inquieto a agressivo, não sendo contemplados pela escala de Ramsay.[11]

Para crianças, a Escala de Coma de Glasgow deve ser adaptada[12], dependendo da idade e das habilidades da criança.

A principal adaptação refere-se à resposta verbal, que para lactentes é avaliada pelo balbucio, uma função básica de vocalização esperada para a faixa etária, e pela reação de gemência à dor, como uma deterioração dessa função. Na prática diária, a gemência em crianças é sinal de piora clínica e sinal de alerta.[12,13]

No indicador de resposta motora, a pontuação máxima é dada quando a criança mantém a movimentação espontânea e, mesmo sem estimulação dolorosa, deve ser capaz de reagir ao toque para receber a pontuação 5. Para obter a pontuação 4, necessita reagir à estimulação dolorosa. Os demais itens mantêm a mesma pontuação (Quadro 11.4) da escala original.[12,13]

FORÇA MOTORA

Deve ser iniciada pela verificação do movimento voluntário de cada extremidade do corpo. Para tanto, o enfermeiro deve pedir ao paciente para atender aos comandos específicos, como franzir a testa, movimentar um membro e mostrar os dentes.

Enquanto o paciente realiza os movimentos, o enfermeiro deve estar atento à simetria destes.

O exame da função motora inclui também a avaliação do tônus e da força muscular.

Tônus é um grau normal de tensão (contração) dos músculos voluntariamente relaxados[14] e deve ser avaliado por palpação dos músculos em repouso e em atividade, a fim de identificar a vigência de flacidez, rigidez e espasticidade (alterações do tônus).[15]

Antes de iniciar a palpação da musculatura, deve-se observar se há atrofias nos membros, fasciculações (contrações de feixes musculares isolados) e assimetrias.[4]

Quadro 11.2 Escala de Ramsay.

Condição clínica	Descrição	Pontuação
Paciente acordado	Paciente ansioso e agitado	1
	Paciente cooperativo, orientado e tranquilo	2
	Paciente apenas responde aos comandos	3
Paciente dormindo	Paciente apresenta respostas rápidas após estímulos táteis	4
	Paciente apresenta respostas lentas após estímulos táteis	5
	Paciente não apresenta nenhuma resposta	6

Adaptado de Ramsay *et al.*,1974.[9]

Quadro 11.3 Escala RASS.

Pontos	Classificação	Descrição
+4	Agressivo	Violento, perigoso
+3	Muito agitado	Conduta agressiva, remoção de tubos ou cateteres
+2	Agitado	Movimentos sem coordenação frequentes
+1	Inquieto	Ansioso, mas sem movimentos agressivos ou vigorosos
0	Alerta, calmo	–
–1	Sonolento	Não se encontra totalmente alerta, mas tem o despertar sustentado ao som da voz (> 10 s)
–2	Sedação leve	Acorda rapidamente e faz contato visual ao som da voz (< 10 s)
–3	Sedação moderada	Movimento ou abertura dos olhos ao som da voz (mas sem contato visual)
–4	Sedação profunda	Não responde ao som da voz, mas movimenta ou abre os olhos com estimulação física
–5	Incapaz de ser despertado	Não responde ao som da voz ou ao estímulo físico

Adaptado de Ely *et al.*, 2003.[10]

Quadro 11.4 Escala de coma de Glasgow modificada para lactentes.

Resposta	Adulto	Criança	Lactente	Valor codificado
Abertura dos olhos	Espontânea	Espontânea	Espontânea	4
	Ao comando verbal	Ao comando verbal	Ao comando verbal	3
	Ao estímulo doloroso	Ao estímulo doloroso	Ao estímulo doloroso	2
	Ausente	Ausente	Ausente	1
Melhor resposta verbal	Orientada	Orientada, adequada	Resmunga e balbucia	5
	Confusa	Confusa	Irritável, chora	4
	Palavras inadequadas	Palavras inadequadas	Chora em resposta à dor	3
	Sons incompreensíveis	Palavras incompreensíveis	Geme em resposta à dor	2
	Ausente	Ausente	Ausente	1

(continua)

Quadro 11.4 (*Continuação*) Escala de coma de Glasgow modificada para lactentes.

Resposta	Adulto	Criança	Lactente	Valor codificado
Melhor resposta motora	Obedece ao comando	Obedece ao comando	Movimenta-se espontaneamente e com objetos	6
	Localiza o estímulo	Localiza o estímulo	Reflexo de retirada em resposta ao toque	5
	Reage ao estímulo, mas não localiza	Reage ao estímulo, mas não localiza	Reflexo de retirada em resposta à dor	4
	Movimento de decorticação	Movimento de decorticação	Atitude de decorticação (flexão anormal) em resposta à dor	3
	Movimento de descerebração	Movimento de descerebração	Atitude de descerebração (extensão anormal) em resposta à dor	2
	Ausente	Ausente	Ausente	1

Adaptado de PALS, 2008.[13]

Para testar o tônus muscular, o enfermeiro deve pedir ao paciente para relaxar. A seguir, precisa mover suavemente cada extremidade do paciente, de acordo com sua amplitude de movimento. Normalmente, nota-se uma resistência leve e uniforme durante o movimento.[14]

Durante a avaliação do tônus, o enfermeiro deve ficar atento à ocorrência de hipo e hipertonia, respectivamente diminuição e aumento do tônus.[16]

Durante o exame da resposta motora, se o paciente estiver consciente, deve-se avaliar a força muscular.

Para tanto, o enfermeiro deve fazer a manobra ou Teste de Mingazzini (Figura 11.2), que avalia a capacidade de o paciente vencer a força da gravidade com os membros elevados. Para tanto, o paciente (sentado ou em pé) deve ser instruído a permanecer com os membros superiores estendidos horizontalmente 10 a 20 s.[4,14,16]

A seguir, o enfermeiro deve avaliar se o paciente consegue manter os membros em uma mesma altura, firmes e sem nenhum desvio para baixo, ou se ocorre paresia (fraqueza muscular), que é identificada quando a mão ou o membro do paciente cai lentamente ao realizar o teste. Quando isso acontece, diz-se haver sinal de Mingazzini.[16]

Também se deve avaliar a força muscular dos membros inferiores, quando o enfermeiro deve pedir ao paciente para se deitar e levantar os membros inferiores (flexionar as coxas)

e avaliar a simetria da força em mantê-los na mesma altura.[4,15]

Outra maneira de detectar a paresia é solicitar ao paciente que aperte as mãos do examinador, que deve avaliar a intensidade, a firmeza e a igualdade da força em cada uma das mãos (Figura 11.3).[4,15]

O examinador também pode manter sua mão na região plantar dos pés do paciente e

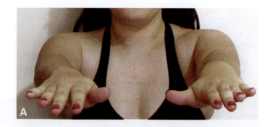

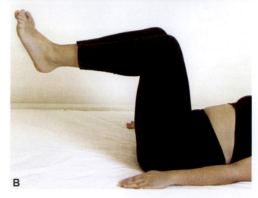

Figura 11.2 A e B. Teste de Mingazzini.

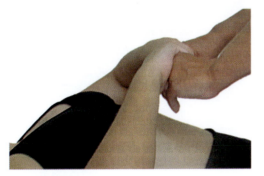

Figura 11.3 Avaliação da força nos músculos dos membros superiores.

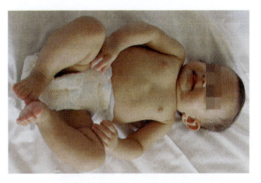

Figura 11.4 Postura de semiflexão.

pedir a ele que empurre os pés contra a resistência oferecida pelas mãos do examinador (o profissional deve avaliar se a força é a mesma nos dois pés).

Outros possíveis achados da avaliação da função motora são:[15]

- Paralisia ou plegia (ausência de força muscular)
- Hemiparesia (diminuição da força de uma das metades do corpo)
- Hemiplegia (plegia de uma das metades do corpo)
- Paraplegia (ausência da força muscular nos membros inferiores)
- Tetraplegia (plegia dos quatro membros).

No recém-nascido (RN), a força muscular é examinada por meio da observação dos movimentos espontâneos e com testes específicos. Inicialmente, deve-se avaliar o tônus muscular observando a postura do RN em repouso.[14] Ele tende a manter a postura de semiflexão dos membros superiores e inferiores (com as extremidades simetricamente dobradas para dentro), os quadris em ligeira abdução e os punhos firmemente flexionados (Figura 11.4).[14,17]

Para testar o controle da cabeça e a força do RN, o enfermeiro deve colocar o bebê em decúbito dorsal e puxá-lo para a posição sentada, segurando seus pulsos (Figura 11.5). O RN, normalmente, mantém a cabeça quase no mesmo plano do corpo e se equilibra por um breve momento até chegar à posição sentada, quando se inclinará para frente.[14,17]

Em seguida, o enfermeiro deve avaliar a força da cintura escapular do RN, colocando o bebê, para tanto, em decúbito ventral, sobre uma de suas mãos (que deve estar apoiada no tórax

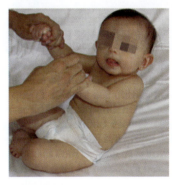

Figura 11.5 Avaliação do controle da cabeça e força.

da criança). O RN, normalmente, segura a cabeça a um ângulo de 45°, ou menos, em relação à horizontal, as costas ficam retas ou ligeiramente arqueadas e os cotovelos e joelhos parcialmente fletidos (Figura 11.6).[14] Caso haja fraqueza, a criança não será capaz de sustentar o peso do corpo e escorregará pelas mãos do examinador.[14]

COORDENAÇÃO MOTORA

Durante a avaliação neurológica, o enfermeiro também deve avaliar a coordenação motora dos pacientes, pois não basta haver força para executar um movimento, é preciso existir também a coordenação para que a atividade ocorra de maneira apropriada.[4]

A perda da coordenação motora é denominada ataxia, e pode ser:

- Cerebelar
- Sensitiva
- Mista.

Para avaliar a coordenação motora, o enfermeiro pode efetuar alguns testes, como os descritos a seguir.

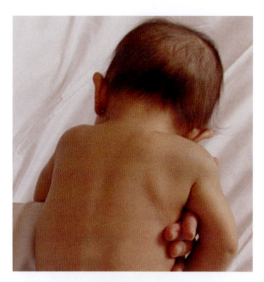

Figura 11.6 Avaliação da força da cintura escapular.

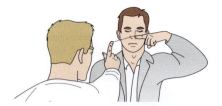

Figura 11.7 Teste dedo-nariz.

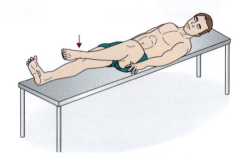

Figura 11.8 Teste calcanhar-joelho.

Teste dedo-nariz

O paciente é orientado a tocar seu nariz e o dedo do enfermeiro, que deve ser mantido ao alcance do braço do paciente. O toque deve ser alternado (dedo-nariz), rápido, preciso e suave. Depois, o paciente é instruído a fechar os olhos e continuar a atividade (Figura 11.7). Pacientes com doença cerebelar, além de ultrapassar o alvo, podem apresentar tremores à medida que se aproximam do alvo.[18]

Teste calcanhar-joelho

O paciente deve ser deitado em decúbito dorsal e, em seguida, receber o comando de elevar uma das pernas e tocar o joelho da perna em repouso com o calcanhar da perna elevada (Figura 11.8). O movimento esperado é de o paciente deslizar o calcanhar sobre a crista tibial até o hálux da perna em repouso.[4] Essa atividade deve ser repetida em ambas as pernas. Pacientes que apresentam função cerebelar comprometida, normalmente, desviam o calcanhar lateralmente à crista tibial.[15]

Teste dos movimentos alternados

O enfermeiro deve solicitar ao paciente que realize movimentos rápidos e alternados, como abrir e fechar as mãos, tocar os dedos com o polegar e fazer movimentos de supinação e pronação das mãos. A capacidade de realizar rápidos movimentos alternantes é denominada diadococinesia; já sua incapacidade é chamada adiadococinesia.[4,15]

Teste de Romberg

Teste da estabilidade do equilíbrio estático quando o paciente fecha os olhos. Consiste em pedir ao paciente para ficar em pé com os pés juntos e os braços estendidos ao longo do tronco. Em posição estável, o enfermeiro deve pedir ao paciente para fechar os olhos e se manter na mesma posição durante, aproximadamente, 20 s (Figura 11.9). Normalmente, o paciente consegue manter a postura e o equilíbrio (Sinal de Romberg negativo), embora possa haver uma pequena oscilação (por isso, o enfermeiro deve ficar próximo ao paciente, para segurá-lo, caso ele caia). Os achados anormais durante esse teste incluem o paciente cair e alargar a base de apoio para evitar a queda (Sinal de Romberg positivo).[12] Havendo lesões de sistema vestibular unilateralmente, o paciente tende a cair para o lado lesado.

Em crianças, é possível medir o equilíbrio estático apenas a partir de 4 anos, quando são capazes de manter os olhos fechados e os pés unidos durante 30 s. Aos 6 anos, já conseguem andar colocando um pé na frente do outro, sem cair, durante aproximadamente 10 s.[17]

Com crianças as menores, o enfermeiro pode realizar outros testes, como os descritos a seguir.

Teste mão-objeto

O enfermeiro deve dar um objeto para a criança e observar sua capacidade de apreensão (a

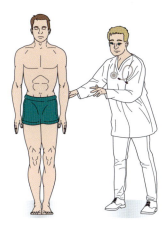

Figura 11.9 Posicionamento para o Teste de Romberg.

partir do 4º mês de vida). Esse objeto deve ser colocado na face da criança, que deve ser capaz de retirá-lo estando com uma mão presa. A tendência, a partir dos 4 meses, é que, além de segurar, leve o objeto à boca.[17]

Teste do lenço no rosto

O enfermeiro deve colocar um lenço sobre o rosto da criança e observar se ela é capaz de retirá-lo (o que é esperado a partir do 6º mês de vida). Trata-se de uma demonstração de coordenação motora.[17]

TIPO DE MARCHA

Possibilita ao enfermeiro inferir sobre o equilíbrio, a postura e a capacidade do paciente de andar sem auxílio.[19] Para o teste, o enfermeiro deve instruir o paciente a andar em linha reta, de modo que o calcanhar de um dos pés toque as pontas dos dedos do outro. Durante a atividade, o examinador observa a marcha e a forma como o paciente vira-se para retornar ao ponto de partida.[15]

A marcha pode ser afetada por anormalidades da força muscular; do tônus; da sensibilidade; e da função cerebelar, vestibular e dos núcleos da base. Portanto, doenças em diferentes regiões anatômicas podem afetar significantemente a marcha.[17]

Os tipos de marcha encontram-se descritos no Capítulo 7 (exame físico geral). As marchas que se associam aos distúrbios neurológicos são atáxica, hemiplégica, com o pé caído e parkinsoniana.

Para avaliar a locomoção da criança, o enfermeiro deve, preferencialmente, fazer com que ela não perceba o exame[20], que deve ser realizado durante a caminhada e a corrida (dependendo da faixa etária).[17]

Geralmente, a marcha é do tipo com base ampla em crianças pequenas e passa a ser normal naquelas em período pré-escolar.[17]

O exame da marcha pode ser feito pedindo-se à criança que ande uma distância de aproximadamente 5 m, de maneiras alternadas (pé ante pé, nos calcanhares, na ponta dos pés e de trás para frente).[17]

Com 4 anos, a criança já anda na ponta dos pés e, aos 5, já é capaz de colocar um pé encostado na ponta do outro pé.[17]

REFLEXOS

Os reflexos referem-se à resposta do organismo a um estímulo de qualquer natureza.

Entre os reflexos que podem ser avaliados destacam-se, em adultos, o cutâneo-plantar (também avaliado em neonatos) e os tendinosos profundos.

Reflexo cutâneo-plantar

Para avaliá-lo, o enfermeiro deve fazer um estímulo na face plantar do pé do paciente, começando do calcâneo até a base dos artelhos pela porção externa do pé (Figura 11.10).

Ao realizar esse estímulo, espera-se que o paciente contraia os artelhos. Porém, caso o paciente tenha como resposta a extensão do hálux e, consequentemente, dos artelhos, ele apresentará o sinal de Babinski (Figura 11.11), o que indica haver uma lesão medular da via piramidal ou corticoespinal.

Reflexos tendinosos profundos

Para avaliá-los, os enfermeiros devem usar o martelo de reflexos sobre o tendão do músculo a ser examinado.

Os reflexos tendinosos profundos são observados em relação à simetria, quando testados bilateralmente e à atividade de movimento reflexo. A resposta do reflexo depende da força do estímulo, da localização precisa da área golpeada sobre o tendão e do grau de relaxamento do paciente.[1]

Para testá-los, o enfermeiro deve segurar o martelo de reflexo entre o polegar e o indicador, permitindo que ele oscile livremente em forma de arco.[21]

De rotina, costumam-se examinar os reflexos de Aquileu, patelar, bicipital, tricipital e braquiorradial.

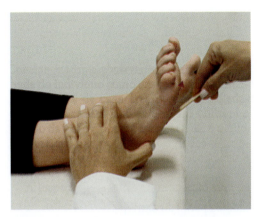

Figura 11.10 Teste para avaliação do reflexo cutâneo-plantar.

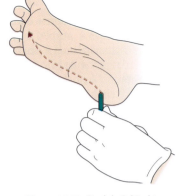

Figura 11.11 Sinal de Babinski.

Reflexo de Aquileu

Pode ser testado com o paciente sentado e as pernas balançando. O enfermeiro deve segurar o pé do paciente e pedir que ele o relaxe. A seguir, deve palpar o tendão de Aquiles, golpeá-lo diretamente próximo ao maléolo (Figura 11.12) e observar a atividade do movimento reflexo.[1,21]

Reflexo patelar

Para avaliá-lo, o enfermeiro deve pedir que o paciente fique sentado com o joelho flexionado a 90° e a parte inferior da perna balançando. A seguir, deve palpar o tendão patelar (diretamente abaixo da patela), golpeá-lo diretamente (Figura 11.13) e observar a atividade do movimento reflexo (contração do quadríceps, com extensão do joelho).[1,21]

Reflexo bicipital

Para avaliá-lo, o enfermeiro deve pedir que o paciente flexione parcialmente o cotovelo, com a palma voltada para baixo. A seguir, deve palpar o tendão bicipital, manter o dedo sobre ele, golpeá-lo indiretamente (o golpe é sobre o dedo do examinador; Figura 11.14) e observar a atividade do movimento reflexo (flexão do cotovelo e contração do músculo bíceps).[1,21]

Reflexo tricipital

Para avaliá-lo, o enfermeiro deve pedir que o paciente flexione o braço na altura do cotovelo, com a palma virada no sentido do corpo. A seguir, deve palpar o tendão tricipital (logo acima do cotovelo), golpeá-lo direta e imediatamente acima do cotovelo (Figura 11.15) e observar a atividade do movimento reflexo (extensão do cotovelo e contração do músculo tríceps).[1,21]

Reflexo braquiorradial ou supinador

Para avaliá-lo, o enfermeiro deve pedir que o paciente flexione o braço até 45° e repouse o antebraço (no braço do examinador), com a mão ligeiramente pronada. A seguir, deve palpar o tendão braquiorradial (Figura 11.16), golpeá-lo diretamente e observar a atividade do movimento reflexo (pronação do antebraço, flexão do cotovelo e contração do músculo).[1,21]

No exame dos neonatos é preciso considerar que, ao nascimento, o sistema neurológico ainda está imaturo e os neurônios são pouco mielinizados. Por esse motivo, o RN apresenta reflexos considerados primitivos, que precisam ser avaliados pelo enfermeiro.[22]

Reflexo de Moro (resposta de sobressalto)

Para realizar esse teste, o enfermeiro deve colocar a criança deitada sobre uma superfície macia e elevar os seus braços, fazendo tração suficiente para apenas começar a remover o corpo da superfície. A seguir, o profissional deve soltar os braços da criança, que, normalmente, terá um sobressalto e apresentará um movimento de extensão simétrica dos braços, para os lados, com as palmas viradas para cima e os polegares flexionados (Figura 11.17). À medida que o reflexo termina, a criança encolhe os braços junto ao corpo, com os cotovelos flexionados (movimento semelhante ao de um abraço).[1,14,17,22,23]

Capítulo 11 ❖ Exame Neurológico 99

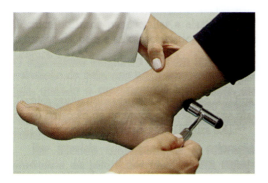

Figura 11.12 Reflexo de Aquileu.

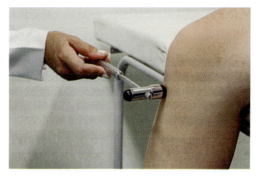

Figura 11.13 Reflexo patelar.

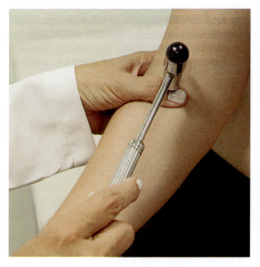

Figura 11.14 Reflexo bicipital.

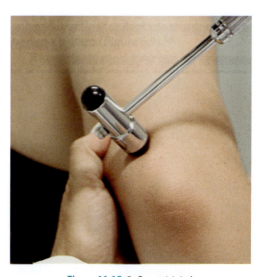

Figura 11.15 Reflexo tricipital.

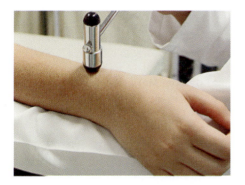

Figura 11.16 Reflexo braquiorradial.

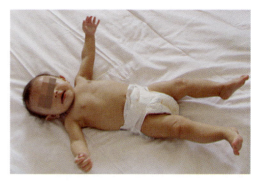

Figura 11.17 Reflexo de Moro.

Outro modo de realizar o teste do reflexo de Moro é deixar a criança apoiada sobre um lençol e puxá-lo rapidamente, ou fazer um barulho perto do leito da criança. Espera-se o mesmo movimento de abdução e adução de membros. Esse reflexo deve desaparecer até o 6º mês de vida.[17,20]

A ausência do reflexo de Moro sugere dano cerebral significativo, por exemplo, decorrente do kernicterus (encefalopatia bilirrubínica). A persistência do reflexo de Moro acima do 6º mês sugere atraso no desenvolvimento neuropsicomotor. Já o reflexo de Moro hiperativo é comum em tetania e nos quadros de infecção do SNC.[20]

Reflexo de sucção

Qualquer coisa que toque os lábios do RN produz, até o 6º mês de vida, uma reação de sucção. Para testar o reflexo de sucção, o enfermeiro deve estimular os lábios do bebê com um cotonete ou com o dedo enluvado e notar se ocorrerá um forte reflexo de sucção (Figura 11.18).[20]

A ausência desse reflexo indica a possibilidade de uma lesão cerebral, excetuando-se prematuros e RN de muito baixo peso. Esse reflexo tende a desaparecer no 3º mês, durante a vigília, e no 6º mês, durante o sono.[17,20,24]

Reflexo de Galant (arqueamento do tronco)

Para testar este reflexo, o RN deve ser colocado em posição prona apoiado sobre a mão do examinador. A seguir, o enfermeiro precisa passar o dedo paralelamente à coluna partindo do ombro até as nádegas (Figura 11.19), e a criança deverá flexionar o tronco em direção ao lado estimulado em movimento de semicírculo. O reflexo deverá ser pesquisado bilateralmente.

Esse reflexo se dá desde o nascimento e costuma desaparecer até o 4º mês de vida.[17] A ausência desse reflexo é comum em crianças hipotônicas e pode estar presente uni ou bilateralmente em lactentes com outros danos neurológicos.[1]

Reflexo de apoio plantar ou marcha

Para testá-lo, o enfermeiro deve suspender o RN pela axila mantendo seus pés apoiados sobre uma superfície dura (Figura 11.20). Ao encurvá-lo para frente, espera-se que o bebê inicie uma marcha reflexa que permanece até os 2 ou 3 meses de idade[17,25], devendo desaparecer em 100% das crianças. A persistência desse reflexo é sinal precoce de lesão neurológica, e a ausência é sinal de encefalopatia grave durante as primeiras horas de vida.[1,17]

Reflexo de procura (direcionamento/busca)

Para esse teste, o enfermeiro deve tocar a bochecha do RN. Espera-se que o bebê movimente a cabeça para o lado estimulado e abra a boca. Esse reflexo aparece desde o nascimento e desaparece por volta do 3º (ou 4º) mês de vida.[14] Gradualmente, o reflexo é substituído por um movimento mais intencional e organizado, com o propósito de alcançar, com a boca, a fonte estimuladora. A ausência desse reflexo pode ser danosa à criança, pois é por meio dele que ela receberá alimento do peito materno. Sua ausência costuma estar relacionada com um grave comprometimento do SNC.[16]

Reflexo de Babinski

O enfermeiro deve passar seu dedo no sentido ascendente (do calcâneo até a base dos artelhos) pela região plantar do RN. Porém, como se trata de um reflexo primitivo, nesse caso, espera-se que o bebê estenda o hálux e os artelhos. Este reflexo se dá desde o nascimento e costuma desaparecer por volta dos 12 meses[17], podendo chegar aos 24 meses.[14,20] Sua persistência sugere patologias do trato piramidal, e somente deve ser considerada a resposta em extensão patológica após completado o 2º ano de vida.[20]

Reflexo tônico cervical assimétrico (RTCA)

Também chamado de reação ou reflexo do esgrimista (Figura 11.21), acontece quando a cabeça da criança é rodada para um dos lados, enquanto se mantém o tronco totalmente apoiado na cama. A resposta normal é a extensão de membros superiores e inferiores no mesmo lado para o qual a face foi apontada, enquanto o outro dimídio faz flexão. Se a posição da cabeça for mudada, invertem-se os movimentos. Permanece por volta de 4 a 6 meses.[14,17]

Preensão plantar

Com o bebê na posição supina, o enfermeiro deve comprimir o polegar da criança na face plantar e observar se há flexão dos dedos do pé (Figura 11.22). Esse reflexo surge ao nascimento e desaparece entre 8[14] e 15 meses.[17]

Capítulo 11 ❖ Exame Neurológico   101

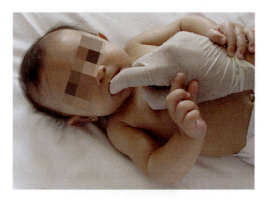

Figura 11.18 Reflexo de sucção.

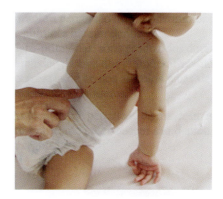

Figura 11.19 Reflexo de Galant.

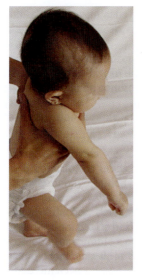

Figura 11.20 Reflexo de marcha.

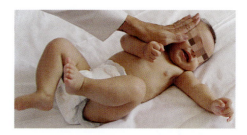

Figura 11.21 Reflexo do esgrimista.

Preensão palmar

Com o bebê na posição supina, o enfermeiro deve colocar seu dedo na face palmar do RN. A resposta positiva é que os dedos do RN se fecharão fortemente sobre o dedo do enfermeiro (Figura 11.23). Esse reflexo se dá ao nascer e desaparece aos 6 meses de idade.[14,17] Sua ausência antes dos 3 meses ou uma resposta assimétrica, bem como sua persistência após 6 meses, é considerada anormal.[20]

SENSIBILIDADE

Nessa avaliação, o enfermeiro deve comparar as sensações em partes simétricas do corpo. Para tanto, durante o exame, o paciente deve estar com os olhos fechados.

Faz parte dessa avaliação a pesquisa de tato, dor, variações na temperatura, vibrações[4,5], pressão, posição e percepção discriminatória.[4]

Sensibilidade tátil

Para avaliar a sensibilidade tátil, o enfermeiro deve friccionar um chumaço de algodão sobre a pele do paciente, que deve estar com os olhos fechados, e pedir a ele que relate quando estiver sentindo o toque e a localização. Devem fazer

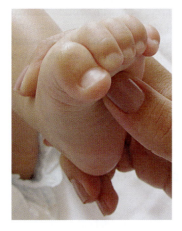

Figura 11.22 Reflexo de preensão plantar.

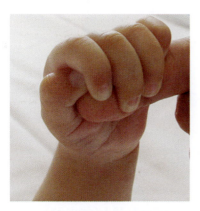

Figura 11.23 Reflexo de preensão palmar.

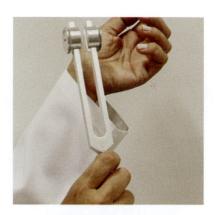

Figura 11.24 Diapasão.

parte do exame os toques nos braços, nos antebraços, nas mãos, no tórax, nas coxas e nas pernas (é preciso comparar as regiões de maneira simétrica). Durante o exame, podem-se detectar hipoestesia (diminuição da sensação do tato), anestesia (ausência da sensação do tato) e hiperestesia (aumento da sensação do tato).[4,12]

Sensação de dor

A sensibilidade dolorosa é testada avaliando a capacidade de o indivíduo perceber uma picada. Para esse teste, devem-se utilizar objetos com a ponta robusta. O enfermeiro precisa, então, tocar o corpo do paciente e pedir a ele para descrever o local onde está sendo o estímulo. Durante o exame, podem-se detectar hipoalgesia (diminuição da sensação de dor), analgesia (ausência da sensação de dor) e hiperalgesia (aumento da sensação de dor).[7]

Sensação de temperatura

Quando a sensação de dor for anormal, deve ser testada a sensação de temperatura (caso contrário, o teste é desnecessário).[5] Para tanto, o enfermeiro pode encher dois tubos de ensaio, um com água quente e outro com água fria e aplicá-los sobre a pele do paciente, que deve dizer que temperatura está sentindo.[4,5,12]

Sensação de vibração

O enfermeiro também pode testar a sensibilidade vibratória (palestesia)[4], utilizando, para tanto, um diapasão (Figura 11.24) sobre as proeminências ósseas do paciente.[21] O teste consiste em bater o diapasão na palma da mão e posicioná-lo sobre uma superfície óssea do primeiro artelho. A seguir, deve-se pedir ao paciente para indicar quando a vibração se inicia e quando cessa. Se não forem percebidas vibrações, o examinador deve colocar o diapasão nos processos ulnares, nos tornozelos, na patela e nas cristas ilíacas (nessa ordem), sempre comparando o lado direito com o esquerdo.[12]

Quando o paciente não consegue perceber a vibração, pode ser indicativo de que ele apresenta uma neuropatia periférica que pode estar associada ao alcoolismo e ao diabetes.[12,21]

Sensação de pressão

Para testar a sensibilidade à pressão (barestesia), o examinador pode realizar uma compressão digital ou manual em qualquer parte do corpo[4], quando o paciente deve identificar qual região foi comprimida.

Sentido de posição

Para testar a capacidade de perceber a posição, o examinador, com os dedos polegar e indicador, segura o hálux do paciente afastando-o dos outros pododáctilos. Enquanto movimenta o hálux para cima e para baixo, o paciente, com os olhos fechados, deve dizer quando o dedo foi movido para cima e quando o foi para baixo. A ausência do sentido de posição pode ser causada por patologias ou lesões em nervos periféricos ou raízes nervosas.[5]

Percepção discriminatória

A avaliação da percepção discriminatória depende da sensibilidade tátil e do sentido de posição, fazendo parte dela as avaliações a seguir.[5]

Estereognosia

Capacidade de identificar um objeto a partir de sua forma e de seu tamanho. Pode ser avaliada colocando-se um pequeno objeto (p. ex., chave, moeda, caneta) na mão do paciente e pedindo a ele que o nomeie pelo tato e por manipulação.[4,5]

Grafestesia

Capacidade de identificar números. Pode ser avaliada a partir da escrita de um número, com a ponta romba de um lápis ou de uma caneta na palma do paciente. Em seguida, pede-se a ele que identifique o número escrito.[5]

Discriminação tátil de dois pontos

Pode ser avaliada utilizando os dois lados de um alfinete ou de uma pinça. O examinador deve tocar um dedo da mão do paciente, ora com a ponta dupla, ora com a ponta única da pinça. A distância mínima entre os dois pontos (ponta dupla da pinça) que o paciente consegue discriminar é, geralmente, menor que 5 mm nas pontas dos dedos.[5]

Localização de pontos

Pode ser avaliada com um leve toque em um ponto da pele do paciente. O examinador deve solicitar ao paciente que aponte o local onde foi tocado.

Extinção

Consiste em tocar simultaneamente áreas correspondentes em ambos os lados do corpo do paciente e, em seguida, perguntar a ele onde sentiu o toque. Nas lesões do córtex sensitivo, o estímulo do lado oposto ao córtex lesado está ausente.[5]

PUPILAS

As pupilas devem ser avaliadas quanto ao diâmetro, à forma e à reação pupilar à luz.

O diâmetro de uma pupila normal varia de 3 a 5 mm.[4,5,14]

O sistema nervoso autônomo (SNA) é responsável pela manutenção do diâmetro pupilar por meio das funções simpática, que leva à dilatação pupilar (midríase), e parassimpática, que leva à constrição pupilar (miose).[4,5,14]

Considera-se uma pupila miótica (Figura 11.25) quando ela mede menos de 3 mm, e midriática (Figura 11.26), quando mede mais de 5 mm.[5]

O melhor meio de expressar o tamanho pupilar é em milímetros. Para tanto, o enfermeiro deve utilizar uma fita milimétrica.

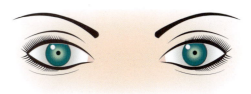

Figura 11.25 Pupilas isocóricas e mióticas.

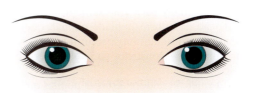

Figura 11.26 Pupilas isocóricas e midriáticas.

A partir da comparação entre as duas pupilas, o examinador pode identificar diâmetros iguais (isocoria) e diferentes. Quando o profissional detecta anisocoria, precisa registrar qual pupila se encontra midriática ou miótica (Figura 11.27).[3,4,14,21]

Na maioria dos indivíduos, as pupilas são isocóricas, mas pupilas anisocóricas são observadas em 25% da população sem que haja relação com uma lesão neurológica.[12]

Porém, é relevante ressaltar que, quando um paciente apresentava pupilas isocóricas e passa a ter pupilas de tamanhos diferentes, pode estar ocorrendo um quadro de herniação cerebral, hematoma subdural ou epidural e aumento de pressão intracraniana (PIC).[3]

Pupilas mióticas podem ser observadas em pacientes sob efeito de opioides e lesões em ponte. A midríase ocorre em pacientes com lesões neurológicas mesencefálicas, em parada cardiorrespiratória e em uso de fármacos anticolinérgicos (intoxicação por esse tipo de medicação).[3]

Geralmente, a forma pupilar é circular e bem centrada. A irregularidade do contorno pupilar é chamada de discoria.[4]

Outras formas patológicas identificadas são:[14]

- Ovoide: sinal precoce de herniação relacionada com aumento da PIC
- Buraco de fechadura: comumente identificada em pacientes submetidos à cirurgia de catarata
- Forma irregular: relacionada com trauma orbital.

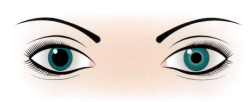

Figura 11.27 Pupilas anisocóricas com midríase à direita.

Também faz parte do exame das pupilas a avaliação da fotorreatividade pupilar, que depende dos músculos intrínsecos do globo ocular (dilatador e constritor da pupila, inervados pelo SNA).

O enfermeiro deve testar as pupilas quanto aos reflexos fotomotor direto e consensual.[14,24]

Para a avaliação do reflexo fotomotor, o enfermeiro deve, inicialmente, pedir ao paciente (se ele estiver com os olhos abertos) para fechar os olhos por, aproximadamente, 10 s.

Para testar o reflexo fotomotor direto (Figura 11.28), o enfermeiro deve pedir ao paciente para abrir os olhos e incidir um foco de luz sobre um deles, verificando se a pupila se contrai (miose). A pupila normal se contrai-se rapidamente.[24] A seguir, deve pedir ao paciente para fechar os olhos novamente e, após 10 s, repetir o exame, incidindo o foco de luz no outro olho.

Para testar o reflexo fotomotor consensual, o enfermeiro deve incidir o foco de luz sobre um olho e verificar se ocorre miose no outro. A pupila do outro olho deve contrair simultaneamente e com a mesma intensidade.[24] A seguir, deve-se pedir ao paciente para fechar os olhos novamente e, após 10 s, repetir o exame, incidindo o foco de luz no outro olho.

O nervo craniano responsável pelo reflexo fotomotor é o oculomotor. Havendo lesão nesse nervo, a pupila permanece fixa e fica midriática.

Pupilas não reativas também podem sugerir acometimentos mesencefálicos causados por edema, hemorragia, isquemia e contusões cerebrais.

Pupilas pouco reativas podem indicar distúrbios metabólicos e lesões no diencéfalo. Na Figura 11.29 são apresentados fatores relacionados com evidências de pupilas anormais.

Em RN abaixo de 30 semanas, as pupilas não reagem à luz e se encontram dilatadas. A ausência de fotorreatividade pupilar, especialmente após 3 semanas de vida, sugere cegueira.[12]

SINAIS DE IRRITAÇÃO MENÍNGEA

Ao realizar o exame neurológico, o enfermeiro deve pesquisar sinais de irritação meníngea.

Pacientes com irritação meníngea costumam manifestar rigidez de nuca e não conseguem realizar movimentos com a cabeça de maneira apropriada. Além disso, apresentam vômito em jato, febre e cefaleia, sinal de Brudzinski e de Kernig positivos.[1,4,21]

Para avaliar se o paciente tem rigidez de nuca, o enfermeiro deve pedir a ele para olhar para baixo, para cima e para os lados. Caso ele não esteja consciente, não havendo história de trauma, o enfermeiro deve movimentar-lhe a cabeça e avaliar se há rigidez.

Além disso, o enfermeiro deve observar a ocorrência dos sinais de Brudzinski e de Kernig.

Para checar se há o sinal de Brudzinski, o enfermeiro deve tentar movimentar a cabeça do paciente com uma das mãos e, com a outra, fazer pressão sobre o esterno. Quando há irritação meníngea, o paciente apresenta flexão das pernas, ou seja, Brudzinski positivo (Figura 11.30).[4,16,21]

Para avaliar o sinal de Kernig, o enfermeiro deve flexionar a perna do paciente sobre a bacia apoiando o seu calcanhar com uma das mãos. A queixa de um desconforto atrás do joelho durante a extensão da perna é normal, porém a de dor não. O relato de dor e o aumento da resistência à extensão da perna constituem o sinal de Kernig. Quando isso ocorre bilateralmente, sugere irritação meníngea.[4,16,21]

PARES DE NERVOS CRANIANOS

Também faz parte do exame físico neurológico a avaliação dos doze pares de nervos cranianos. Conduzido pelos enfermeiros, sua finalidade

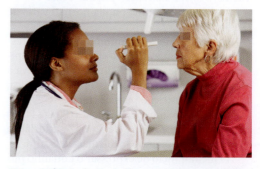

Figura 11.28 Avaliação da fotorreatividade pupilar (reflexo fotomotor direto).

deve ser diagnosticar necessidades desequilibradas em decorrência de lesões e de comprometimento nesses nervos.

I par | Nervo olfatório

➤ Função. Olfação.

➤ Exame. O paciente é instruído a fechar os olhos e uma narina. A seguir, o enfermeiro deve aproximar uma substância volátil e não irritante, como pó de café (uma substância que o paciente conheça), e pedir ao paciente que a identifique. Nos RN, raramente é avaliado.[17] Em crianças maiores, devem ser usadas substâncias conhecidas compatíveis com a idade.

➤ Achados patológicos. Anosmia (ausência total de olfato), hiposmia (diminuição do olfato), parosmia (percepção alterada do odor) e cacosmia (alucinações olfatórias).[1,3,4,16,21]

➤ Observações. Diante de um paciente com alterações olfatórias, o enfermeiro deve ficar atento à segurança física deste, pois pode comer alimentos estragados ou mesmo deixar

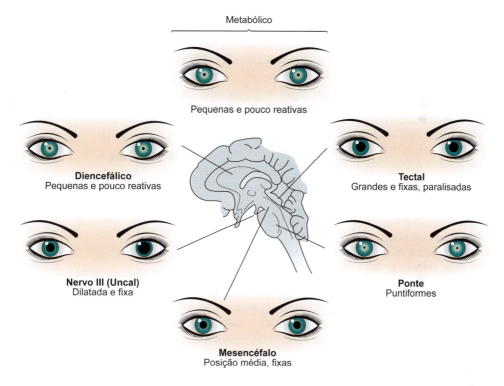

Figura 11.29 Pupilas anormais.

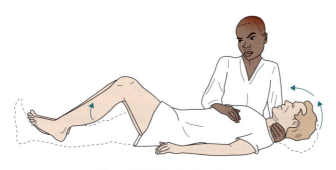

Figura 11.30 Brudzinski positivo.

o gás vazando e não perceber. O profissional deve estar atento também à necessidade de cuidado corporal do paciente, que pode estar comprometido (pois ele pode estar exalando um odor desagradável e não sentir o cheiro), bem como ao seu hábito alimentar, que também pode estar prejudicado, em virtude de não sentir o cheiro do alimento.

II par | Nervo óptico

▸ **Função.** Visão central (acuidade visual), visão periférica (campo visual) e visão das cores.
▸ **Exame.** Para testar a acuidade visual, um dos métodos utilizado é o quadro (tabela ou escala) de Snellen (Figura 11.31).

Antes de realizar o teste, o enfermeiro deve perguntar se o paciente utiliza lentes de contato ou óculos. Caso o paciente o faça para longe, as lentes ou os óculos devem ser mantidos durante o teste. Apenas óculos ou lentes para perto devem ser removidos durante a avaliação.[14]

O quadro de Snellen deve ser colocado em um ponto bem iluminado, na altura dos olhos do paciente, a aproximadamente 1,5 m do chão e 6 m de distância do paciente. Ele contém linhas com letras de tamanhos diferentes dispostas em sequências de dimensões decrescentes.[4]

Durante o exame, o enfermeiro deve solicitar que o paciente oclua alternadamente cada olho, com a palma, ou com um oclusor, de forma a não enxergar entre os dedos e não comprimir o globo ocular durante o teste. A seguir, deve pedir ao paciente (alfabetizado) para ler as letras presentes nas linhas do quadro, de cima para baixo e anotar o número correspondente à menor linha que ele conseguir ler corretamente.[4,14]

A acuidade visual é designada por uma fração: em um adulto e em crianças acima de 6 anos é considerada normal a graduação 20/20. O numerador dessa fração corresponde à distância entre o paciente e o quadro. O denominador (em pés ou metros) significa a distância em que o objeto seria percebido com visão normal.[1,4,14]

Quanto maior o número do denominador, pior está a visão do paciente.[14] Se ele não conseguir ler nem mesmo as letras ou identificar as imagens, o enfermeiro deve diminuir a distância entre o paciente e a cartela até que ele consiga enxergar alguma coisa. Deve-se registrar a nova distância utilizada.[5,14]

Com pacientes que não consigam identificar as letras (como analfabetos e crianças), o enfermeiro pode realizar o teste da contagem

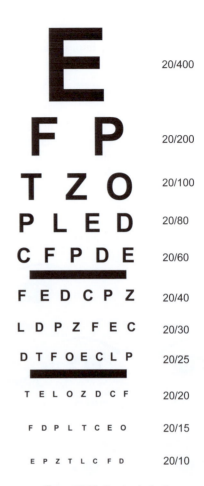

Figura 11.31 Quadro de Snellen.

de dedos pedindo para dizerem quantos dedos foram colocados na frente de seus olhos. Cabe ressaltar que o paciente deve ocluir um dos olhos de cada vez. O examinador pode ir se aproximando do paciente até ele responder o que vê, devendo sempre registrar a distância.[14]

Essa pode ser uma opção para enfermeiros que não disponham, no momento do exame físico, do quadro de Snellen para poder avaliar a acuidade visual dos pacientes. Nesses casos, pode-se também pedir ao paciente para identificar objetos no ambiente onde ele se encontra ou dizer se a luz de uma lanterna se encontra acesa ou apagada.

Quando o paciente é analfabeto, pode-se utilizar um quadro construído com objetos, animais ou o gráfico do E (Figura 11.32). Ao usá-lo, o enfermeiro deve pedir ao paciente para cobrir um olho. A seguir, precisa apontar para um E no gráfico e solicitar ao paciente que aponte a direção para a qual a letra está vol-

Capítulo 11 ❖ Exame Neurológico 107

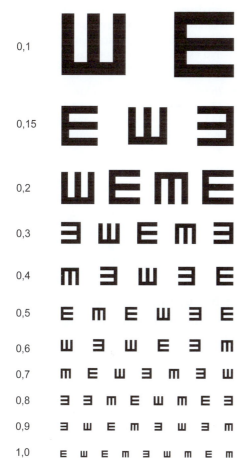

Figura 11.32 Gráfico do E.

tada. O enfermeiro deve fazer o teste de cima para baixo e anotar o número da última linha que corresponde àquela na qual o paciente leu a maioria das letras.[1]

Ao utilizá-lo, o enfermeiro deve pedir que o paciente cubra um olho. A seguir, o profissional aponta para um E no gráfico e solicita que ele assinale a direção para qual a letra está voltada. O teste é realizado de cima para baixo e anota-se o número da última linha, que corresponde ao fato de que o paciente identificou a maioria dos E que a compõem.[4]

Ao realizar os testes de acuidade visual, é fundamental que se evite pressionar o globo ocular, uma vez que tal pressão pode acarretar distorções na imagem e diminuição da acuidade visual,[1,4,14] falseando o resultado do teste.

O enfermeiro também deve avaliar a acuidade visual do paciente a curta distância, sobretudo em indivíduos com mais de 40 anos ou que citam uma dificuldade crescente com a leitura.[13] Para tanto, pode utilizar uma cartela especial, como o cartão de Jaeger (Figura 11.33), que também contém vários tamanhos de letras. Durante o teste, a luminosidade do ambiente deve ser garantida e é preciso manter uma distância dos olhos de 35 cm. Cada olho deve ser examinado isoladamente, devendo o outro ser coberto com um cartão opaco. A acuidade visual normal, utilizando o cartão de Jaeger, é graduada em 14/14.[1,14]

Quando o enfermeiro não dispõe de cartelas que favoreçam o rastreamento visual a curta distância, pode solicitar ao paciente (alfabetizado) que faça a leitura de uma frase escrita em um livro, uma revista, um jornal.[14]

Se for detectado prejuízo na acuidade visual do paciente, o enfermeiro deve obter informações acerca do início dos sintomas, bem como se a manifestação foi progressiva ou súbita.

É importante salientar que a existência, ou não, de dor junto com a perda da visão é um dado relevante, uma vez que a perda súbita da visão sem qualquer sensação dolorosa sugere oclusão vascular retiniana e deslocamento da retina. Nos quadros de lesão aguda do nervo óptico, há relato de dor associada à perda súbita de visão. Já quando as lesões são crônicas, costuma haver diminuição gradual da visão e ausência de dor.[4]

Quando a perda da visão é parcial, define-se como ambliopia. Quando a perda é total, o termo usado é amaurose. A ambliopia e a amaurose podem ocorrer em um ou ambos os olhos de maneira súbita ou gradual.[4]

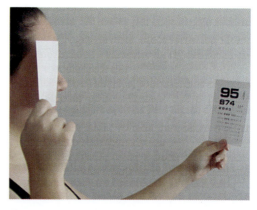

Figura 11.33 Teste de curta distância com cartão de Jaeger.

Faz parte da avaliação do nervo óptico o exame do campo visual, que possibilita uma investigação sobre a percepção visual periférica do paciente.

Para testar o campo visual, o enfermeiro deve posicionar-se 60 cm à frente do paciente, com os olhos posicionados no mesmo nível dos dele. A seguir, o examinador deve orientar o paciente a tampar um dos olhos com o cartão opaco ou com a palma e, com o olho descoberto, olhar diretamente para um ponto fixo no rosto do examinador (p. ex., para a ponta do nariz do enfermeiro).[14]

O enfermeiro também deve cobrir o próprio olho (o olho oposto ao ocluído pelo paciente). O enfermeiro precisa, então, deslizar o seu dedo ou um objeto (p. ex., uma caneta) das áreas periféricas do campo visual para a área central. O paciente deve permanecer olhando para o ponto fixo na face do examinador (p. ex., nariz) e relatar imediatamente quando começar a ver o dedo ou o objeto.[14]

É importante que sejam testados os campos visuais superior, inferior, temporal e nasal. A avaliação do campo visual também é denominada campimetria.[14]

Se a visão periférica do paciente e a do enfermeiro estiverem normais, ambos deverão enxergar o objeto ao mesmo tempo. Para descrever se o campo está normal ou não, o enfermeiro deverá estimar o ângulo entre o eixo anteroposterior do olho e o eixo periférico no qual o dedo ou o objeto começa a ser visto. Os resultados normais são 50° para cima, 90° na região temporal, 70° para baixo e 60° na região nasal (Figura 11.34).[14]

O RN exibe resposta visual à luz e tem preferência pela face humana ao nascimento. Para realizar o teste no nervo óptico em RN, o enfermeiro deve utilizar uma fonte luminosa a 30 cm dos olhos do bebê e observar se ocorre a lateralização da cabeça ou o piscamento palpebral.[17]

No exame do nervo óptico do RN podem estar presentes as seguintes reações:

- 26 semanas: piscar com a luz
- 32 semanas: fechar olhos ao estímulo
- 34 semanas: 90% olham para uma bola vermelha e são capazes de segui-la
- 37 semanas: seguem luz fraca.

▶ Observações. Diante de um paciente com comprometimento visual (seja na acuidade, seja no campo visual), o enfermeiro deve ficar atento à sua necessidade de segurança física, pois pode se machucar. Além disso, uma alteração na percepção visual pode comprometer sua necessidade de autoestima e de aceitação por se tornar dependente do auxílio de outras pessoas.

III, IV e VI pares | Nervos oculomotor, troclear e abducente

▶ Função. Os três nervos são responsáveis pelos movimentos extraoculares, sendo o oculomotor o responsável pela maioria dos movimentos oculares, o abducente pelo movimento lateral e o troclear pelo movimento para baixo e para dentro.[1] O nervo oculomotor também é responsável pela elevação das pálpebras e pelo reflexo fotomotor das pupilas.[1,3,4,16,21]

▶ Exame. Para avaliar a movimentação do globo ocular, o enfermeiro deve se posicionar à frente do paciente e pedir a ele que acompanhe com o olhar a movimentação de seu dedo ou de um objeto. É importante o enfermeiro frisar ao paciente que ele deve permanecer com a cabeça parada e seguir o movimento do dedo ou do objeto apenas com os olhos (Figura 11.35).[14]

O enfermeiro deve manter seu dedo ou o objeto afastado do paciente cerca de 40 cm, a fim de que ele possa focalizá-lo confortavelmente nos sentidos horizontal (lados direito e esquerdo), vertical (para cima e para baixo) e oblíquo (movimento oblíquo superior direito e esquerdo, movimento oblíquo inferior direito e esquerdo).[14,21]

Durante o teste, o enfermeiro deve avaliar se o paciente movimenta os olhos em paralelo (movimento conjugado) ou se eles não se movem paralelamente (estrabismo) enquanto acompanham o dedo do enfermeiro ou o objeto.[14,21]

O estrabismo (Figura 11.36) pode ser classificado como convergente (quando há desvio de

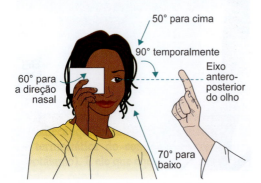

Figura 11.34 Teste do campo visual: angulação normal.

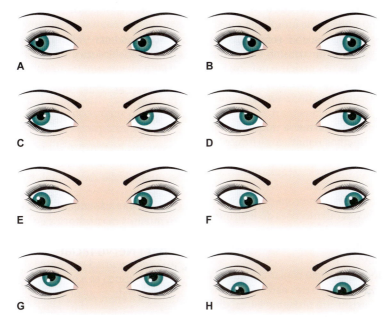

Figura 11.35 **A** a **H.** Movimentos oculares.

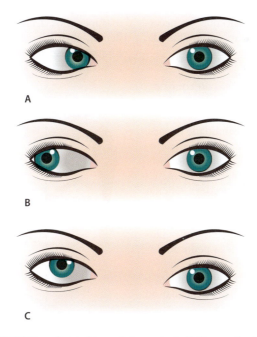

Figura 11.36 Tipos de estrabismo. **A.** Convergente. **B.** Divergente e **C.** Vertical.

um dos olhos para dentro), divergente (quando há desvio para fora) ou vertical (quando um olho fica mais alto ou mais baixo do que o outro).[1]

O estrabismo pode levar à diplopia ou visão dupla, ou seja, o paciente vê as imagens em dobro e, por esse motivo, costuma fechar um dos olhos na tentativa de corrigir o defeito. Em geral, está associado à paresia ou paralisia de um ou mais músculos ligados aos movimentos dos olhos.

Durante o teste, o enfermeiro pode detectar nistagmo – movimentos repetitivos, rítmicos e involuntários dos olhos. O nistagmo é provocado por impulsos motores irregulares para os músculos extraoculares, que podem decorrer de transtornos oculares, comprometimentos cerebrais e inflamações ou infecções do labirinto. É importante ressaltar que o nistagmo, geralmente, vem acompanhado da diminuição da acuidade visual.[1,4,14,21]

No RN, a movimentação ocular espontânea mostra a integridade desses três pares de nervos cranianos. Pode existir um nistagmo lateral discreto ao nascer. Caso haja um nistagmo grosseiro, é possível haver lesão de tronco encefálico.[17]

▶ **Observações.** Diante de um paciente com comprometimento na movimentação ocular, o enfermeiro deve considerar que o seu campo visual ficará alterado e que ele estará mais sujeito aos riscos de se machucar, visto que sua necessidade de segurança física estará desequilibrada.

V par | Nervo trigêmeo

▶ **Função.** Sensibilidade da face e do couro cabeludo, reflexo córneo-palpebral e motricidade dos músculos mastigatórios.

▶ **Exame.** Para observar a sensibilidade da face, o examinador deve utilizar uma gaze, para tocar a fronte, o queixo e a face lateral do rosto do paciente (sempre comparando as duas metades); enquanto realiza o exame, deve solicitar que o paciente (de olhos fechados) localize o toque e descreva o seu tipo.

Para avaliar a motricidade dos músculos mastigatórios, o enfermeiro deve pedir ao paciente para mover a mandíbula de um lado para o outro e cerrar os dentes. Deve ficar atento à dificuldade do paciente em cerrar o maxilar ou movê-lo até o lado oposto.[1,3,4,16,21]

Para testar o reflexo córneo-palpebral, deve-se solicitar ao paciente olhar para cima e para longe. A seguir, o profissional deve se aproximar pelo lado oposto (fora da linha de visão do paciente) e tocar levemente o globo ocular com uma mecha de algodão. O esperado é que o paciente pisque e apresente lacrimejamento.[1,3,4,16,21]

No RN, o nervo trigêmeo é responsável pela resposta de careta quando a face sofre estimulação com objeto com ponta robusta.

▶ **Observações.** Quando o paciente apresenta lesões no nervo trigêmeo, o enfermeiro deve ficar atento à necessidade de segurança do paciente, já que podem ocorrer lesões na córnea por comprometimento do reflexo córneo palpebral e lesões na face decorrentes da diminuição ou ausência da sensibilidade facial. Além disso, o paciente pode apresentar risco de aspiração e deglutição prejudicada, uma vez que os movimentos mastigatórios estão prejudicados.

VII par | Nervo facial

▶ **Função.** Motricidade da face e sensibilidade gustativa dos dois terços anteriores da língua. Com a face em repouso avalia-se a simetria das fissuras palpebrais e da comissura labial.[17]

▶ **Exame.** Para fazer o exame do nervo facial, o enfermeiro deve avaliar a face do paciente, tanto em repouso (avaliar a ocorrência de ptose palpebral) quanto em movimento. Para avaliar a face durante a movimentação, o enfermeiro deve pedir ao paciente para enrugar a testa, franzir os supercílios, fechar as pálpebras, mostrar os dentes, abrir a boca e assobiar (Figura 11.37). Enquanto isso, o enfermeiro deve-se estar atento à ocorrência de assimetrias faciais.[1,3,4,16,21]

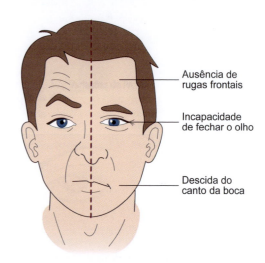

Figura 11.37 Avaliação da simetria facial.

Para testar a sensibilidade gustativa, o examinador deve colocar, de maneira alternada, um algodão embebido com substâncias amargas, salgadas, azedas e doces (sal, limão e açúcar) na parte anterior da língua do paciente e solicitar a ele que sinta e identifique o gosto (também pode ser utilizado um conta-gotas). O enfermeiro deve observar se o paciente consegue diferenciar e identificar corretamente os sabores (Figura 11.38) ou se apresenta ageusia (não sente gosto) ou hipoageusia (diminuição do gosto).[1,3,4,16,21]

No RN, a observação da mímica facial durante o choro é útil na detecção de assimetrias. A observação em repouso possibilita a identificação de alterações na simetria da comissura labial.[17,23]

▶ Observações. Uma lesão no nervo facial ocasionando paralisia facial pode provocar desequilíbrios nas necessidades de autoestima e de aceitação. Além disso, o paciente pode apresentar comprometimento na nutrição e na percepção sensorial gustativa.

VIII par | Nervo vestibulococlear

▶ Função. Audição (ramo coclear), equilíbrio e postura (ramo vestibular).
▶ Exame. Para testar o ramo coclear, um dos ouvidos do paciente deve ser ocluído enquanto o enfermeiro sussurra alguma frase ou estala os dedos no outro ouvido. O procedimento deve ser repetido com o outro ouvido para que as respostas sejam comparadas. A avaliação desse nervo (porção vestibular) também envolve pesquisar o surgimento de nistagmo (tremor do globo ocular), de desvio lateral durante a marcha, de desvio postural e do Sinal de Romberg.[1,3,4,16,21]

O nistagmo é um dos sinais vestibulares mais frequentes do comprometimento vestibular, porém tende a desaparecer com a cronificação da doença.

Para avaliar a marcha, o enfermeiro pode realizar o Teste de Romberg e a sequência da marcha, conforme descrito no Capítulo 7.[1,3,4,16,21]

No RN, o enfermeiro deve dar uma batida de palmas a 30 cm de cada ouvido da criança e observar se ocorre resposta ao estímulo com piscamento dos olhos e procura pelo barulho produzido próximo a cada ouvido.[17]

▶ Observações. Pacientes com lesão nesse nervo comumente apresentam necessidade de segurança, de locomoção e de atividade física comprometidas em virtude da possibilidade de quedas e de baixa acuidade auditiva.

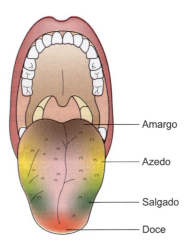

Figura 11.38 Papilas gustativas.

IX par | Nervo glossofaríngeo

▶ Função. Esse nervo inerva músculos faríngeos que participam do processo de deglutição, da sensibilidade gustativa do terço posterior da língua, da musculatura da amígdala e do palato mole.
▶ Exame. Para explorar a sensibilidade posterior da língua, utiliza-se o mesmo método já descrito na semiologia do nervo facial. Para avaliar a movimentação e a simetria do palato mole, o paciente deve ser instruído a abrir a boca e dizer "AH!", enquanto o examinador observa a elevação e a contração do palato mole e da úvula. O reflexo de deglutição deve ser avaliado atentando-se aos sinais de disfagia (dificuldade de deglutir) e queixa de dor ao deglutir.[1,3,4,16,21] No RN, o enfermeiro deve testar esse nervo utilizando um abaixador de língua. Espera-se a elevação da úvula de maneira simétrica.[23]

▶ Observações. Comprometimentos no nervo glossofaríngeo prejudicam a necessidade de segurança física, de nutrição e de percepção dos órgãos dos sentidos.

X par | Nervo vago

▶ Função. Motricidade do palato, da faringe e da laringe, inervação parassimpática das vísceras toracoabdominais e sensibilidade visceral.
▶ Exame. O enfermeiro deve tocar a parte posterior da língua do paciente para estimular a faringe e desencadear o reflexo de vômito. A emissão da voz deve ser avaliada, inclusive quanto à ocorrência de rouquidão. É investigada, também, a simetria da úvula e do palato mole.[1,3,4,16,21] No

RN, o enfermeiro deve testar esse nervo utilizando um abaixador de língua. A resposta esperada é a presença do reflexo de vômito.

▸ Observações. Comprometimentos no nervo vago expõem o paciente ao desequilíbrio em relação às necessidades de segurança física, oxigenação e regulação vascular e neurológica.

XI par | Nervo acessório

▸ Função. Inervação da laringe, do trapézio e do esternocleidomastóideo.
▸ Exame. O enfermeiro deve inspecionar a simetria e a ocorrência de atrofia das massas musculares do pescoço, dos ombros e das escápulas, enquanto o paciente levanta os ombros e gira a cabeça. Além disso, deve avaliar se a força empregada para a movimentação da cabeça e dos ombros é a mesma dos dois lados.

Para essa avaliação, deve-se pedir ao paciente para fazer uma rotação da cabeça contra resistência aplicada pelo enfermeiro (em ambos os lados) e para elevar os ombros contra resistência exercida pelo examinador.[1,3,4,16,21]

Na criança, testa-se a resposta observando a rotação da cabeça e a força de elevação dos ombros. No RN, é difícil a avaliação desse nervo.[17]

▸ Observações. Comprometimentos no nervo facial expõem o paciente a cuidado corporal e à locomoção prejudicados.

XII par | Nervo hipoglosso

▸ Função. Responsável pela movimentação da língua.
▸ Exame. A língua deve ser inspecionada no interior e no exterior da boca. Para tanto, o enfermeiro pode pedir ao paciente para empurrar as bochechas com a língua enquanto ele a apalpa (na bochecha), verificando a força/simetria do movimento.

Além disso, deve solicitar ao paciente que coloque a língua para fora e a movimente para cima, para baixo e para os lados (Figura 11.39).

Enquanto o paciente realiza os movimentos, o enfermeiro deve pesquisar a ocorrência de atrofias, desvio em relação à linha média e tremores. Nas lesões do nervo hipoglosso, a língua se desvia para o lado paralisado.

No RN, esse nervo é testado pela sucção do dedo do examinador.[17]

▸ Observações. Comprometimentos do nervo hipoglosso expõem o paciente a comprometimentos relacionados com as necessidades de segurança física, comunicação e nutrição.

TÍTULOS DIAGNÓSTICOS DA NANDA-I[26] EVIDENCIADOS POR CARACTERÍSTICAS DEFINIDORAS E FATORES DE RISCO IDENTIFICADOS EM INDIVÍDUOS COM ALTERAÇÕES NEUROLÓGICAS

Alterações neurológicas podem promover alterações no nível de consciência e desencadear quadros de:

- Confusão aguda
- Confusão crônica (neste caso, quando essa evidência está vigente há mais de 6 meses)
- Processos de pensamento perturbados
- Memória prejudicada
- Síndrome da interpretação ambiental prejudicada.

Diante de pacientes com prejuízo no nível de consciência e/ou comprometimento motor

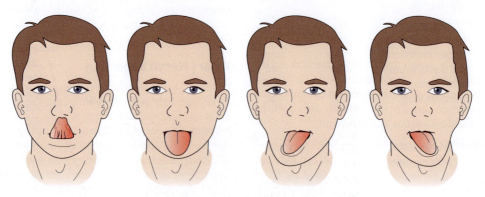

Figura 11.39 Avaliação da movimentação da língua.

e sensitivo, os enfermeiros precisam ficar atentos à ocorrência de:

- Negligência unilateral
- Disreflexia autonômica
- Mobilidade no leito prejudicada
- Mobilidade física prejudicada
- Capacidade de transferência prejudicada
- Deambulação prejudicada
- Ato de levantar-se prejudicado
- Déficit no autocuidado para banho
- Déficit no autocuidado para higiene íntima
- Déficit no autocuidado para vestir-se
- Risco de quedas
- Risco de disfunção neurovascular periférica.

Todas essas condições impactam no dia a dia dos familiares dos pacientes, que podem levar a uma situação de crise e uma exaustão, desencadeando um quadro de:

- Enfrentamento familiar comprometido
- Controle emocional instável.

Também é importante considerar que comprometimentos motores podem aumentar a vulnerabilidade ao desenvolvimento de uma percepção negativa do próprio valor, expondo o paciente a condições de:

- Risco de baixa autoestima situacional
- Desesperança.

Vale considerar também que pacientes com irritação meníngea comumente apresentam:

- Náusea
- Dor aguda
- Hipertermia.

Diante de pacientes com diminuição do nível de consciência, alterações pupilares, nistagmo, decorticação, descerebração, plegia e paresia, caberá ao enfermeiro utilizar o pensamento crítico para identificar os fatores relacionados com essas evidências e avaliar se tais manifestações caracterizam condições que, somadas ao aumento da PIC, traduzem um quadro de:

- Capacidade adaptativa intracraniana diminuída.

Também é importante considerar que comprometimentos neurológicos que levem a prejuízo na consciência, comprometimento motor e de sensibilidade expõem os pacientes a diversas condições de risco, que precisam ser continuamente monitorados pelos enfermeiros. São eles:

- Risco de síndrome do desuso
- Risco de integridade da pele prejudicada
- Risco de úlcera por pressão
- Risco de integridade tissular prejudicada
- Risco de quedas
- Risco de olho seco
- Risco de lesão na córnea
- Risco de disfunção neurovascular periférica.

Comprometimentos em nervos cranianos cujas funções associam-se à sensibilidade gustativa e movimentação da língua, palato e mandíbula podem ocasionar quadros de:

- Nutrição desequilibrada: menor que as necessidades corporais
- Deglutição prejudicada
- Déficit no autocuidado para alimentação.

REFERÊNCIAS BIBLIOGRÁFICAS

1. Jensen S. Semiologia para a enfermagem: conceitos para a prática clínica. Rio de Janeiro: Guanabara Koogan; 2013.
2. PHTLS: Atendimento pré-hospitalar ao traumatizado – básico e avançado. 6. ed. Rio de Janeiro: Elsevier; 2004.
3. Morton PG, Fontaine D, Hudak CM, Gallo BM. Cuidados críticos de enfermagem: uma abordagem holística. 8. ed. Rio de Janeiro: Guanabara Koogan; 2007.
4. Porto, CS. Semiologia médica. 7. ed. Rio de Janeiro: Guanabara Koogan; 2014.
5. Koizumi MS, Diccini S. Enfermagem em neurociência: fundamentos para a prática clínica. São Paulo: Atheneu; 2006.
6. Andrade AF, Carvalho R do C, Amorim RLO de, Paiva WS, Figueiredo EG, Teixeira MJ. Coma e outros estados de consciência. Revista médica. 2007;86(3):123-32.
7. Teasdale G, Jennet B. Assessment of coma and impaired consciousness. Lancet. 1979; 13(7):81-3.
8. Koizumi MS, Araujo GL de. Escala de Coma de Glasgow: subestimação em pacientes com respostas verbais impedidas. Acta Paul Enferm. 2005;18(2):136-42.
9. Ramsay MA, Savege TM, Simpson BR, Goodwin R. Controlled sedation with alphaxalone-alphadolone. Br Med J. 1974;2(5920):656-9.
10. Ely EW, Truman B, Shintani A, Thomason JW, Wheeler AP, Gordon S et al. Monitoring sedation status over time in ICU patients: reliability and validity of the Richmond Agitation-Sedation Scale (RASS). JAMA. 2003; 289(22):2983-91.
11. Mendes CL, Vasconcelos LCS, Tavares JS, Fontan SB, Ferreira DC, Diniz LAC et al. Escalas de Ramsay e Richmond são equivalentes para a avaliação do nível de sedação em pacientes gravemente enfermos. Rev Bras Ter Intensiva. 2008;20(4):344-8.

12. Piva JP, Carvalho PC, Celiny P. Terapia intensiva pediátrica. 4. ed. Rio de Janeiro: Medsi; 1997.
13. American Heart Association. Suporte Avançado de Vida em Pediatria (PALS) – Livro do Profissional de Saúde. Guarulhos: Artes Gráficas e Editora Sesil; 2008.
14. Jarvis C. Exame físico e avaliação de saúde. 3. ed. Rio de Janeiro: Guanabara Koogan; 2003.
15. Barros ALL de. Anamnese e exame físico: avaliação diagnóstica de enfermagem no adulto. 2. ed. Porto Alegre: Artmed; 2010.
16. López ML, Medeiros JL. Semiologia médica: as bases do diagnóstico clínico. 5. ed. Rio de Janeiro: Revinter; 2004.
17. Rodrigues YT, Rodrigues PPB. Semiologia pediátrica. 3. ed. Rio de Janeiro: Guanabara Koogan; 2009.
18. VanPutte C, Regan J, Russo A. Seeley's essentials of anatomy & physiology. 7. ed. Nova York: McGraw Hill; 2010.
19. Potter PA, Perry AG. Fundamentos de enfermagem. 7. ed. Rio de Janeiro: Elsevier; 2009.
20. Puccini RF, Hilário MOE. Semiologia da criança e do adolescente. Rio de Janeiro: Guanabara Koogan; 2008.
21. Bickey LS. Propedêutica médica. 10. ed. Rio de Janeiro: Guanabara Koogan; 2010.
22. Maia PC. O enfermeiro e a avaliação do desenvolvimento neuromotor do lactente [Dissertação]. Fortaleza: Universidade Federal do Ceará; 2013.
23. Martins MA, Viana MRA, Vasconcellos MC, Ferreira RA. Semiologia da criança e do adolescente. Rio de Janeiro: MedBook; 2010.
24. Rosana FP, Hilário MOE. Semiologia da criança e do adolescente. Rio de Janeiro: Guanabara Koogan; 2008.
25. Ricci SS. Enfermagem materno-neonatal e saúde da mulher. Rio de Janeiro: Guanabara Koogan; 2008.
26. NANDA-I. Diagnósticos de enfermagem: definições e classificação 2015-2017. Porto Alegre: Artmed; 2015.

12 Exame da Cabeça

Meire Chucre Tannure, Ana Maria Pinheiro,
Hercília Najara Ferreira de Souza e
Talline Arêdes Hang-Costa

INTRODUÇÃO

O crânio e a face formam a cabeça, uma estrutura complexa que protege o cérebro e os órgãos do sentido.[1]

O crânio é um compartimento ósseo revestido pelo couro cabeludo.[1] Ele é composto pelos ossos: frontal, occipital, parietal e temporal.[2,3] Já a face (cujo exame é descrito no Capítulo 7) é constituída por ossos como mandibular, maxilar, nasal, lacrimal, zigomático e esfenoide, conforme apresentado na Figura 12.1.

Ao examinar a cabeça dos pacientes, o enfermeiro deve descrever a localização dos achados de acordo com a nomenclatura dessas estruturas ósseas[2] e avaliar: contorno e tamanho do crânio; posição e movimentação da cabeça; integridade, coloração da pele e sensibilidade do couro cabeludo; implantação, características e higienização do cabelo; face (ver Capítulo 7), olhos (ver Capítulo 13) e supercílios, orelhas (ver Capítulo 14), nariz e seios paranasais (ver Capítulo 15), lábios e cavidade oral (ver Capítulo 16).

CONTORNO E TAMANHO DO CRÂNIO

Durante a avaliação do contorno e tamanho do crânio, realizam-se técnicas de inspeção e palpação com as polpas digitais. O objetivo é identificar assimetrias, deformidades, protuberâncias, cicatrizes e tumorações.[4] Em recém-nascidos e lactentes, também devem ser avaliadas as suturas e fontanelas.[1,5,6]

As suturas (frontal, coronária, sagital e lambdoide) são junções existentes entre os ossos do crânio (Figura 12.2).[7] Ao nascimento, elas não estão enrijecidas, o que possibilita que o crânio passe pelo canal de parto mais facilmente.[3] Por isso, ao nascimento, a cabeça do bebê pode se apresentar discretamente assimétrica e/ou alongada, em decorrência da moldagem do crânio por meio do canal de parto.[2]

Na junção das suturas, existem espaços mais amplos de tecido membranoso não ossificado, denominados fontanelas.[7]

As duas fontanelas mais proeminentes em recém-nascidos são a superior (bregma), formada pela junção das suturas frontal, coronária e sagital, e a posterior, constituída pela junção das suturas sagital e lambdoide. A fontanela anterior tem a forma de um losango, e a posterior, de um triângulo (Figura12.2).[7]

Durante a palpação das suturas e fontanelas (Figura 12.3), o enfermeiro deve considerar que as primeiras parecem fendas entre os ossos do crânio e as segundas, locais macios na junção das suturas, sendo lisas, firmes e bem

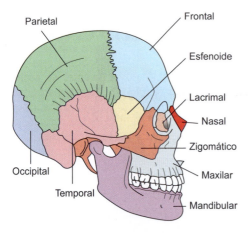

Figura 12.1 Ossos do crânio.

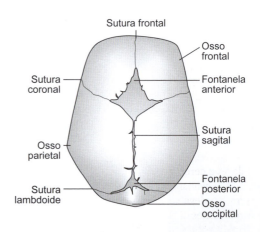

Figura 12.2 Suturas e fontanelas. Adaptada de Jensen, 2016.[3]

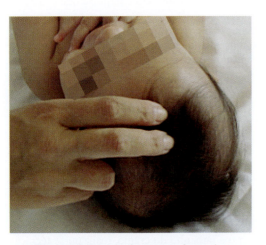

Figura 12.3 Palpação das suturas e fontanelas.

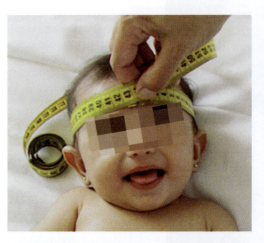

Figura 12.4 Técnica para medição do perímetro cefálico.

demarcadas.[7] Às vezes, é possível perceber discretas pulsações arteriais na fontanela anterior.[8]

Quando as fontanelas se encontram tensas e abauladas, é indicativo aumento da pressão intracraniana (PIC) e, quando deprimidas, de desidratação.[3] Em geral, a fontanela posterior se fecha entre 1 e 2 meses, e a anterior entre 7 e 19 meses.[2,3,5,7]

Em recém-nascidos e lactentes, também é importante avaliar o perímetro cefálico (conforme Capítulo 8) posicionando uma fita métrica na região frontal (no nível da glabela e das bordas supraorbitárias) e na região mais saliente do osso occipital (Figura 12.4).[6]

Como descrito no Capítulo 8, o valor de referência para o diâmetro cefálico médio ao nascimento é de 35 cm para meninos e 34 cm para meninas.

Variações na cabeça, como formato e diâmetro cefálico, podem estar relacionadas com a estrutura familiar ou altura e peso[2,4], entretanto também podem ser decorrentes de anormalidades.[8]

Condições como aumento anormal do líquido cefalorraquidiano nos ventrículos cerebrais (hidrocefalia) e traumas cranianos podem promover aumento da PIC que, em recém-nascidos e lactentes (nos quais ainda não há o enriquecimento das suturas), pode ocasionar macrocefalia (perímetro cefálico aumentado para a idade), a qual também pode ter como fatores relacionados malformações congênitas.[5,7]

O perímetro cefálico menor que 32 cm é indicador de risco para o desenvolvimento de microcefalia[9,10], cuja causa pode ser desconhecida, hereditária ou congênita.[3,5]

POSIÇÃO E MOVIMENTAÇÃO DA CABEÇA

Durante a avaliação da cabeça do paciente, o enfermeiro deve verificar se ela está ereta, centralizada na linha média, sem tremores, tiques ou movimentos não usuais.[2,4,8] É importante ressaltar que a sustentação da cabeça dos bebês ocorre em torno dos 4 meses de idade.[2]

Assimetrias no posicionamento da cabeça podem decorrer de comprometimentos musculares e cerebrais.

Para avaliar a movimentação da cabeça, o enfermeiro deve solicitar que o paciente realize os movimentos de flexão, extensão, inclinação lateral e rotação (conforme apresentado no Capítulo 24).

COURO CABELUDO | INTEGRIDADE, COLORAÇÃO DA PELE E SENSIBILIDADE

Para avaliar a integridade, a coloração da pele e a sensibilidade do couro cabeludo, é preciso realizar a palpação com as polpas digitais, afastar os cabelos e inspecionar cada região do crânio, conforme a Figura 12.5.

Durante a avaliação do couro cabeludo, o enfermeiro deve verificar se a pele está íntegra e se há alguma variação em sua coloração, por exemplo, a ocorrência de hiperemia.

O profissional precisa estar atento ao risco de pacientes com imobilidade física desenvolverem lesões por pressão na cabeça, sobretudo na região occipital.

Também é necessário considerar a possibilidade de serem inseridos dispositivos de assistência no crânio, como o cateter de monitoramento da PIC. Nesses casos, o enfermeiro deve monitorar o local de inserção diariamente em busca de sinais flogísticos (Figura 12.6).

Pacientes submetidos a cirurgias neurológicas podem apresentar feridas operatórias no couro cabeludo (Figura 12.6), as quais devem ser monitoradas diariamente a fim de serem detectados precocemente sinais de infecção no local cirúrgico.

A fixação de dispositivos como máscaras faciais de oxigênio e tubos endotraqueais necessita passar pelo entorno da cabeça e exigirá do enfermeiro cuidados específicos na prevenção de lesões por pressão.

Durante a palpação do couro cabeludo (com as polpas digitais), também é preciso verificar se o paciente relata ou apresenta expressão facial de dor. Caso a resposta seja afirmativa, é necessário investigar sua origem.

CABELO | IMPLANTAÇÃO, CARACTERÍSTICAS E HIGIENIZAÇÃO

Ao examinar os cabelos, o enfermeiro deverá verificar a quantidade, a distribuição, a textura, o padrão de perda – em caso de calvície ou alopecia (Figura 12.7) – e se há lêndeas, parasitas e sujidades.[2,8]

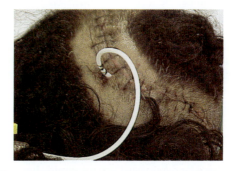

Figura 12.6 Local de inserção do cateter de monitoramento da pressão intracraniana e ferida operatória no couro cabeludo.

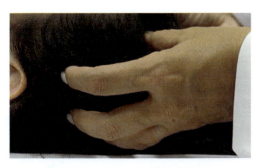

Figura 12.5 Palpação do couro cabeludo.

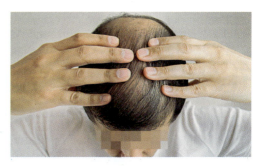

Figura 12.7 Alopecia.

Cabelos com aspecto ressecado e quebradiços podem indicar hipertireoidismo[2], enquanto rubor e descamação do couro cabeludo sugerem dermatite seborreica (Figura 12.8)[3].

Importante destacar que, em pacientes idosos, é comum identificar o adelgaçamento dos cabelos em decorrência do processo natural de envelhecimento.[2]

TÍTULOS DIAGNÓSTICOS DA NANDA-I[11] EVIDENCIADOS POR CARACTERÍSTICAS DEFINIDORAS E FATORES DE RISCO IDENTIFICADOS EM PACIENTES COM ACOMETIMENTOS NA CABEÇA

Faz-se imprescindível o monitoramento diário do posicionamento do paciente no leito, considerando que, pacientes a ele confinados, com imobilidade física e dispositivos cuja fixação passa no entorno da cabeça, estarão suscetíveis à pressão contínua na região occipital e na face e, com isso, apresentam:

- Risco de úlcera por pressão
- Risco de integridade da pele prejudicada.

Traumas de face ou cranioencefálicos costumam desencadear condições agudas nos pacientes, geralmente com repercussões hemodinâmicas. Cabe ao enfermeiro uma intervenção imediata na tentativa de compreender tais manifestações e implantar cuidados para minimizá-las, considerando que pacientes nessas condições poderão apresentar:

- Dor aguda
- Conforto prejudicado
- Medo
- Risco de débito cardíaco diminuído.

Pacientes em estado crítico em uso do cateter de monitoramento da PIC apresentam:

- Risco de infecção
- Risco de desequilíbrio na temperatura corporal
- Integridade tissular prejudicada.

E, quando o valor da PIC se encontra acima de 20 mmHg, é preciso considerar a presença do diagnóstico de:

- Capacidade adaptativa intracraniana diminuída.

O enfermeiro deve realizar uma avaliação focada na individualidade e subjetividade dos pacientes, compreendendo as necessidades de

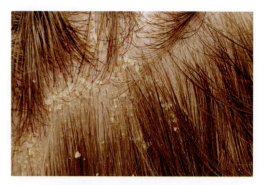

Figura 12.8 Dermatite seborreica.

saúde de maneira multidimensional, e estar atento aos pacientes com alterações no tamanho e formato da cabeça, os quais podem apresentar:

- Distúrbio na imagem corporal
- Risco de baixa autoestima situacional
- Risco de identidade pessoal perturbada.

Além disso, é preciso ressaltar que o enfermeiro também diagnostica necessidades apresentadas pelos familiares dos pacientes e que pais e avós de crianças com doenças capazes de ocasionar macrocefalia e microcefalia podem desenvolver:

- Ansiedade
- Controle emocional instável
- Medo
- Resiliência comprometida
- Sentimento de impotência
- Angústia espiritual.

REFERÊNCIAS BIBLIOGRÁFICAS

1. Jensen S. Semiologia para a enfermagem. Rio de Janeiro: Guanabara Koogan; 2013.
2. Porto CS, Porto AL. Exame clínico. 7. ed. Rio de Janeiro: Guanabara Koogan; 2011.
3. Potter PA. Semiologia em enfermagem. Rio de Janeiro: Reichmann e Affonso; 2002.
4. Rodrigues YT, Rodrigues PPB. Semiologia pediátrica. 3. ed. Rio de Janeiro: Guanabara Koogan; 2009.
5. Silva RMFL da. Tratado de semiologia médica. Rio de Janeiro: Guanabara Koogan; 2014.
6. Martinez JB, Dantas M, Voltarelli JC. Semiologia geral e especializada. Rio de Janeiro: Guanabara-Koogan; 2013.
7. Whalley LF, Wong DL. Enfermagem pediátrica: elementos essenciais à intervenção efetiva. 5. ed. Rio de Janeiro: Guanabara Koogan; 1999.

8. Jarvis C. Exame físico e avaliação de saúde. 3. ed. Rio de Janeiro: Guanabara Koogan; 2002.
9. Brasil. Ministério da Saúde. Secretaria de Vigilância em Saúde. Departamento de Vigilância das Doenças Transmissíveis. Protocolo de vigilância e resposta à ocorrência de microcefalia e/ou alterações do sistema nervoso central (SNC)/ Ministério da Saúde, Secretaria de Vigilância em Saúde, Departamento de Vigilância das Doenças Transmissíveis. Brasília: Ministério da Saúde; 2015.
10. Porto CS, Porto AL. Bases para a prática clínica. 6. ed. Guanabara Koogan, Rio de Janeiro; 2008.
11. NANDA-I. Diagnósticos de enfermagem: definições e classificação 2015-2017. Porto Alegre: Artmed; 2015.

13 Exame dos Olhos

Meire Chucre Tannure, Ana Maria Pinheiro, Andreza Werli-Alvarenga, Diego Dias de Araújo e Tania Couto Machado Chianca

INTRODUÇÃO

O exame físico dos olhos é composto pela avaliação de: acuidade e campo visual; movimentação e projeção do globo ocular; movimentação, oclusão, coloração e integridade das pálpebras; quantidade de lágrimas; coloração e integridade da conjuntiva e da esclera; forma, tamanho e fotorreatividade das pupilas; vigência de reflexo córneo-palpebral; e avaliação do tecido corneano.

ACUIDADE VISUAL

A acuidade visual corresponde ao grau de percepção dos detalhes espaciais, ou seja, a aptidão de identificar a forma e o contorno dos objetos. Sua avaliação permite verificar se o sentido da visão está preservado ou comprometido.

O nervo óptico (segundo par de nervos cranianos) é uma das estruturas responsáveis pela acuidade visual, que deve ser avaliada em cada um dos olhos separadamente, com início pelo olho direito e, em seguida, repetindo para o olho esquerdo.[1-4]

Para testar a acuidade visual, o enfermeiro deve proceder conforme descrito no Capítulo 11.

CAMPO VISUAL

Deve ser avaliado por possibilitar uma investigação sobre a percepção visual periférica do paciente. A avaliação periférica testa o nervo óptico (Figura 13.1).[2,3]

Para testar o campo visual, o enfermeiro deve realizar os testes apresentados no Capítulo 11.

MOVIMENTAÇÃO E PROJEÇÃO DO GLOBO OCULAR

Durante a avaliação do globo ocular, o enfermeiro deve ficar atento à sua movimentação e projeção e considerar que se encontram associadas a ele estruturas acessórias, como pálpebras, supercílios, conjuntiva, músculos e aparelho lacrimal (Figura 13.2).

Seis músculos ligam o globo ocular à sua órbita e são responsáveis pelos movimentos oculares: reto superior; reto inferior; reto medial; reto lateral; oblíquo superior; e oblíquo inferior. Cada músculo associa-se ao músculo do olho oposto, garantindo que, quando os dois olhos se movem, seus eixos sempre permaneçam paralelos, ou seja, possibilita que o movimento dos olhos seja conjugado.[4]

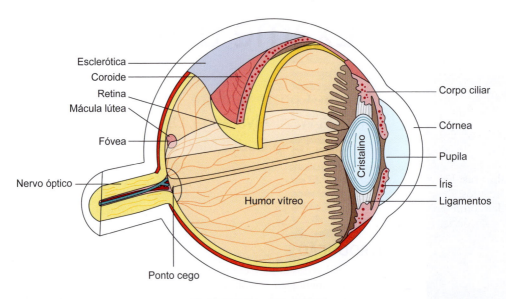

Figura 13.1 Estruturas oculares.

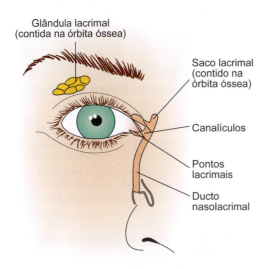

Figura 13.2 Aparelho lacrimal.

Três pares de nervos cranianos são responsáveis pelo movimento do globo ocular: oculomotor, que inerva todos os músculos oculares, com exceção do oblíquo superior e do reto lateral; troclear, que inerva o músculo oblíquo superior do olho; e abducente, responsável pela inervação do músculo reto lateral. Qualquer alteração no movimento ocular pode ser explicada pelo comprometimento do nervo craniano correspondente ou por lesão nos músculos responsáveis pela movimentação do globo ocular.[1]

Para avaliar a movimentação do globo ocular, o enfermeiro deve proceder conforme descrito no Capítulo 11.

A projeção do globo ocular também deve ser avaliada. Normalmente, o globo ocular fica alinhado em sua órbita, sem apresentar protrusão ou afundamento. Porém, pode ser projetado para fora (exoftalmia) ou para dentro (enoftalmia).[1]

Quando a exoftalmia é unilateral, o fator relacionado pode ser, por exemplo, um tumor. Quando bilateral, é possível suspeitar de distúrbios na tireoide, como hipertireoidismo.[1]

A enoftalmia pode decorrer de uma desidratação grave, devendo o enfermeiro ficar atento à umidade das mucosas, ao turgor, à hidratação da pele e ao fluxo urinário do paciente, a fim de utilizar essas evidências de maneira conjunta com a enoftalmia durante a formulação de diagnósticos de enfermagem.[1]

PÁLPEBRAS E QUANTIDADE DE LÁGRIMAS

Durante a avaliação das pálpebras, o enfermeiro deve ficar atento à coloração e à integridade da pele, aos movimentos de abertura e fechamento dos olhos e à distribuição dos pelos (cílios).

As pálpebras protegem os olhos contra lesões, corpos estranhos e substâncias nocivas à superfície ocular, limitam a entrada de luminosidade e auxiliam no processo de lubrificação ocular ao espalhar a umidade das lágrimas sobre sua superfície, evitando o ressecamento ocular. A abertura entre as pálpebras é denominada fissura ou fenda palpebral.[2-8]

Por ser muito fina, a integridade da pele das pálpebras pode ficar comprometida, em decorrência de traumas mecânicos e processos infecciosos. Ao examiná-las, os enfermeiros devem ficar atentos à ocorrência de lesões, edema, hiperemia, nódulos (p. ex., o calázio, decorrente de uma infecção nas glândulas das pálpebras; Figura 13.3) e abscessos (p. ex., os hordéolos; Figura 13.4), popularmente conhecidos como terçol e que decorrem de infecção estafilocóccica localizada nos folículos pilosos da borda palpebral.[4]

O enfermeiro deve também avaliar o fechamento e a abertura das pálpebras. As superiores normalmente se superpõem à parte superior da íris e aproximam-se totalmente das pálpebras inferiores quando fechadas. Porém, o paciente pode apresentar um fechamento incompleto das pálpebras (lagoftalmia). Quando parte da conjuntiva ou da córnea fica visível, o que, por sua vez, favorece o ressecamento do globo ocular, que pode evoluir com a instalação de lesões oculares.[5,6]

A lagoftalmia pode aparecer em casos de paralisia facial, exoftalmia, uso de sedativos e em situações de retrações cicatriciais nos olhos.

Uma das principais alterações relacionadas com a lagoftalmia e que pode ser identificada pelo enfermeiro durante o exame ocular é o "olho seco", que se trata de uma alteração multifatorial das lágrimas associada ao excesso de evaporação da película lacrimal ou à redução de sua produção. O olho seco pode provocar desconforto, dano na superfície ocular e interpalpebral e resultar em limitação na realização das atividades diárias por comprometimento da qualidade de vida.[9,10]

Um teste passível de realização pelos enfermeiros para a detecção do olho seco é o teste Schirmer I, que mede a secreção de lágrima básica e a reflexa, pelo reflexo conjuntival-lacrimal trigêmeo.[1,5,6,10]

Para realizá-lo, utiliza-se a fita de Whatman número 41 ou 50, com 5 mm de largura e 35 mm de comprimento. A ponta é dobrada (cerca de 5 mm) e encaixada no fundo do saco palpebral inferior (Figura 13.5).[5-10]

Após 5 min, o enfermeiro deve remover a fita e medir a extensão da parte umedecida (Figura 13.6). São consideradas normais medidas entre 10 e 30 mm. Um resultado igual ou menor que 10 mm indica maior risco para lesão na córnea, pois confirma uma baixa produção lacrimal.[5-10]

O enfermeiro também pode detectar que o paciente não está conseguindo abrir os olhos totalmente em decorrência de uma ptose (queda da pálpebra superior). Essa evidência costuma estar associada a comprometimentos no nervo oculomotor (responsável pelo músculo eretor da pálpebra) e pode ser congênita ou adquirida (Figura 13.7).

CONJUNTIVA E ESCLERA

Avaliação da conjuntiva

A conjuntiva é uma membrana mucosa, transparente e que recobre a parte exposta dos olhos e os protege contra corpos estranhos.[2-4]

Para sua avaliação, o enfermeiro deve, inicialmente, pedir para o paciente olhar para cima. A seguir, o examinador retrai a pálpebra inferior ao longo da órbita óssea (Figura 13.8).[3]

Durante o exame, o enfermeiro deve se lembrar de que as conjuntivas são claras e eviden-

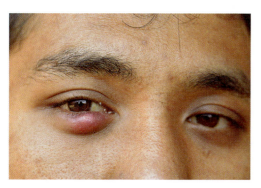

Figura 13.3 Calázio.

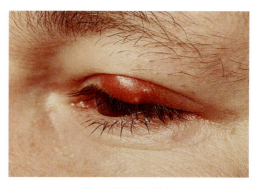

Figura 13.4 Hordéolo.

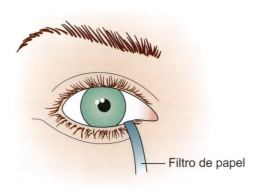

Figura 13.5 Teste de Schirmer I. Tiras de Whatman encaixadas no fundo do saco palpebral inferior.

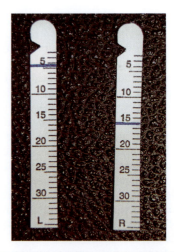

Figura 13.6 Resultado do teste de Schirmer I. Fita à esquerda (5 mm) e à direita (15 mm).

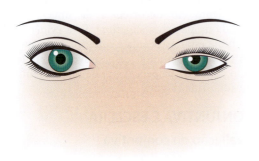

Figura 13.7 Ptose.

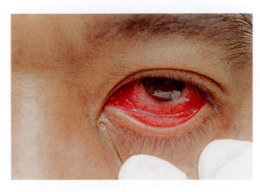

Figura 13.8 Inspeção da conjuntiva – conjuntivite.

ciam a cor da estrutura abaixo delas, ou seja, rosa nas pálpebras inferiores e branca sobre a esclerótica. Normalmente, a mucosa das pálpebras é rosada, pela vasta irrigação local. Cabe ressaltar, no entanto, que ela se torna pálida nas anemias em estados de choque, amarelada quando de icterícia e hiperemiada nas conjuntivites.[2-4]

Para avaliar a conjuntiva da pálpebra superior, o enfermeiro deve pedir para o paciente olhar para baixo e, em seguida, colocar a ponta de um cotonete na pálpebra superior, elevando os cílios para cima (sem comprimir o globo ocular). Nesse momento, o profissional deve pesquisar alterações de cor, lesões e se há corpos estranhos.[3]

Avaliação da esclera

A esclerótica é a membrana mais externa do olho, normalmente branca e opaca, fibrosa e resistente. Trata-se de uma estrutura contínua, avascular e de espessura uniforme em toda sua extensão.[2-4]

Durante a avaliação da esclerótica, o enfermeiro deve ficar atento à vigência de corpos estranhos e à coloração, que, em condições normais, tem a cor branco-porcelana.[2-4]

Quando o paciente evolui com icterícia, as escleróticas podem apresentar-se amareladas. Cabe ressaltar que não se deve confundir icterícia com coloração amarelada característica na esclerótica de indivíduos negros, decorrente da ocorrência de gordura subconjuntival (visualizada por manchas acastanhadas).[1-4]

A dilatação difusa dos vasos sanguíneos, ocasionada por inflamação e infecção do tecido conjuntival (conjuntivite; Figura 13.9), o edema conjuntival (quemose) e a hemorragia subconjuntival (Figura 13.10), caracterizada pela existência de uma área vermelha homogênea e de-

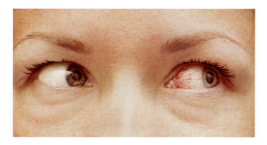
Figura 13.9 Conjuntivite

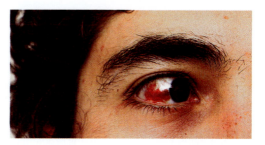
Figura 13.10 Hemorragia conjuntival

marcada, também devem ser foco da atenção do enfermeiro durante a avaliação da esclerótica.[2-4]

PUPILAS
O enfermeiro deverá analisar o formato, o tamanho e o reflexo pupilar, conforme apresentado no Capítulo 11.

REFLEXO CÓRNEO-PALPEBRAL
Para essa avaliação, o enfermeiro deve proceder conforme descrito no Capítulo 11,

CÓRNEA
A córnea é uma membrana transparente, avascular e deturgescente, situada na porção anterior do globo ocular. Ela funciona como uma membrana protetora e um meio pelo qual os raios luminosos chegam à retina. Sua função fisiológica é manter a superfície ocular lisa e transparente, além de proteger o conteúdo intraocular. Sua estrutura apresenta muitas fibras sensitivas, motivo pelo qual qualquer toque na superfície corneana resulta em sensação dolorosa.[5-10]

Por meio da oftalmoscopia da superfície do globo ocular (Figura 13.11), é possível avaliar estruturas como a conjuntiva, a pupila, a esclera e a córnea. Para a avaliação corneana, pode-se utilizar um colírio denominado fluoresceína.[5-10]

O exame deve ser realizado com o paciente, se possível, em posição sentada e em um ambiente com pouca iluminação. O enfermeiro deve instilar uma gota de fluoresceína em cada olho. Após 1 a 2 min, sob condições de baixa luminosidade, a superfície ocular é examinada com o auxílio de um oftalmoscópio com iluminação azul-cobalto. A baixa luminosidade é requerida, uma vez que a fluoresceína cora as células desvitalizadas, que se tornam fluorescentes em ambientes com baixa luminosidade após a incidência da luz azul no globo ocular. Para

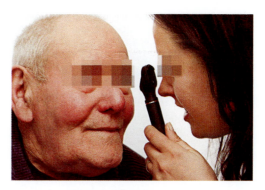
Figura 13.11 Oftalmoscopia.

tanto, o enfermeiro deve posicionar-se em frente ao paciente e manter o oftalmoscópio em sua mão dominante. Com a outra mão, deve elevar a pálpebra superior do paciente para o exame completo do tecido corneano.[5-10]

As lesões da córnea ocorrem por diversas causas. Os motivos mais comuns para seu desenvolvimento são as infecções, as exposições do tecido corneano, o trauma e as lesões degenerativas. As lesões do tecido corneano podem atingir camadas superficiais ou profundas e, se não forem prevenidas ou tratadas adequadamente, são capazes de levar a prejuízos visuais temporários ou definitivos, dependendo do grau de acometimento tecidual.[5-10]

TÍTULOS DIAGNÓSTICOS DA NANDA-I[11] EVIDENCIADOS POR CARACTERÍSTICAS DEFINIDORAS E FATORES DE RISCO IDENTIFICADOS EM INDIVÍDUOS COM ALTERAÇÕES OCULARES

Indivíduos com amaurose, com dificuldade em identificar objetos, letras ou números e com comprometimento no campo visual encontram-se mais expostos a:

- Risco de quedas
- Risco de trauma.

Desse modo, devem ser orientados a ter cuidado redobrado ao atravessar ruas e a evitar realizar atividades que possam trazer prejuízos para si e para outras pessoas (p. ex., dirigir automóveis). Percebe-se então que pacientes com acometimentos visuais podem requerer auxílio para um melhor enfrentamento dos problemas de maneira segura.

Além disso, é importante considerar que pacientes com alterações visuais podem apresentar, sobretudo quando se tratar de alterações visuais recentes:

- Ansiedade
- Medo

Já a constatação de estrabismo, ptose e exoftalmina pode ocasionar, em alguns pacientes, uma condição de:

- Baixa autoestima situacional.

Ocorrência de infecção, seja na conjuntiva, seja nas pálpebras, ou mesmo de corpos estranhos, pode desencadear:

- Dor aguda.

E, caso o enfermeiro detecte que o paciente está com lesão palpebral, deve considerar que ele apresenta:

- Integridade da pele prejudicada.

Também é preciso que esses profissionais fiquem atentos ao fato de que pacientes com lagoftalmia apresentam:

- Risco de olho seco
- Risco de lesão na córnea.

Logo, os enfermeiros precisam instituir cuidados para minimizar o desenvolvimento desses acometimentos oculares, lembrando que a lesão na córnea pode torná-lo dependente de auxílio para a realização de atividades de vida diária, o que, por sua vez, é capaz de desencadear:

- Sentimento de impotência
- Sofrimento espiritual.

Cabe ainda ressaltar que a ocorrência de anisocoria e de desvio de linha média na tomografia ou na ressonância de crânio podem ser características definidoras evidenciadas em decorrência de uma herniação cerebral, e que nessas situações é comum a elevação no valor da pressão intracraniana (PIC) e a identificação do diagnóstico de:

- Capacidade adaptativa intracraniana diminuída.

REFERÊNCIAS BIBLIOGRÁFICAS

1. Porto CC. Semiologia médica. 7. ed. Rio de Janeiro: Guanabara Koogan; 2014.
2. Jensen S. Semiologia para enfermagem: conceitos e prática clínica. Rio de Janeiro: Guanabara Koogan; 2013.
3. Jarvis C. Exame físico e avaliação de saúde. 3. ed. Rio de Janeiro: Guanabara Koogan; 2002.
4. Bickley LS, Szilagyi PG. Propedêutica médica. Rio de Janeiro: Guanabara Koogan; 2010.
5. Werli-Alvarenga A. Lesões na córnea: incidência e fatores de risco em unidade de terapia intensiva de adultos [Dissertação]. Universidade Federal de Minas Gerais. Escola de Enfermagem. Belo Horizonte; 2010.
6. Werli-Alvarenga A, Ercole FF, Botoni FA, Oliveira JAMDM, Chianca TCM. Lesões na córnea: incidência e fatores de risco em unidade de terapia intensiva. Revista Latino-Americana de Enfermagem. 2011;19(5):114-8.
7. Vaughan DG, Asburg T, Riordan-Eva P. Oftalmologia geral. 15. ed. São Paulo: Atheneu; 2003.
8. Yamane R. Semiologia ocular. Rio de Janeiro: Cultura Médica; 1990.
9. Araújo DD, Almeida NG, Silva PMA, Ribeiro NS, Werli-Alvarenga A, Chianca TCM. Prediction of risk and incidence of dry eye in critical patients. Rev. Latino-Am. Enfermagem. 2016:e2689.
10. Alvares JS. Olho seco: uma abordagem didática. Rio de Janeiro: E-papers; 2010.
11. NANDA-I. Diagnósticos de enfermagem: definições e classificação 2015-2017. Porto Alegre: Artmed; 2015.

14 Exame das Orelhas

Meire Chucre Tannure, Ana Maria Pinheiro e Aglaya Barros Coelho

INTRODUÇÃO

Orelhas (ou ouvidos) são as estruturas que compõem os sistemas auditivo e vestibular periféricos, dividindo-se em três partes (Figura 14.1):

- Orelha externa (formada pelo pavilhão auditivo e meato ou canal auditivo)
- Orelha média (começa na membrana timpânica e consiste em um espaço aéreo no osso temporal)
- Orelha interna (também denominada labirinto. É composta pela cóclea e aparelho vestibular).

Têm duas funções: a auditiva e a vestibular (algumas técnicas para a avaliação da função vestibular encontram-se descritas neste capítulo).[1-8]

Durante o exame, o enfermeiro deve avaliar o pavilhão auditivo quanto ao tamanho, ao formato, às características da pele, à sensibilidade e às condições de higiene. Já durante a avaliação do meato auditivo, precisa inspecionar a coloração e a integridade da mucosa auricular e a quantidade de cerume. E, na orelha média, as características da membrana timpânica. Cabe ainda ressaltar que o profissional deve considerar que a avaliação das orelhas é dividida em exame físico e avaliação funcional e envolve a inspeção, a palpação e a otoscopia.

TAMANHO E FORMATO

A avaliação do tamanho e do formato do pavilhão auditivo é realizada por meio da inspeção. Normalmente, as orelhas têm o mesmo tamanho bilateralmente, sem espessamento ou tumefação.[1]

Orelhas de tamanho pouco usual podem representar um traço familiar normal, sem um significado clínico que indique qualquer doença. Porém, alterações de tamanho podem ser decorrente de edema e/ou ser resultantes de algum trauma sofrido pelo paciente.[1] Para determinar a ocorrência de edema, o enfermeiro deve utilizar a técnica de digitopressão (conforme demonstrado no Capítulo 6).

CARACTERÍSTICAS DA PELE

A cor da pele do pavilhão auditivo deve ser compatível com a da pele da face do paciente. A pele deve estar íntegra, sem massas, crostas e descamação.[1]

Hiperemia, edema e calor local costumam ocorrer após traumas. Crostas e descamação são comuns em pacientes com dermatite de contato e seborreia.[1]

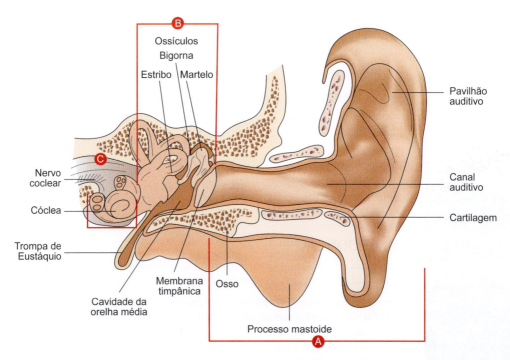

Figura 14.1 Anatomia da orelha. **A.** Orelha externa. **B.** Orelha média. **C.** Orelha interna.

Deve-se também examinar o pavilhão auditivo, avaliando a ocorrência de lesões por pressão decorrentes da fixação de dispositivos de assistência, como tubo traqueal e óculos nasal.

É possível identificar também durante o exame se há edemas e hiperemia na região mastóidea (mastoidite aguda).[2]

Outro achado importante durante a inspeção e palpação do pavilhão auditivo e regiões periauriculares é a ocorrência de reações linfonodais, bem como alterações na temperatura. Esses achados podem indicar quadros de inflamação/infecção[2] e precisam ser pesquisados pelos enfermeiros.

SENSIBILIDADE

Nos casos de queixa de dor na orelha, o profissional deve utilizar o termo "otalgia" durante o registro desse dado no prontuário. Essa dor, em geral, provém de pontos distantes da orelha ou de lesões locais. Distúrbios do nariz, nasofaringe, dentes, mandíbulas, orofaringe, coluna cervical, entre outras áreas, podem originar quadros de otalgia.[2]

Durante o exame da orelha, o enfermeiro deve também palpar o processo mastoide do paciente. O relato de dor durante a palpação dessa estrutura sugere mastoidite.[1]

CONDIÇÕES DE HIGIENE

As condições de higiene do pavilhão e meato auditivo também devem ser avaliadas pelo enfermeiro. Cerume é comum, mas há a necessidade de removê-lo quando em excesso.

O enfermeiro deve ficar atento à saída de líquido pela orelha (otorreia). Os líquidos podem apresentar aspecto seroso, purulento ou sanguinolento (neste caso, o termo utilizado para descrever o achado é "otorragia"). A secreção de cor amarela sugere infecção na orelha (otite).[2]

A otorragia costuma decorrer de traumatismo na orelha. O trauma no meato auditivo pode ser resultante de mau uso de cotonetes, grampos de cabelos, lápis, entre outros dispositivos que não devem ser inseridos nesse segmento do corpo, pois podem lesar a mucosa, a membrana timpânica e deslocar os ossículos, causando, inclusive, lesão à orelha interna.

O trauma pode ainda decorrer de traumatismo cranioencefálico (TCE) ou de golpe no lado da cabeça, e suas lesões são capazes de resultar em perda da capacidade auditiva, disacusia e tontura.[2]

COLORAÇÃO E INTEGRIDADE DA MUCOSA AURICULAR

Para avaliar a coloração e a integridade da mucosa auricular, o enfermeiro deve realizar a otoscopia (exame visual do canal auditivo com a ajuda de um otoscópio).

Durante a visualização do canal auditivo, espera-se a identificação de uma mucosa íntegra, rosada e úmida. Contudo, podem ser constatados hiperemia, lesões, rolha ceruminosa, corpos estranhos, descamação do epitélio e secreções.

Para a realização do exame, sempre que possível, o paciente deve sentar-se com a cabeça inclinada para o ombro oposto à orelha que será examinada. A posição deverá ser confortável, em uma cadeira, de preferência, com costas retas (90°) e com a cabeça posicionada de modo a não permitir a flexão involuntária para trás. O enfermeiro deve se posicionar de modo a ficar na mesma altura da cabeça do paciente, bem como explicar o procedimento que será feito, deixando o paciente calmo e tranquilo.[1,3]

Antes de introduzir o otoscópio, o enfermeiro deverá segurar a orelha e tracioná-la para cima e para trás (Figura 14.2), pois esse tipo de manobra torna possível a retificação do canal auditivo, para obter uma melhor visão.[1,3]

Após a exposição adequada, o otoscópio deverá ser introduzido lentamente no canal auditivo, enquanto se olha pelas lentes do aparelho (Figura 14.3). Nesse momento, recomenda-se que o otoscópio seja inclinado suavemente em direção ao nariz do paciente, para acompanhar o canal. Não se recomenda uma introdução profunda do aparelho.[1,3,4]

Para finalizar o exame, o enfermeiro deve realizar movimentos firmes e delicados com o aparelho para possibilitar o exame da mucosa das paredes do canal auditivo.[1,3,4]

Geralmente, a otoscopia é indolor, no entanto, quando o paciente apresenta algum tipo de infecção na orelha, esta poderá vir acompanhada de uma sensação de dor e desconforto.[1,3,4]

QUANTIDADE DE CERUME

A cor do cerume varia de amarelo acinzentado a marrom-claro e a textura, de úmida a seca.[1]

Quando uma grande quantidade de cerume é produzida, costuma dificultar a visualização do canal auditivo e do tímpano.[1]

O cerume impactado forma a rolha ceruminosa, que pode ocasionar a hipoacusia e anacusia e, consequentemente, causar desconforto ao paciente, devendo ser, portanto, removida.

CARACTERÍSTICAS DO TÍMPANO

Durante a otoscopia, o enfermeiro deve avaliar as características do tímpano, que, normalmente, apresenta-se translúcido e brilhante, com uma cor cinza-perolada. Porém, nos casos de infecção na orelha média, o tímpano pode apresentar uma coloração amarelo-âmbar ou avermelhada (quadros em que a infecção é aguda).[1,3]

Cabe ressaltar que a membrana timpânica é plana, um pouco encolhida no centro e íntegra (Figura 14.4).[1]

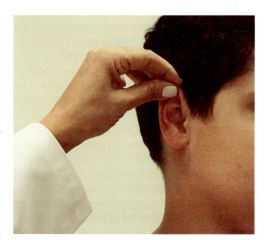

Figura 14.2 Preparação da orelha para a introdução do otoscópio.

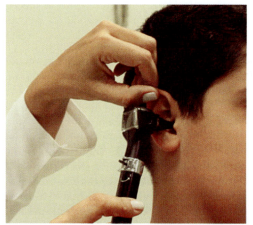

Figura 14.3 Exame com o auxílio do otoscópio.

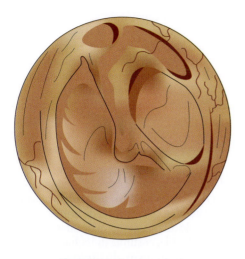

Figura 14.4 Tímpano normal.

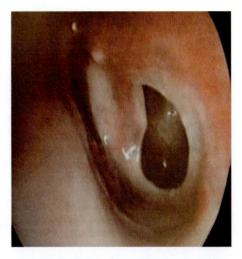

Figura 14.5 Perfuração na membrana timpânica.

Casos em que o tímpano apresenta-se retraído podem sugerir obstrução da tuba auditiva.[1] Já abaulamentos sugerem aumento da pressão (comum nos casos de infecção da orelha média).[1,2]

Infecções repetidas de orelha podem levar à fibrose do tímpano, que, nesse caso, se apresenta com uma placa branca densa aderida a ele. Outro achado que precisa ser foco da atenção do enfermeiro é a perfuração da membrana timpânica (Figura 14.5).[2]

AVALIAÇÃO FUNCIONAL DA ORELHA

Para realizar a avaliação funcional da orelha, o enfermeiro deve determinar a acuidade auditiva e o equilíbrio do paciente por meio do teste do nervo craniano vestibulococlear, conforme discutido no Capítulo 11 (exame neurológico). É preciso atentar-se para quadros de instabilidade de marcha decorrentes de comprometimentos na orelha.

A perda da capacidade auditiva (disacusia) é classificada, segundo o grau de acometimento, em leve ou moderada (hipoacusia), acentuada ou total (anacusia ou cofose).[2]

A condução do som se dá de duas maneiras: condução aérea, via normal para os sons que se dirigem para a orelha interna; e condução óssea, em que as ondas sonoras são levadas diretamente para a orelha interna via crânio. O comprometimento de ambas as vias causa perda auditiva.[1-4]

Para avaliar a condução do som, pode-se utilizar uma fonte sonora mecânica denominada diapasão, que é uma barra metálica em formato de U.[1,3,4]

Para utilizar o diapasão, o enfermeiro deve golpeá-lo ligeiramente contra um objeto, no dorso ou na palma da mão[3], conforme mostra a Figura 14.6.

Em vibração, o enfermeiro deve posicionar o cabo do diapasão no processo mastoide do paciente, pedir a ele que informe quando deixar de perceber o som do diapasão e marcar o tempo em segundos. É importante ressaltar que as hastes vibrantes não devem ter contato com nenhuma estrutura, para que não ocorram alterações vibratórias.[1,3,4]

Quando o paciente relatar não mais escutar o som, o enfermeiro deve mover as hastes para a frente do meato auditivo externo e, novamente, marcar o tempo. Essa técnica de uso do diapasão é denominada teste de Rinne (Figuras 14.7 e 14.8), empregado para examinar as diferenças entre as conduções óssea e aérea.[1,3]

Em condições normais, a percepção sonora é de 20 s para a condução óssea (diapasão apoiado no crânio, na região mastóidea) e de 40 s para a aérea (diapasão colocado diante do pavilhão auricular), ou seja, em condições normais, o paciente relata uma percepção aérea melhor que a óssea. Assim, diz-se que o teste de Rinne é positivo, ou seja, demonstra uma condição de normalidade.[1,3,4]

A percepção de uma condução óssea mais longa que a aérea sugere perda de audição condutiva que, quando existente em um lado, pode indicar doença da orelha externa ou média. Essa condição caracteriza o Teste de Rinne negativo.[3]

O relato de uma condução óssea igual à aérea relaciona-se com uma perda auditiva de percepção, que sugere uma doença na orelha interna. No entanto, cabe enfatizar que, apesar de as percepções aérea e óssea serem iguais, os tempos de percepção se encurtam, obtendo-se o Rinne positivo patológico.[1,3,4]

Outro teste muito utilizado, também com o diapasão, é o teste de Weber (Figura 14.9), que ajuda a diferenciar a causa da perda auditiva unilateral.[3]

Para realizá-lo, o enfermeiro deve golpear o diapasão e, em vibração, posicionar o seu cabo na linha média do osso parietal, alinhado às duas orelhas. Espera-se que o paciente escute o som com intensidade igual nas duas orelhas. O relato de percepção sensorial comprometida em um dos lados sugere distúrbios na orelha interna.[1,3,4]

Quando o paciente relatar não mais escutar o som, o enfermeiro deve mover as hastes para a frente do meato auditivo externo e, novamente, marcar o tempo. Em condições de audição normal bilateral, a percepção de vibração é igual para ambas as orelhas.

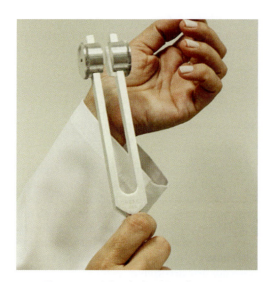

Figura 14.6 Golpe do diapasão sobre a mão.

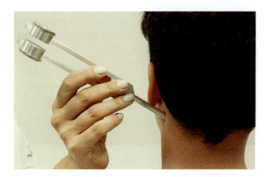

Figura 14.7 Teste de Rinne: colocação do diapasão sobre o processo mastoide.

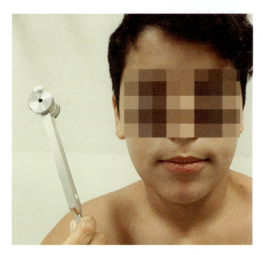

Figura 14.8 Teste de Rinne: colocação do diapasão na frente do meato auditivo externo.

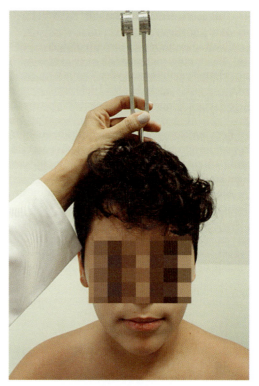

Figura 14.9 Teste de Weber: colocação do diapasão sobre a linha média do osso parietal.

Quando existe surdez unilateral de condução (via aérea comprometida), o paciente relata melhor percepção de vibração na orelha com queixa de anacusia. Mas, se o problema é por comprometimento da orelha interna, a percepção é melhor na orelha sem queixa de surdez.[1,3,4]

TÍTULOS DIAGNÓSTICOS DA NANDA-I[8] EVIDENCIADOS POR CARACTERÍSTICAS DEFINIDORAS E FATORES DE RISCO IDENTIFICADOS EM INDIVÍDUOS COM COMPROMETIMENTOS NAS ORELHAS

Os enfermeiros devem estar sempre atentos às alterações no tamanho das orelhas, como consequência de edema e ao uso de dispositivos de assistência, cuja fixação passa pela hélice auricular (como o tubo endotraqueal, o óculos nasal, a máscara facial), pois, nesses caso, o paciente apresenta:

- Risco de integridade da pele prejudicada.

Uma assistência de enfermagem de qualidade deve estar focada na prevenção de eventos adversos, dentre eles as lesões por pressão. É preciso ter cuidados redobrados em pacientes com as evidências/fatores de risco descritos, para prevenir a sua ocorrência.

Quando os pacientes relatam otalgia, é preciso que os enfermeiros avaliem se essa condição refere-se a um quadro de:

- Dor aguda
- Dor crônica.

Para tanto, precisa investigar desde quando o paciente apresenta essa queixa e, em parceria com os demais profissionais de saúde, buscar detectar a etiologia do problema.

A hipoacusia ou anacusia podem expor pacientes à situação de:

- Risco de trauma.

Tal condição pode ocorrer por terem dificuldade de escutar informações e chamados de alerta. Também é preciso considerar que, por não conseguirem escutar o que está sendo falado de maneira nítida, alguns pacientes começam a apresentar quadros de:

- Ansiedade.

Otorreia, otorragia, furúnculo auricular e otomicose indicam uma condição de:

- Proteção ineficaz.

Além disso, comprometimentos na orelha e no tímpano favorecem o desequilíbrio e, consequentemente, expõem o paciente a:

- Risco de queda
- Risco de lesão.

Diante da possibilidade de queda e pelos desfechos dela decorrentes, alguns pacientes podem desenvolver um quadro de:

- Medo.

Pessoas nessas condições podem ter receio de se machucar e acabam ficando mais restritas à sua residência, apresentando:

- Risco de solidão.

REFERÊNCIAS BIBLIOGRÁFICAS

1. Jarvis C. Exame físico e avaliação de saúde. 3. ed. Rio de Janeiro: Guanabara Koogan; 2002.
2. Porto CS. Semiologia médica. 7. ed. Rio de Janeiro: Guanabara Koogan; 2014.
3. Jensen S. Semiologia para a enfermagem. Rio de Janeiro: Guanabara Koogan; 2013.
4. Bickley LS, Szilagyi PG. Propedêutica médica. Rio de Janeiro: Guanabara Koogan; 2010.
5. Silva RMFL. Tratado de semiologia médica. Rio de Janeiro: Guanabara Koogan; 2014.
6. Andris DA. Semiologia: bases para a prática assistencial. Rio de Janeiro: Guanabara Koogan; 2006.
7. Bento RF. Tratado de otologia. São Paulo: Fapesp; 1998.
8. NANDA-I. Diagnósticos de enfermagem: definições e classificação 2015-2017. Porto Alegre: Artmed; 2015.

15 Exame do Nariz e dos Seios Paranasais

Meire Chucre Tannure, Ana Maria Pinheiro e Katiucia Martins Barros

INTRODUÇÃO

O nariz, além de ser o órgão sensorial do olfato, faz parte do sistema respiratório e permite o fluxo de ar entre o ambiente externo e os pulmões.

O exame do nariz deve incluir a avaliação do nariz externo, da cavidade nasal (dividida em cavidades direita e esquerda pelo septo nasal)[1,2], da acuidade olfatória e dos seios ou cavidades paranasais. Constituem-se funções do nariz: o olfato; a respiração; a filtração, umidificação e o aquecimento do ar inspirado; assim como a recepção e eliminação de secreções dos seios paranasais.[1,3]

Seios paranasais são extensões da cavidade nasal para os ossos frontal, etmoide, esfenoide e maxilar, preenchidas por ar.[4] Eles recebem a denominação dos ossos nos quais estão localizados, ou seja, frontais, etmoidais, esfenoidais e maxilares (Figura 15.1).[1,5]

Os seios paranasais são revestidos internamente por uma mucosa que é constituída de uma camada epitelial cuja função é eliminar, nas fossas nasais, exsudatos que estejam presentes nas cavidades sinusais.[6] Como a mucosa que reveste os seios paranasais tem continuidade na mucosa que reveste a cavidade nasal, as infecções podem se espalhar facilmente por essas estruturas.[2,5,6]

O exame físico do nariz externo exige técnicas de inspeção e palpação.[6,7]

EXAME DO NARIZ EXTERNO

O nariz externo é constituído de osso e cartilagem e coberto por músculo e pele. A pele estende-se até o vestíbulo do nariz, parte anterior da cavidade nasal, no qual se encontram pelos e glândulas sebáceas.[3,4]

Durante a avaliação do nariz externo o enfermeiro deve inspecionar o dorso (que se estende da raiz ao ápice), as narinas (que são as duas aberturas localizadas na parte inferior) e as asas ou aletas nasais (que são os limites laterais das narinas; Figura 15.2).

O enfermeiro deve avaliar tamanho, simetria, integridade e coloração da pele do nariz externo, presença de batimento de aletas nasais (BAN), permeabilidade das narinas, bem como se algum dispositivo de assistência está nele fixado ou inserido. Normalmente o nariz externo é simétrico, na linha média e proporcional às outras estruturas da face.[8,9] A superfície da pele é suave e sem lesões e sua coloração é compatível com a cor da face.[9]

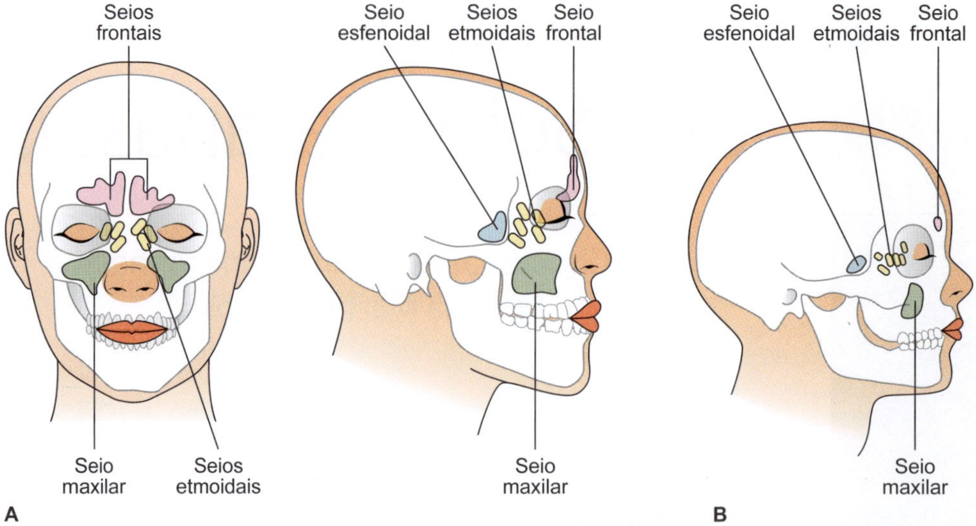

Figura 15.1 A e B. Seios paranasais. Adaptada de Jarvis, 2003.[8]

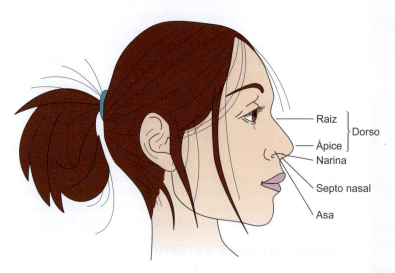

Figura 15.2 Anatomia da superfície do nariz – vista lateral. Adaptada de Moore e Dalley, 2014.[1]

Lesões e alterações na cor da pele do nariz externo podem ser decorrentes da presença ou fixação de sondas (Figura 15.3) e cateteres (Figura 15.4) ou de outros traumatismos e agravos, como leishmaniose, hanseníase, lesões tumorais e queimaduras.[2,5-7]

Para testar a permeabilidade do nariz, o enfermeiro deve empurrar cada uma das asas nasais com o dedo e pedir para o paciente inspirar. Essa manobra revela obstruções que podem decorrer de quadros de rinites, pólipos e corpos estranhos.[4,5,8]

Durante a palpação do nariz externo, o profissional deve utilizar os dedos polegar e indicador para exercer uma leve pressão sobre as estruturas avaliadas. Dor e hipersensibilidade na ponta do nariz ou nas asas nasais sugerem inflamação/infecção nos seios paranasais e neuralgias faciais.[2,5,6] Caso também sejam detectadas crepitações, o enfermeiro deve suspeitar de fratura.[9]

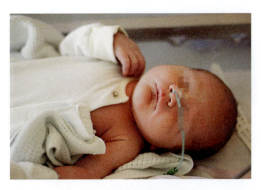
Figura 15.3 Sonda nasoentérica.

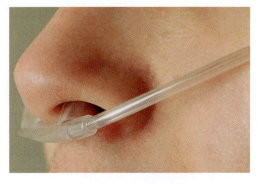
Figura 15.4 Cateter nasal.

EXAME DA CAVIDADE NASAL

O exame da cavidade nasal requer a utilização da técnica de inspeção.[4,6,7] Para inspecionar a cavidade nasal, o enfermeiro deve inclinar a cabeça do paciente ligeiramente para trás e, em seguida, elevar a ponta do nariz com o auxílio de uma espátula ou do dedo polegar e utilizar um foco de luz para iluminar as cavidades nasais (Figura 15.5).[2,5-7] Para permitir melhor visualização da cavidade nasal, pode-se ainda usar o espéculo de Thudicum (Figura 15.6) ou rinoscópio.[8]

O espéculo nasal deve ser segurado pelo enfermeiro, com a mão esquerda. As lâminas devem ser inseridas fechadas até aproximadamente 1 cm dentro de cada narina, para só então serem abertas. O dedo indicador do examinador deve ser mantido na asa do nariz, para estabilizar o instrumento. A mão livre pode ser utilizada para segurar a lanterna e para mudar a posição da cabeça do paciente para baixo.[8]

Ao avaliar a cavidade nasal, o enfermeiro deve inspecionar a mucosa e o septo nasal, a fim de verificar se há presença de secreção nasal e corpos estranhos.

A mucosa nasal está em continuidade ao revestimento de todas as câmaras com as quais as cavidades nasais se comunicam: cavidade nasofaríngea (posteriormente), seios paranasais (superior e lateralmente), saco lacrimal e conjuntiva (superiormente).[2] Ela deve ser avaliada quanto à sua integridade, umidade e coloração. Alterações na cor e presença de edema, secreções e sangramentos podem estar relacionados com processos traumáticos, inflamatórios ou infecciosos.[2,5-7]

Secreção fluida e límpida pode indicar rinite; secreção espessa branca, amarela ou esverdeada sugere infecção; secreção sanguinolenta, que pode estar associada a traumatismos ou sangramento espontâneo, recebe a denominação de epistaxe; e secreção serosa pode decorrer de líquido cefalorraquidiano (hidrorreia cefálica).

O septo nasal, que divide a cavidade nasal em cavidades direita e esquerda, tem uma parte óssea e uma cartilaginosa.[1,2] Ele normalmente encontra-se na linha média, com mucosa cor de rosa e úmida, sem vasos sanguíneos proeminentes ou crostas.[9] Quando há desvio de septo (que pode ser congênito ou adquirido após traumatismo na face)[9], uma das cavidades apresenta-se estreitada, o que pode favorecer a ocorrência de obstrução respiratória[1,2] e aumentar o risco de lesão, caso seja inserida uma sonda narina nesta cavidade estreitada.

Acuidade olfatória

O exame para avaliação da acuidade olfatória encontra-se descrito no Capítulo 11.

Seios paranasais

Antes de mencionar como deve ser realizado o exame dos seios paranasais, cumpre destacar que apenas os seios frontais e maxilares são facilmente acessíveis.[2,5,6]

Para palpar os seios frontais, o enfermeiro deve colocar seus dedos polegares sobre as sobrancelhas do paciente, um pouco abaixo das saliências ósseas das órbitas superiores, aplicar uma pressão suave, de cima para baixo. Em seguida, deve palpar os seios maxilares da mesma forma (Figura 15.7).[2,4,5]

Hipersensibilidade local acompanhada de dor, febre e secreção nasal pode estar associada a quadros de sinusite aguda dos seios frontais e maxilares.[5] Se o paciente se queixar de hipersensibilidade durante a palpação dos seios pa-

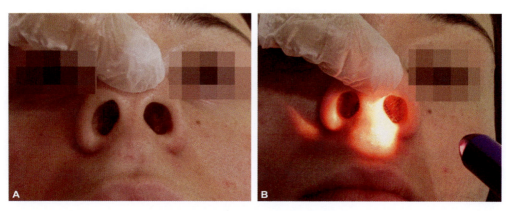

Figura 15.5 A e B. Exame da cavidade nasal.

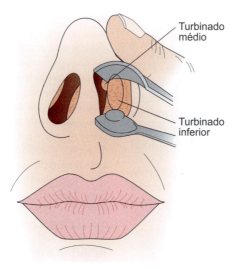

Figura 15.6 Avaliação da cavidade nasal com o espéculo de Thudicum. Adaptada de Jarvis, 2013.[8]

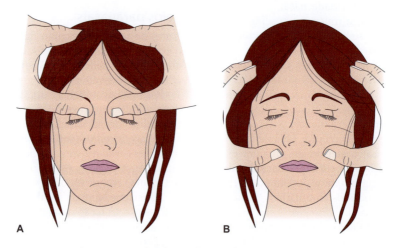

Figura 15.7 A e B. Palpação dos seios frontais e maxilares.

ranasais, o enfermeiro pode empregar a técnica de transiluminação para verificar se eles estão cheios de secreções.[2] Ressalta-se, no entanto que este exame não tem alta sensibilidade e/ou especificidade para o diagnóstico de inflamação/infecção dos seios paranasais, uma vez que a ausência de transiluminação pode ser decorrente da ausência congênita de um ou ambos os seios ou da presença de tumores.[5]

Para realizar o exame de transiluminação dos seios frontais (Figura 15.8), o paciente deverá estar em um ambiente escuro.[2,5] O enfermeiro deve colocar uma lanterna junto à superfície inferior de cada sobrancelha, próximo ao nariz do paciente, e dirigir um foco de luz para cima, observando se surgirá um círculo de luz acima da sobrancelha.[2,5]

Para avaliar os seios maxilares (Figura 15.9), o profissional deve solicitar que o paciente abra a boca e incidir um foco de luz abaixo da parte interna dos olhos, contra o osso maxilar. A seguir, deve observar se haverá formação de um círculo de luz no palato duro.[2,5]

TÍTULOS DIAGNÓSTICOS DA NANDA-I[10] EVIDENCIADOS POR CARACTERÍSTICAS DEFINIDORAS E FATORES DE RISCO IDENTIFICADOS EM INDIVÍDUOS COM COMPROMETIMENTOS NO NARIZ E NOS SEIOS PARANASAIS

Na avaliação do nariz e dos seios paranasais, o enfermeiro deve estar atento à possibilidade de inflamação aguda das cavidades sinusais (sinusite) e consequente quadro de:

- Dor aguda.

Em pacientes nos quais for identificado desvio de septo, é preciso considerar o risco de:

- Integridade tissular prejudicada.

Enfermeiros também devem ficar atentos à fixação da sonda nasogástrica ou entérica e do cateter nasal, pois a tração mecânica desses dispositivos gera:

- Risco de integridade da pele prejudicada.

Cabe ainda ressaltar que a necessidade da administração de dieta por sonda entérica indica que o paciente apresenta:

- Déficit no autocuidado para alimentação.

É preciso ainda considerar que pacientes em uso de dieta enteral apresentam:

- Risco de aspiração.

Além disso, o enfermeiro deve considerar que a permanência da sonda nasoentérica aumenta o:

- Risco de infecção.

Pacientes com batimentos de aletas nasais, taquipneicos e dispneicos, encontram-se com:

- Padrão respiratório ineficaz.

Contudo, quando necessitam de oxigênio suplementar, por mostrarem incapacidade de manter minimamente a função respiratória para sustentar sua vida, apresentam:

- Ventilação espontânea prejudicada.

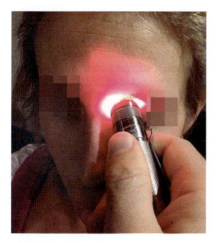

Figura 15.8 Transiluminação dos seios frontais.

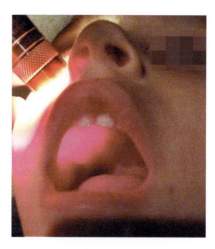

Figura 15.9 Transiluminação dos seios maxilares.

Pacientes com anosmia e hiposmia, por não sentirem o cheiro dos alimentos ou estarem com a olfação diminuída, podem desenvolver quadros de:

- Nutrição desequilibrada: menor do que as necessidades corporais
- Ansiedade
- Risco de baixa autoestima situacional.

Caso estejam exalando maus odores e não sintam o cheiro, podem também vir a ser diagnosticados com:

- Autonegligência
- Interação social prejudicada.

REFERÊNCIAS BIBLIOGRÁFICAS

1. Moore KL, Dalley AF, Agur AMR. Anatomia orientada para a clínica. 7. ed. Rio de Janeiro: Guanabara Koogan; 2014.
2. Andris DA. Semiologia: bases para a prática assistencial. Rio de Janeiro: Guanabara Koogan; 2011.
3. Tortora GJ, Nielsen MT. Princípios de anatomia humana. 12. ed. Rio de Janeiro: Guanabara Koogan; 2013.
4. Bickley LS, SZILAGYI PG. Bates: propedêutica médica. 11. ed. Rio de Janeiro: Guanabara Koogan; 2015.
5. Epstein O. Exame clínico. 3. ed. Rio de Janeiro: Elsevier; 2004.
6. Porto CC. Semiologia médica. 7. ed. Rio de Janeiro: Guanabara Koogan; 2013.
7. López M, Medeiros JJ. Semiologia médica: as bases do diagnóstico clínico. 5. ed. Rio de Janeiro: Revinter; 2004.
8. Jarvis C. Exame físico e avaliação de saúde. Rio de Janeiro: Guanabara Koogan; 2003.
9. Jensen S. Semiologia para a enfermagem. Rio de Janeiro: Guanabara Koogan; 2013.
10. NANDA-I. Diagnósticos de enfermagem: definições e classificação 2015-2017. Porto Alegre: Artmed; 2015.

16 Exame da Boca

Meire Chucre Tannure, Ana Maria Pinheiro,
Patrícia de Oliveira Salgado, Patrícia Sarsur Nasser
Santiago e Selma de Almeida Pinto

INTRODUÇÃO

A boca é a porta de entrada do sistema digestivo e uma das vias para o sistema respiratório, além de desempenhar importantes funções, como a mastigação e a fonação.[1,2] Suas estruturas são umidificadas pela saliva, que apresenta flora microbiana própria com grande potencial defensivo.[3,4]

Para examinar a boca, são utilizadas as técnicas de inspeção e de palpação. A olfação (recurso semiotécnico no qual se utiliza o olfato), apesar de pouco empregada, contribui para o exame físico da boca, uma vez que a halitose, o consumo de álcool e fumo, o odor cetônico do diabetes descompensado e a secreção purulenta podem ser sentidos pelo olfato durante a anamnese ou o exame físico da cavidade oral.[5]

Para a inspeção, deve ser utilizado um feixe de luz (lanterna) com o objetivo de visualizar melhor os achados. (Figura 16.1) As mãos do examinador devem estar enluvadas, caso haja necessidade de ajudar o paciente a abrir a boca e, assim, ampliar a visibilidade. Também podem ser empregados um abaixador de língua ou compressas de gaze.[1,2]

Quando possível, o paciente deve estar sentado para que o enfermeiro consiga visualizar melhor todas as áreas da boca (Figura 16.2).[3] Além disso, para realizar o exame é importante obedecer a uma sequência preestabelecida, a fim de evitar que alguma região deixe de ser examinada. Antes de

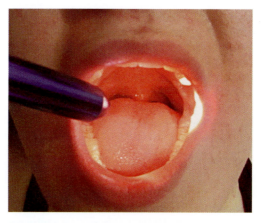

Figura 16.1 Exame da boca com auxílio de um feixe de luz.

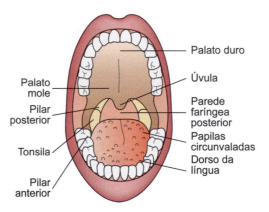

Figura 16.2 Estruturas anatômicas da cavidade oral.

iniciar o exame, é preciso verificar se o paciente faz uso de prótese dentária; em caso afirmativo, quando possível, pedir que seja retirada.[1]

As técnicas utilizadas para palpação da boca são as polpas digitais e bimanual (descritas no Capítulo 6).

Durante o exame, o enfermeiro deve avaliar:

- Lábios
- Dentes
- Gengivas
- Língua
- Mucosa oral
- Palatos duro e mole
- Amígdalas
- Evidência de dispositivos invasivos – como o tubo orotraqueal (TOT), a sonda oroentérica (SOE) e a cânula de Guedel.

LÁBIOS

Os lábios limitam a cavidade bucal e, normalmente, apresentam-se rosados, úmidos, simétricos e macios. Eles recobrem a porção interna das arcadas dentárias e, para movimentar-se, dispõem de um aparelho muscular complexo.[3,5]

A parte externa dos lábios é revestida pela pele do rosto e pela mucosa da boca. Essa mucosa é tão fina que deixa transparecer o vermelho dos feixes musculares, que são intensamente irrigados. É uma região rica em terminações nervosas destinadas à percepção da sensibilidade térmica (frio e calor) e tátil.[3,5]

Durante a inspeção dos lábios (Figura 16.3), devem ser avaliadas a coloração e a umidade, bem como investigada a ocorrência de lesões. O enfermeiro deve retrair os lábios (com au-

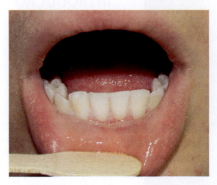

Figura 16.3 Avaliação dos lábios.

xílio de um abaixador de língua ou mãos enluvadas) e inspecionar sua superfície interna. Pacientes negros podem apresentar lábios com coloração azulada.[1,3]

Os lábios devem ser palpados bidigitalmente para avaliar textura, flexibilidade e consistência dos tecidos superficiais e adjacentes.[1,3]

A identificação de palidez dos lábios em indivíduos de pele clara pode estar relacionada com anemia; a cianose é um possível sinal de hipoxemia, resfriamento corporal ou de cardiopatias congênitas[1] e adquiridas.

Os lábios podem apresentar deformações congênitas, como fissura labial (Figura 16.4) e fenda palatina[6] ou adquiridas, como lesões em decorrência de herpes simples (Figura 16.5) ou neoplasias (Figura 16.6).

Lesões nas comissuras, denominadas queilite, podem decorrer de deficiência vitamínica (Figura 16.7)[1] e de pressão mecânica ocasionada pelo uso de dispositivos de assistência, como o tubo orotraqueal.

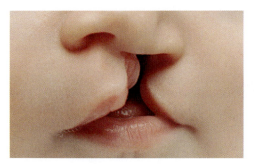

Figura 16.4 Fissura labial.

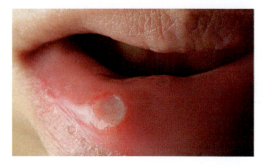

Figura 16.5 Lesão causada pelo herpes-vírus simples.

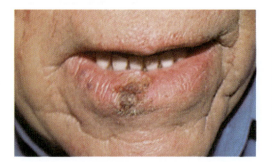

Figura 16.6 Carcinoma.

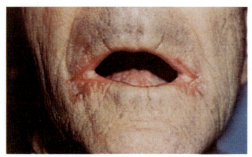

Figura 16.7 Queilite.

DENTES

Durante a avaliação, é importante associar a quantidade de dentes à faixa etária do paciente.

A dentição primária é composta de 20 dentes (10 em cada arcada), denominados dentes decíduos ou, popularmente, "dentes de leite". Eles surgem a partir dos 6 meses de vida e sua erupção termina aos 2 anos e meio de idade.[3]

A segunda dentição ou dentição permanente (Figura 16.8) é composta de 32 dentes (16 em cada arcada dentária), iniciando-se aos 5 anos de idade e terminando entre 18 e 21 anos.[3]

Existem quatro tipos de dentes, cada um com uma função distinta:[3]

- Incisivos: cortam os alimentos
- Caninos: pontiagudos, rasgam os alimentos
- Pré-molares: amassam os alimentos
- Molares: trituram os alimentos.

Geralmente, os dentes devem estar brancos, retos, com espaçamento igual entre eles, limpos e sem resíduos ou deterioração.[1] Ao examiná-los, o enfermeiro deve avaliar se há falhas e manchas dentárias, bem como alteração no formato e no posicionamento.[4]

Para avaliar o alinhamento das arcadas dentárias superior e inferior, o examinador deve solicitar ao paciente que morda como se estivesse mastigando algo e sorria, quando se observará o alinhamento (Figuras 16.9 e 16.10).[2,6] Espera-se que os dentes molares superiores repousem diretamente sobre os molares inferiores e os incisivos superiores fiquem levemente sobrepostos aos incisivos inferiores.[6] Além disso, deve-se pesquisar o amolecimento dentário, utilizando o polegar e o indicador.[2]

A detecção de dentes com coloração marrom pode ser um indicativo de uso excessivo de flúor, e dentes amarelados podem estar relacionados com o hábito de tabagismo.[1] Cáries referem-se a sinais de deterioração dentária e, inicialmente, são visualizadas como áreas esbranquiçadas na superfície do esmalte dentário, tornando-se, em seguida, acastanhadas ou enegrecidas com a formação de uma cavidade.[2,7]

GENGIVAS

Normalmente, as gengivas são rosadas em indivíduos de cor branca e parcialmente amarronzadas em pardos ou negros. As gengivas devem ser examinadas quanto a coloração, existência

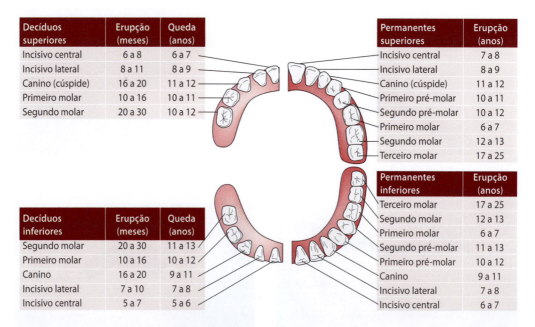

Decíduos superiores	Erupção (meses)	Queda (anos)
Incisivo central	6 a 8	6 a 7
Incisivo lateral	8 a 11	8 a 9
Canino (cúspide)	16 a 20	11 a 12
Primeiro molar	10 a 16	10 a 11
Segundo molar	20 a 30	10 a 12

Permanentes superiores	Erupção (anos)
Incisivo central	7 a 8
Incisivo lateral	8 a 9
Canino (cúspide)	11 a 12
Primeiro pré-molar	10 a 11
Segundo pré-molar	10 a 12
Primeiro molar	6 a 7
Segundo molar	12 a 13
Terceiro molar	17 a 25

Decíduos inferiores	Erupção (meses)	Queda (anos)
Segundo molar	20 a 30	11 a 13
Primeiro molar	10 a 16	10 a 12
Canino	16 a 20	9 a 11
Incisivo lateral	7 a 10	7 a 8
Incisivo central	5 a 7	5 a 6

Permanentes inferiores	Erupção (anos)
Terceiro molar	17 a 25
Segundo molar	12 a 13
Primeiro molar	6 a 7
Segundo pré-molar	11 a 13
Primeiro pré-molar	10 a 12
Canino	9 a 11
Incisivo lateral	7 a 8
Incisivo central	6 a 7

Figura 16.8 Dentes decíduos e permanentes.

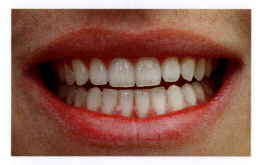

Figura 16.9 Alinhamento dentário apropriado.

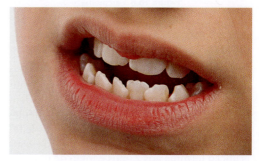

Figura 16.10 Maloclusão dentária.

de edema, retração, hipertrofia, sangramento e lesões. Para o exame adequado da gengiva, as próteses dentárias, sempre que possível, devem ser removidas.[1,8-10] O enfermeiro também deve verificar se as bordas das gengivas nos dentes são estreitas e bem definidas[1,8] e realizar uma leve pressão sobre elas.

Caso sejam detectados vermelhidão e/ou sangramento após o pressionamento da gengiva, deve-se atentar para ocorrência de gengivite (Figura 16.11).[8] Muitas vezes, a gengivite está associada a condições precárias de higiene em crianças nas faixas etárias pré-escolar e escolar.[5] Na gravidez e na puberdade, costuma estar relacionada com alterações hormonais.[1]

Em situações de envenenamento por chumbo, pode ser visualizada uma linha escura nas bordas das gengivas.[8]

LÍNGUA

Estrutura muscular recoberta por mucosa cuja capacidade de mudar de formato e de posição aumenta sua função na mastigação, na deglutição, na limpeza dos dentes e na formação da fala. O frênulo lingual é uma prega de tecido de linha média que conecta a língua ao assoalho da boca (Figura 16.12).[3]

As protuberâncias ásperas na superfície dorsal da língua e que lhe dão o aspecto rugoso são as papilas (Figura 16.13).[1]

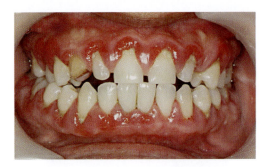

Figura 16.11 Gengivite.

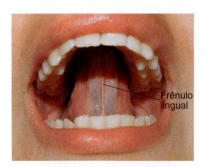

Figura 16.12 Frênulo lingual.

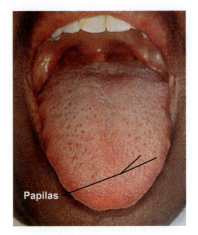

Figura 16.13 Avaliação das papilas.

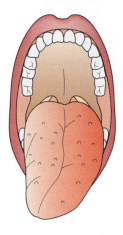

Figura 16.14 Língua assimétrica.

Ao examinar a língua, o enfermeiro deve observar:[3]

- Simetria
- Cor
- Higiene
- Umidade
- Integridade
- Textura
- Movimentação.

O examinador deve pedir ao paciente para colocar a língua para fora e observar sua simetria. A identificação de assimetria (Figura 16.14) sugere lesão do nervo hipoglosso, ou seja, perda da função de um dos lados (paralisia muscular unilateral).[1,2]

Também devem ser verificadas cor, textura e umidade da língua, bem como a vigência de saliva. Normalmente, a língua apresenta coloração rosa uniforme.

A superfície dorsal da língua, geralmente, é enrugada a partir das papilas. Durante o exame, o enfermeiro deve solicitar ao paciente para tocar o céu da boca com a língua (Figura 16.15) a fim de observar se a superfície ventral está lisa, brilhante e revela veias.[1,4]

A seguir, é importante que o examinador solicite ao paciente para colocar a língua para fora e a movimente para os lados (Figura 16.16), a fim de que seja possível verificar as superfícies lateral e inferior, bem como o assoalho da boca[1], regiões nas quais o câncer é mais frequente.[2]

O enfermeiro também deve inspecionar toda a área em forma de U sob a língua, observando se há regiões esbranquiçadas ou avermelhadas, nódulos ou ulcerações.[1,2] Como o câncer de língua (segundo tipo mais comum de câncer de boca) é mais comum em homens com mais de 50 anos, principalmente se tabagistas e etilistas, recomenda-se que, em pacientes com esse perfil, a língua seja palpada (com a mão enluvada) à procura de qualquer região mais endurecida.[2]

Entre as alterações mais frequentes da língua, podem-se citar:

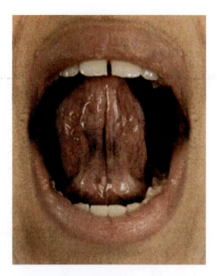

Figura 16.15 Avaliação da superfície ventral da língua.

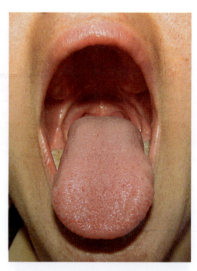

Figura 16.16 Avaliação da língua projetada para fora da boca.

- Língua saburrosa
- Língua geográfica
- Macroglossia
- Glossite
- Lesões.

A saburra (Figura 16.17) se forma no dorso da língua, na parte posterior, com coloração esbranquiçada, podendo ser amarelada ou com tons de marrom, dependendo dos hábitos alimentares do paciente, do consumo de café e do uso de tabaco. Normalmente, aparece em pacientes com higiene bucal precária, podendo também estar relacionada com febre, tabagismo ou desidratação.[8]

Revestimento branco e espesso na língua também pode ser secundário à infecção por Candida (infecção mais comum na cavidade oral).[3,4] Essa situação é mais comum em recém-nascidos, em indivíduos em uso de antibioticoterapia ou terapia com corticosteroides e em imunossuprimidos.[7]

A língua geográfica (Figura 16.18), também conhecida como eritema migratório benigno, caracteriza-se por configurações irregulares, delimitadas por bordas esbranquiçadas, lembrando um mapa geográfico. Essa alteração não tem importância clínica e somente requer tratamento quando houver sensação de queimação ou de ardência.[8]

Macroglossia é o aumento global da língua, podendo estar associada a uma série de fatores, como hipotireoidismo, síndrome de Down e câncer de língua.[3]

Glossite é a inflamação generalizada aguda ou crônica e se caracteriza pela vermelhidão da língua. Entre as causas da glossite, podem-se citar:[8]

- Infecções virais e bacterianas
- Irritação mecânica
- Ferimentos causados por queimaduras, bordas ásperas dos dentes ou próteses dentárias
- Exposição a substâncias irritantes, como tabaco, álcool, alimentos quentes ou condimentados
- Reação alérgica.

Durante a avaliação da língua, é importante que o enfermeiro verifique o aspecto das papilas gustativas; a atrofia pode ter como causas anemia, desnutrição proteica ou medicamentos neoplásicos.[4]

Lesões ulceradas recobertas por exsudato branco e circunscritas com aréola vermelha são denominadas aftas (Figura 16.19).[4] As aftas ou a estomatite aftosa recorrente têm etiologia desconhecida. Como fatores de risco, destacam-se, entre outros, predisposição genética, alergias, traumatismos, estresse e distúrbios autoimunes.[11] Nessa situação, os pacientes costumam se queixar de queimação e/ou dor local intensa.

MUCOSA ORAL

Durante o exame da mucosa oral, o enfermeiro deve avaliar a coloração e possíveis lesões, placas esbranquiçadas e nódulos. Normalmente, a mucosa oral se mostra rosa, lisa e úmida, em-

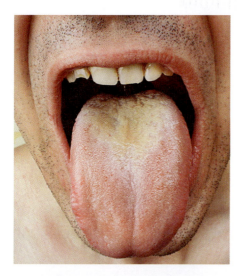

Figura 16.17 Língua saburrosa.

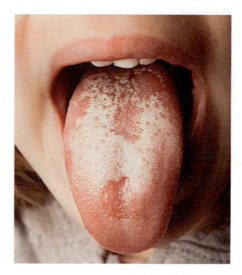

Figura 16.18 Língua geográfica.

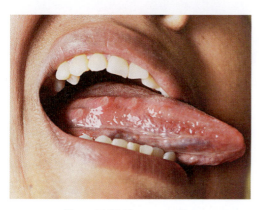

Figura 16.19 Língua com aftas.

bora seja comum e normal uma hiperpigmentação desigual em indivíduos de pele escura. Nos locais em que os dentes superiores e inferiores se encontram, pode-se desenvolver uma linha branca ondulada na mucosa oral.[4]

A umidade costuma ser garantida pela produção da secreção salivar. Uma alteração importante relacionada com a secreção salivar é a xerostomia (boca seca), decorrente da diminuição acentuada ou da ausência de saliva. Entre as causas mais comuns da xerostomia podem-se citar a desidratação, o uso de anticolinérgicos, de anti-histamínicos e de diuréticos.[12]

Outra alteração da saliva é a sialorreia (aumento da secreção salivar), que costuma ocorrer em glossites, inflamações das glândulas salivares e estomatites.[7]

Caso o enfermeiro detecte salivação excessiva em recém-nascidos nas primeiras horas de vida, precisa ficar atento à possibilidade de a criança apresentar um quadro de atresia de esôfago. Em crianças maiores, essa evidência pode estar associada à ocorrência de aftas e relacionada com quadros de amigdalite e neuropatias.[4]

Durante o exame, a identificação de halitose pode ser comum, o que, geralmente, decorre de uma higiene oral precária, do consumo de alimentos de forte odor, do consumo de álcool, do tabagismo ou de infecção dentária, bem como de cetose.[1]

PALATOS DURO E MOLE

Ao examinar o palato, o enfermeiro deve observar a cor, o formato, a integridade, a higiene, a textura e a existência de deformidades ou proeminências extraósseas.[8]

Para avaliar os palatos duro e mole, sempre que possível, deve-se solicitar ao paciente que fique com a cabeça ligeiramente fletida para trás. A seguir, o enfermeiro deve iluminar o céu da boca para melhor visualização.[1,8]

O palato duro, localizado na região mais anterior, costuma ser arredondado e com coloração róseo-pálida e apresenta rugas transversais irregulares.[1,8] Na linha média do palato observa-se uma linha estreita de coloração esbranquiçada, denominada rafe palatina. Uma variação normal que pode ser identificada é o toro ou *torus* palatino (Figura 16.20). Trata-

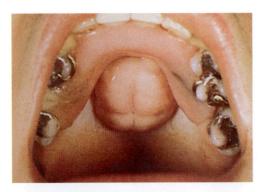

Figura 16.20 Toro palatino.

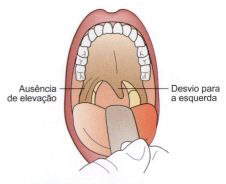

Figura 16.21 Assimetria do palato mole.

se de um crescimento ósseo benigno da linha média do palato duro[1,4], assintomático e sem consequência clínica.[8]

Para avaliar o palato mole, o enfermeiro deve pedir ao paciente para dizer "ahhh".[1] Em condições normais, o palato mole apresenta-se com coloração rósea, é liso e tem mobilidade simétrica[8], com a úvula (que se assemelha a um pingente redondo) permanecendo na linha mediana durante a sua elevação. Essa manobra também torna possível testar os nervos glossofaríngeo e vago (conforme apresentado no Capítulo 11). A incapacidade de o palato mole elevar-se bilateralmente pode ser consequência de paralisia do nervo vago, caso em que a úvula se desviará para o lado não afetado (Figura 16.21).[7]

Quando o paciente começa a referir dor na região da garganta, dificuldade para deglutir, detectando-se petéquias no palato duro e/ou no palato mole (Figura 16.22), além de hiperemia e aumento das amígdalas, deve-se determinar se existe uma infecção viral ou bacteriana.

Como citado no tópico sobre exame dos lábios, uma anomalia que pode ser encontrada em neonatos é a fenda palatina, malformação congênita que se caracteriza por uma fenda completa estendendo-se do lábio e dos palatos duro e mole até a cavidade nasal ou uma fenda parcial em qualquer um desses tecidos.[10]

AMÍGDALAS

Para examiná-las, o enfermeiro, com o auxílio do abaixador, força a língua para baixo na sua metade posterior. É importante dizer que, se a ponta da língua for forçada, ela poderá arquear para trás, dificultando a visualização das amígdalas. Além disso, recomenda-se que ela não

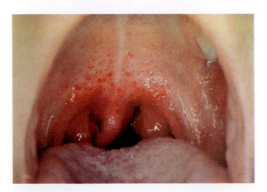

Figura 16.22 Petéquias no palato duro decorrentes de infecção por estreptococos.

seja pressionada no centro, o que pode desencadear o reflexo de vômito.[1]

Em condições normais, as amígdalas se apresentam ovais e têm superfície rugosa e coloração rosa, como a mucosa oral. Nos processos infecciosos, encontram-se edemaciadas e com coloração vermelho-brilhante, podendo apresentar exsudato e manchas brancas ou amareladas (placas de pus).[1]

EXISTÊNCIA DE DISPOSITIVOS INVASIVOS

Pacientes com dispositivos invasivos de assistência na cavidade oral (como tubo endotraqueal, cânula de Guedel, sonda oroentérica ou orogástrica) demandam maior atenção dos enfermeiros durante o exame físico da boca. Por isso, é preciso maior rigor na avaliação da integridade, da umidade, da coloração e da higiene dos lábios, das gengivas, dos dentes e da língua, bem como da higiene oral. Lesões podem ser provocadas nessas regiões em decorrência da fixação ou da existência desses dispositivos invasivos. Além disso, a umidade da mucosa oral pode estar reduzida em virtude da manutenção da boca entreaberta.[4] Destaca-se também que a higiene oral, se não realizada de maneira apropriada, aumenta o risco de os pacientes adquirirem infecções respiratórias.

TÍTULOS DIAGNÓSTICOS DA NANDA-I[13] EVIDENCIADOS POR CARACTERÍSTICAS DEFINIDORAS E FATORES DE RISCO IDENTIFICADOS EM INDIVÍDUOS COM COMPROMETIMENTO NA CAVIDADE ORAL

Na avaliação da cavidade oral, o enfermeiro deve estar atento à ocorrência de lesões nos lábios, na língua, nas gengivas ou no palato, que se constituem características definidoras do diagnóstico de:

- Mucosa oral prejudicada.

A etiologia deste comprometimento pode ser a diminuição da quantidade de saliva produzida, higiene oral inadequada, infecção ou efeitos colaterais de quimioterapia e radioterapia, agentes químicos, medicação ou uso de dispositivos invasivos.

Durante o exame da boca, o enfermeiro pode se deparar com cáries, excesso de tártaro, maloclusão dentária, mordida cruzada e ausência de dentes, que constituem características definidoras de uma:

- Dentição prejudicada.

Os enfermeiros também devem ficar atentos à fixação correta de dispositivos de assistência que passam sobre os lábios (como o tubo orotraqueal, a sonda oroentérica ou orogástrica), pois expõem os pacientes a situações de:

- Risco de integridade da pele prejudicada
- Risco de úlcera por pressão.

A permanência desses dispositivos ainda aumenta a probabilidade de dano à mucosa oral; logo, é preciso que os profissionais considerem a existência de:

- Risco de lesão.

Gengivite e infecção das amígdalas, da língua ou dos dentes indicam que existe uma condição na qual o paciente apresenta diminuição da capacidade de proteger-se de agentes infecciosos, o que demonstra que ele apresenta o diagnóstico de enfermagem:

- Proteção ineficaz.

As infecções previamente descritas, e outras que acometem a cavidade oral, podem acarretar quadros de:

- Deglutição prejudicada
- Nutrição desequilibrada: menor do que as necessidades corporais
- Dor aguda.

Neonatos com fissura labial e fenda palatina podem apresentar quadros de:

- Amamentação ineficaz
- Padrão ineficaz de alimentação do lactente.

REFERÊNCIAS BIBLIOGRÁFICAS

1. Jarvis C. Exame físico e avaliação de saúde para enfermagem. 6. ed. Rio de Janeiro: Elsevier; 2012.
2. Bickley LS. Bates: propedêutica médica. Rio de Janeiro: Guanabara Koogan; 2010.
3. Pinto LV. Cavidade bucal e anexos. In: Porto CC. Semiologia médica. 6. ed. Rio de Janeiro: Guanabara Koogan; 2009.
4. Craven RF, Hirnle C. Fundamentos de enfermagem: saúde e função humanas. 4. ed. Rio de Janeiro: Guanabara Koogan; 2004.
5. Silva RMFL. Tratado de semiologia médica. Rio de Janeiro: Guanabara Koogan; 2014.
6. Rodrigues YT, Rodrigues PPB. Semiologia pediátrica. 3. ed. Rio de Janeiro: Guanabara Koogan; 2009.
7. Jensen S. Semiologia para enfermagem: conceitos e prática clínica. Rio de Janeiro: Guanabara Koogan; 2005.
8. Porto CC. Semiologia médica. 6. ed. Rio de Janeiro: Guanabara Koogan; 2009.
9. Potter PA. Fundamentos de enfermagem. 7. ed. Rio de Janeiro: Elsevier; 2009.
10. Seidel HM et al. Orelhas, nariz e garganta. In: Seidel HM, Ball JW, Daims JE, Benedict GW. Guia de exame físico. 6. ed. Rio de Janeiro: Elsevier; 2007.
11. Porto CC, Porto AL. Clínica médica na prática diária. Rio de Janeiro: Guanabara Koogan; 2016.
12. López M, Laurentys-Medeiros J de. Semiologia médica: as bases do diagnóstico clínico. 4. ed. Rio de Janeiro: Revinter; 2001.
13. NANDA-I. Diagnósticos de enfermagem: definições e classificação 2015-2017. Porto Alegre: Artmed; 2015.

17 Exame do Pescoço

Meire Chucre Tannure, Ana Maria Pinheiro, Hercília Najara Ferreira de Souza e Talline Arêdes Hang-Costa

INTRODUÇÃO

O pescoço é uma estrutura cilíndrica que representa uma via de condução para vasos e nervos que conectam a cabeça ao tronco.[1] Em sua face anterior, é possível observar duas leves saliências obliquamente dirigidas para cima, que correspondem aos músculos esternocleidomastóideos, e uma proeminência central, associada à cartilagem tireóidea (Figura 17.1).[2]

Estruturas localizadas no pescoço, como faringe, laringe, traqueia e esôfago, constituem a via de acesso para os sistemas digestório e respiratório.[1,3]

Durante o exame físico, o enfermeiro deve avaliar: posição, simetria, tamanho e movimentação do pescoço; integridade e coloração da pele desse segmento corpóreo (bem como o uso de dispositivos de assistência); artéria carótida; veias jugulares; glândula tireoide, traqueia e cadeia de linfonodos cervicais.

POSIÇÃO, SIMETRIA, TAMANHO E MOVIMENTAÇÃO

O enfermeiro avalia a posição, a simetria e o tamanho do pescoço por meio da técnica de inspeção.

A posição normal do pescoço é mediana, seguindo o eixo da coluna[2], e sua musculatura normalmente apresenta-se simétrica.[4] Porém, enrijecimentos em músculos responsáveis pela movimentação e comprometimentos ósseos na coluna cervical podem ocasionar desvios laterais.[2]

Com relação ao tamanho, é preciso considerar que existem variações de acordo com o biotipo (conforme descrito no Capítulo 7):[2]

- Pacientes brevilíneos: apresentam o pescoço curto e grosso
- Pacientes longilíneos: apresentam o pescoço alongado e fino.

Porém, aumentos de volume podem decorrer de processos neoplásicos ou inflamatórios[5] e precisam ser foco da atenção dos enfermeiros.

Os músculos esternocleidomastóideo e trapézio, e as sete vértebras cervicais são responsáveis pela movimentação do pescoço[6], que executa movimentos de flexão, extensão, rotação e inclinação lateral.[3,7-9] As técnicas que devem ser utilizadas para avaliação da movimentação do pescoço são apresentadas no Capítulo 24.

A limitação da amplitude de movimento (ADM) pode decorrer de lesões que envolvam o nervo acessório, espasmos musculares e traumatismos.[9]

O enfermeiro deve ficar atento ao relato de trauma, condição que contraindica a avaliação da movimentação do pescoço e requer a estabilização da cabeça,

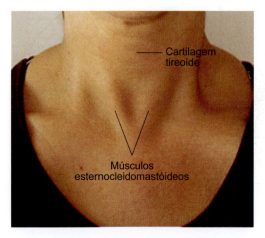

Figura 17.1 Face anterior do pescoço.

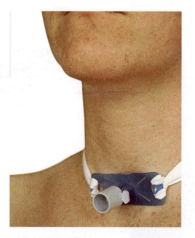

Figura 17.2 Cânula de traqueostomia.

até que seja confirmada a inexistência de lesões capazes de provocar danos à medula espinal.[10]

Durante a avaliação da movimentação do pescoço, o enfermeiro deve também observar se há aumento dos gânglios linfáticos ou da glândula tireoide.[9]

INTEGRIDADE E COLORAÇÃO DA PELE

Em condições normais, a pele do pescoço encontra-se íntegra e com a mesma coloração das demais estruturas corpóreas.

Uma abertura cirúrgica na traqueia (traqueostomia) e o uso de cânulas de traqueostomia poderão ser identificados no pescoço de alguns pacientes (Figura 17.2).

O enfermeiro deve monitorar diariamente o local de inserção da cânula quanto à presença de sinais flogísticos, e a fixação desse dispositivo, quando inadequada, pode lesionar a pele na face anterior, lateral ou posterior do pescoço.

Cateteres venosos centrais (inseridos nas veias jugulares internas), cateteres venosos periféricos (inseridos nas veias jugulares externas) e drenos cervicais rompem com a integridade da pele do pescoço e também requerem monitoramento diário de seus sítios de inserção. As fixações utilizadas para imobilizar esses dispositivos e o uso de outros recursos assistenciais, como colar cervical, podem lesionar a pele do pescoço, sendo necessária a inspeção diária desse segmento corpóreo.

A detecção de cicatriz na face anterior do pescoço pode indicar uma cirurgia tireoidiana prévia.[2,10] Edema, calor e hiperemia local e relato de dor no pescoço sugerem processos inflamatórios.

EXAME DOS VASOS CERVICAIS

O espaço entre a margem anterior do músculo trapézio e a linha média anterior do pescoço é dividido em dois triângulos pelo músculo esternocleidomastóideo à medida que ele cruza obliquamente essa região (Figura 17.3).[1,4,5]

O espaço formado anteriormente ao músculo esternocleidomastóideo é chamado de triângulo cervical anterior, enquanto aquele localizado posteriormente ao músculo leva o nome de triângulo cervical posterior.[1,4]

O triângulo anterior contém estruturas como a traqueia, a glândula tireoide, a artéria carótida e os linfonodos cervicais anteriores. Os linfonodos posteriores são as estruturas encontradas no triângulo posterior.[8]

Artérias carótidas

Localizadas no triângulo cervical anterior e protegidas pelo músculo esternocleidomastóideo, as artérias carótidas fornecem oxigênio para a cabeça e o pescoço (Figura 17.4).[8]

O enfermeiro deve iniciar a avaliação das artérias carótidas pela inspeção, solicitando que o paciente vire discretamente a cabeça na direção oposta à artéria que está sendo avaliada.[8]

A pulsação da artéria carótida, vista logo abaixo do ângulo da mandíbula, é, normalmente, a única pulsação visível e passível de ser avaliada nessa região quando o paciente estiver sentado.[7]

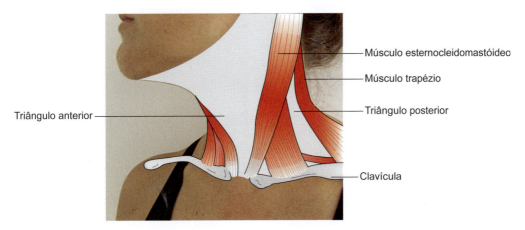

Figura 17.3 Triângulos formados pelo músculo esternocleidomastóideo. Adaptada de Jarvis, 2012.[4]

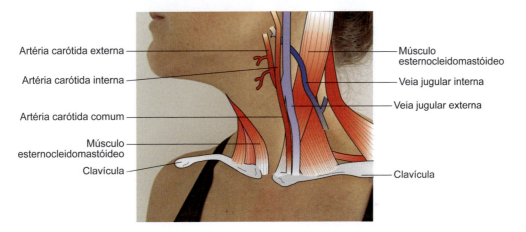

Figura 17.4 Vasos cervicais. Adaptada de Jarvis, 2012.[4]

Em seguida, durante a etapa de palpação, o enfermeiro deve deslizar as polpas digitais dos dedos indicador e médio ao redor da margem mediana do músculo esternocleiodomastóideo (Figura 17.5).[8]

A palpação deve ser suave para evitar a oclusão da artéria e, consequentemente, a circulação. A palpação vigorosa pode diminuir a frequência cardíaca e a pressão sanguínea, causando síncope. O pulso normal da carótida é mais localizado que difuso.[8]

O exame precisa ser feito em uma artéria de cada vez, pois se ambas as artérias forem ocluídas durante a palpação, o paciente poderá perder a consciência como resultado de circulação sanguínea inadequada em direção ao cérebro.[8]

Durante a palpação do pescoço, é possível detectar frêmito no trajeto das artérias carótidas, quase sempre indicativo de estenose da valva aórtica ou da própria carótida.[2]

Em geral, procede-se à ausculta das carótidas em adultos de meia-idade, idosos ou pacientes com suspeita de doença cerebrovascular. O estreitamento do lúmen de um vaso prejudica a circulação sanguínea; desse modo, a passagem de sangue cria uma turbulência, produzindo um sopro na área estreitada.[8]

Para a ausculta, o enfermeiro deve posicionar a campânula do estetoscópio sobre a artéria carótida, pedir ao paciente para virar discretamente a cabeça para o lado oposto ao que está sendo examinado e que ele prenda a respiração por um instante, de modo que os sons não escondam um rumor (Figura 17.6).[8]

Em condições normais, não serão auscultados sopros, exceto o chamado "rumor venoso",

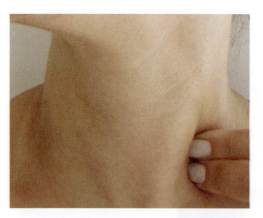

Figura 17.5 Palpação do pulso na artéria carótida.

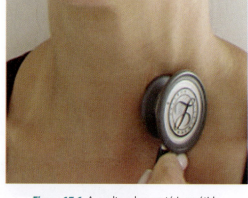

Figura 17.6 Ausculta sobre a artéria carótida.

relativamente comum em crianças. Sopros detectados no pescoço podem ter origem na própria estrutura ou representar irradiação de um sopro de origem cardíaca.[2]

Veias jugulares

Outros vasos que compõe as estruturas do trígono cervical anterior são as veias jugulares internas e externas. Ambas direcionam o sangue oriundo da cabeça e do pescoço para dentro da veia cava superior.[1,2]

A veia jugular externa (Figura 17.7) pode ser utilizada pelo enfermeiro como um manômetro venoso, uma vez que, no paciente em decúbito dorsal, a pressão do sangue venoso não é suficientemente alta para ingurgitar esse vaso.[1]

Durante a falha de bombeamento do lado direito do coração, a constrição da veia cava superior e o aumento da pressão torácica elevam a pressão do lado venoso do sistema circulatório, o que pode ser evidenciado pelo aumento do diâmetro da veia jugular externa.[1] Sob graves condições, o vaso pode ser distendido até a margem da mandíbula.[6]

GLÂNDULA TIREOIDE

Situada na linha média da porção anterior do pescoço, entre as cartilagens tireóidea e cricóidea e parte da traqueia[1], a glândula tireoide é uma estrutura endócrina, extremamente vascularizada, composta de dois lobos, um em cada lado da traqueia, interligados por um istmo (Figura 17.8).[3,4]

A tireoide é a maior glândula endócrina e produz os hormônios tri-iodotironina (T3) e tiroxina (T4), os quais regulam as reações metabó-

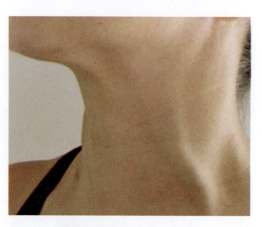

Figura 17.7 Veia jugular externa.

licas de todas as células do corpo.[3] A função da glândula tireoide é regulada pelo eixo hipotálamo-hipófise-tireoide e por outros fatores, como o nível de iodo.[4] A principal regulação ocorre pela tireotrofina (TSH) ou pelo hormônio estimulador da tireoide.[4]

O enfermeiro deve inspecionar a tireoide quanto à assimetria entre os lobos e ao aumento ou presença de massas. Essas alterações podem ser facilmente visualizadas quando o paciente faz o movimento de deglutição ou quando se incide uma luz tangencial no pescoço.[8]

Durante a palpação da tireoide, o enfermeiro pode optar pela abordagem anterior ou posterior.[8]

Na abordagem anterior, o enfermeiro deve posicionar-se de pé ao lado do paciente e utilizar a polpa dos dedos para palpar o lobo esquerdo da tireoide com a mão direita e o lobo direito com a mão esquerda, enquanto o paciente deglute (Figura 17.9).[7]

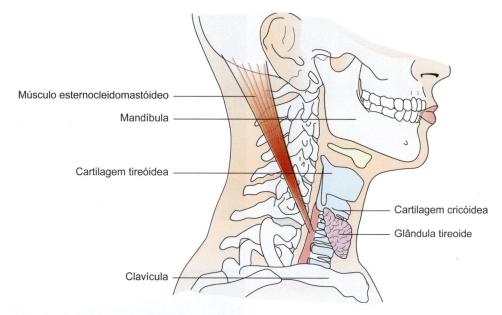

Figura 17.8 Pontos de referência do pescoço. Destaque para a glândula tireoide. Adaptada de Hiatt e Gartner, 2011.[1]

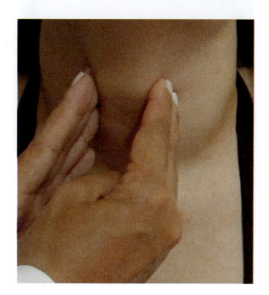

Figura 17.9 Palpação da tireoide: abordagem anterior.

O examinador deve solicitar que o paciente abaixe um pouco a cabeça e vire-a para um lado. Durante essa manobra, o músculo esternocleidomastóideo relaxará no lado para o qual o paciente virar a cabeça.

Ao examinar a glândula tireoide pela abordagem posterior, o enfermeiro deve posicionar-se atrás do paciente e localizar as cartilagens tireóidea, cricóidea e o istmo da tireoide.

Em seguida, precisa pedir ao o paciente que vire levemente a cabeça para frente e para um lado. Com o indicador, deve retrair suavemente o músculo esternocleidomastóideo no lado para o qual o paciente pendeu a cabeça e localizar o lobo da tireoide com os dedos medianos. Os dedos da outra mão devem deslocar com cuidado a traqueia e a cartilagem tireóidea para o lado oposto, o que auxilia a mover a glândula tireoide discretamente para frente, facilitando a palpação (Figura 17.10).

Se a tireoide for palpada, apresenta-se como uma estrutura mole, de textura semelhante à da borracha, não dolorida, simétrica e dificilmente palpável debaixo do esternocleidomastóideo.[8]

Em algumas situações, a glândula pode aparecer aumentada uni ou bilateralmente, caso em que o enfermeiro deve realizar a ausculta de cada lobo para detecção de sopro.[7,8] Hipertrofia da glândula causa aumento do fluxo arterial, resultando em vibração fina auscultada como um sopro suave.[7]

Alterações na glândula tireoide são compatíveis com condições clínicas apresentadas pelos pacientes. O aumento anormal da tireoide, definido como bócio, causa, entre outros efeitos graves, a hiperprodução do hormônio tireoidiano.[1] Essa condição clínica, conhecida como hipertireoidismo, provoca perda de

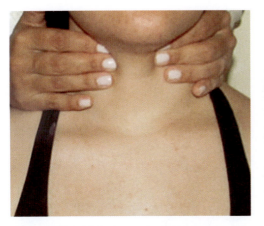

Figura 17.10 Palpação da tireoide: abordagem posterior.

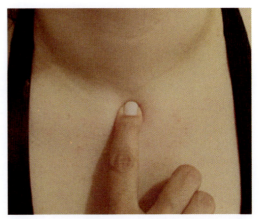

Figura 17.11 Incisura supraesternal.

peso, pouca tolerância ao calor, fraqueza muscular acompanhada de tremores nas mãos, insônia e exoftalmia.[1]

Por sua vez, o hipotireoidismo tem como causa a diminuição significativa da produção do hormônio tireoidiano.[1] Os sintomas de hipotireoidismo são redução da libido, sonolência, diminuição da taxa metabólica e do batimento cardíaco, além de mixedema, um acúmulo de fluidos corporais nos tecidos conjuntivos intersticiais.[1]

Na primeira infância, o hipotireoidismo pode causar o cretinismo, uma doença na qual ocorre redução significativa do crescimento e retardo mental.

TRAQUEIA

Normalmente, a traqueia fica na linha média do pescoço. Para que possa ser palpada, o enfermeiro deve inicialmente identificar as cartilagens tireoide e cricoide, pois a traqueia será identificada abaixo delas.

Para palpar a traqueia, o examinador deve inicialmente localizar a incisura supraesternal (Figura 17.11).[4,10]

Em seguida, precisa posicionar os dedos acima desse ponto, sobre cada lado da traqueia[10] (Figura 17.12) e, depois, escorregá-los com delicadeza, na mesma velocidade, sobre as bordas superiores da clavícula, até encontrar o músculo esternocleidomastóideo.[3,10]

Em condições normais, os dois polegares percorrem a mesma distância, indicando uma traqueia centrada na linha média.[3,4,10]

Massas no pescoço e comprometimentos torácicos (pneumotórax e atelectasia de grande volume, massas mediastinais) podem empurrar a traqueia para o lado não afetado.

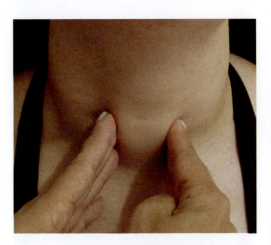

Figura 17.12 Palpação da traqueia.

CADEIA DE LINFONODOS

Localizados na região cervical, os linfonodos drenam o líquido linfático das áreas do pescoço[9], servindo como parte do sistema imunológico.[11] As principais cadeias de linfonodos ou gânglios linfáticos na região da cabeça e pescoço são determinadas pela posição anatômica, sendo eles: pré-auricular; auricular posterior; occipital; cervical superficial; cervical profundo; cervical posterior; submentoniano e submandibular (Figura 17.13).[8]

As funções dos vasos linfáticos consistem em filtrar potenciais patógenos do corpo e drenar fluidos provenientes da circulação de volta aos vasos em uma direção específica.[11]

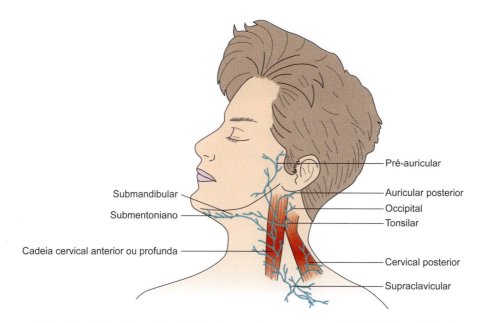

Figura 17.13 Principais cadeias de linfonodos na cabeça e no pescoço. Adaptada de Jensen, 2013.[11]

Para examinar os linfonodos, o paciente deve permanecer sentado confortavelmente, com a cabeça erguida. A região do pescoço precisa ser completamente exposta.[9]

O enfermeiro deve inspecionar cuidadosamente a área do pescoço na qual os linfonodos estão distribuídos. A inspeção tem os objetivos de encontrar achados assimétricos em ambos os lados e detectar se há área de aumento aparente ou eritema.[9]

Em seguida, deve palpar a cabeça e o pescoço à procura de linfonodos perceptíveis, seguindo um roteiro sistemático de avaliação: pré-auricular; auricular posterior; occipital; submentoniano, submandibular; tonsilar; cadeia cervical anterior (profunda); cadeia cervical posterior; e supraclavicular (Figura 17.4).[11]

Com as polpas digitais dos segundo, terceiro e quarto dedos, deve palpar em pequenos círculos, variando a intensidade de pressão sobre cada região linfática. Em condições normais, nenhum linfonodo é palpável.[11] A avaliação superficial dos linfonodos ajuda a revelar se há infecção ou malignidade por todo o sistema linfático.[9] A evidência de um gânglio aumentado indica inflamação em região anatômica anterior a ele.[10]

Sempre que o enfermeiro detectar um linfonodo aumentado, deve descrevê-lo quanto a(o):[10]

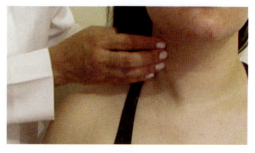

Figura 17.14 Palpação da cadeia de linfonodos cervical anterior ou profunda.

- Localização: nomear a cadeia linfática e o local, na cadeia linfática, onde foi detectado
- Tamanho: milímetros ou centímetros
- Consistência: liso, irregular, rígido ou mole. Espera-se que seja liso e macio
- Mobilidade: fixo ou móvel. Espera-se que seja móvel
- Sensibilidade: se o paciente queixar-se de dor à palpação. Em condições de normalidade, é indolor.

Gânglios linfáticos com tamanhos superiores a 1 cm, fixos, irregulares ou endurecidos ou com textura semelhante à da borracha requerem investigação emergencial. Tais características levantam a possibilidade de câncer.[10]

TÍTULOS DIAGNÓSTICOS DA NANDA-I[12] EVIDENCIADOS POR CARACTERÍSTICAS DEFINIDORAS E FATORES DE RISCO IDENTIFICADOS EM PACIENTES COM ACOMETIMENTOS NO PESCOÇO

Na avaliação do pescoço, o enfermeiro deve estar atento aos sinais clínicos que o paciente apresenta.

A turgência de jugular e o edema na região do pescoço podem ser evidências dos títulos diagnósticos:

- Volume de líquido excessivo
- Débito cardíaco diminuído.

A retração da incisura supraesternal pode representar importante evidência do uso de musculatura acessória em pacientes com:

- Padrão respiratório ineficaz
- Ventilação espontânea prejudicada.

Alterações na glândula tireoide podem ocasionar mudanças na função do corpo e originar alterações físicas, as quais podem promover:

- Distúrbios na imagem corporal.

Comprometimentos musculares e inflamatórios na região do pescoço, sobretudo decorrentes de exercícios físicos excessivos e mau jeito ao levantar ou carregar algo pesado, podem desencadear quadros de:

- Dor aguda.

Essa alteração sensorial também pode ter relação com agentes lesivos de natureza biológica, como as neoplasias de tireoide, de faringe, laringe, traqueia e esôfago, estruturas localizadas no pescoço.

Cateteres venosos periféricos (inseridos na jugular externa) e centrais (na jugular interna), drenos cervicais e traqueostomias são evidências de que o paciente se encontra com:

- Risco de infecção
- Integridade tissular prejudicada.

Isso requer do enfermeiro atuação dinâmica e sistemática, além de prescrição direcionada para a troca de curativos, avaliação periódica do sítio de punção e adoção de medidas profiláticas, como higienização das mãos antes e após a manipulação dos dispositivos.

Cabe salientar que a fixação desses dispositivos e outros que, por sua vez, são fixados no pescoço (como colar cervical) expõe os pacientes ao:

- Risco de integridade da pele prejudicada.

Lesões cervicais podem alterar toda a rotina de vida dos pacientes, em decorrência do prejuízo neuromuscular ao qual o paciente se encontra submetido. Tal situação pode ocasionar:

- Déficit no autocuidado para vestir-se
- Déficit no autocuidado para banho
- Conforto prejudicado.

REFERÊNCIAS BIBLIOGRÁFICAS

1. Hiatt JL, Gartner LP. Anatomia & cabeça e pescoço. 4. ed. Rio de Janeiro: Guanabara Koogan; 2011.
2. Porto CC. Exame clínico. 7. ed. Rio de Janeiro: Guanabara Koogan; 2013.
3. Andris DA. Semiologia: bases para a prática assistencial. Rio de Janeiro: Guanabara Koogan; 2006.
4. Jarvis C. Exame físico e avaliação de saúde para enfermagem. 6. ed. Rio de Janeiro: Elsevier; 2012.
5. Silva RMFL. Tratado de semiologia médica. Rio de Janeiro: Guanabara Koogan; 2014.
6. Porto CC. Semiologia médica. 7. ed. Rio de Janeiro: Guanabara Koogan; 2013.
7. White L, Duncan G, Baumle W. Fundamentos de enfermagem básica. São Paulo: Cengage Learning; 2012.
8. Potter PA, Perry AG. Fundamentos de enfermagem. 7. ed. Rio de Janeiro: Elsevier; 2009.
9. Potter PA. Semiologia em enfermagem. 4. ed. Rio de Janeiro: Reichmann e Affonso; 2002.
10. Bickley LS, Szilagyi PG. Propedêutica médica. Rio de Janeiro: Guanabara Koogan; 2010.
11. Jensen S. Semiologia para a enfermagem. Rio de Janeiro: Guanabara Koogan; 2013.
12. NANDA-I. Diagnósticos de enfermagem: definições e classificação 2015-2017. Porto Alegre: Artmed; 2015.

18 Exame do Tórax e do Sistema Respiratório

Meire Chucre Tannure, Camila Adriana Barbosa Costa
e Ludmila Christiane Rosa da Silva

INTRODUÇÃO

Ao realizar o exame do tórax e do sistema respiratório, o enfermeiro deve considerar que esse segmento corpóreo se divide em áreas, cuja delimitação correta possibilita maior precisão das descrições das evidências que podem ser identificadas durante a avaliação do paciente.

Para descrever corretamente os achados desse segmento corporal, são apresentadas a seguir as referidas áreas[1] no tórax anterior (Figura 18.1), posterior (Figura 18.2) e lateral (Figura 18.3).

Qualquer alteração detectada na pele da região torácica deve ser descrita pelos enfermeiros, considerando as regiões anteriormente descritas. Outra referência que pode ser utilizada para delimitar os achados semiológicos nessa área corporal são as linhas torácicas (apresentadas no Capítulo 19).

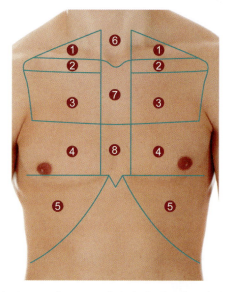

Figura 18.1 Áreas do tórax anterior. 1: supraclavicular D e E. 2: clavicular D e E. 3: infraclavicular D e E. 4: mamária D e E. 5: inframamária D e E. 6: supraesternal. 7: região esternal. 8: esternal inferior.

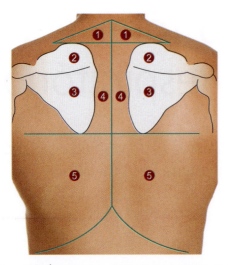
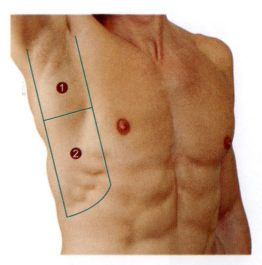

Figura 18.2 Áreas do tórax posterior. 1: supraescapular D e E. 2: supraespinhal D e E. 3: infraespinhal D e E. 4: interescapulovertebral D e E. 5: infrascapular D e E.

Figura 18.3 Áreas do tórax lateral. 1: axilar. 2: infra-axilar.

Durante o exame físico do tórax, o enfermeiro deve realizar, nessa ordem, inspeção, palpação, percussão e ausculta. É preciso enfatizar que, sempre que o paciente apresentar condições clínicas que tornem possível examiná-lo sentado, este deverá ser o posicionamento de escolha. Além da posição para o exame, o enfermeiro deverá atentar à adequada iluminação do ambiente e à garantia de privacidade do paciente.[1,2,3]

INSPEÇÃO DO TÓRAX

Pode ser estática ou dinâmica. Durante a inspeção estática, o enfermeiro deve avaliar:

- Características da pele
- Ocorrência de abaulamento e retrações
- Tipos de tórax
- Existência de dispositivos de assistência.

Na inspeção dinâmica avaliam-se:

- Simetria torácica
- Frequência respiratória
- Ritmo respiratório
- Amplitude dos movimentos respiratórios
- Padrão respiratório
- Presença de tiragem
- Uso de musculatura acessória.

Características da pele

A cor da pele do tórax deve ser compatível com as demais regiões do corpo. A pele, em condições normais, apresenta-se íntegra, sem massas, crostas e descamação. Hiperemia, edema e calor local sugerem a existência de processos inflamatórios. Crostas e descamações (ver Capítulo 9) podem ser evidenciadas em pacientes com dermatite de contato ou com infecções fúngicas.[4]

Abaulamentos e retrações

Consistem em alterações produzidas por lesões em estruturas da parede ou dos órgãos intratorácicos. Os abaulamentos podem estar relacionados com comprometimentos adjacentes, como neoplasias e aneurismas; já as retrações podem se dar em casos de atelectasia ou lesões fibróticas, que causam depressão.[1,4]

Tipos de tórax

A morfologia torácica varia de acordo com o biotipo do paciente e sua caracterização está relacionada com a abertura do Ângulo de Charpy (Figura 18.4). Nos normolíneos, o ângulo de Charpy é de 90°, nos longilíneos é menor que 90° e nos brevilíneos é maior que 90°.[1]

Normal

O tórax de um indivíduo adulto hígido tem formato elíptico com diâmetro anteroposterior torácico menor que o laterolateral, o que reporta à relação de 1:2[2,3], como demonstrado na Figura 18.5.

Dependendo das alterações ósseas da coluna vertebral, das costelas e do esterno, o enfermeiro

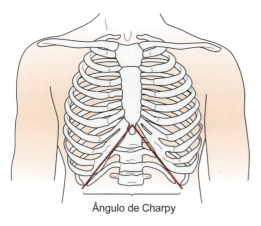

Figura 18.4 Localização do ângulo de Charpy.

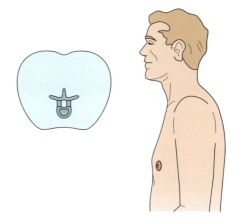

Figura 18.5 Tórax normal.

pode identificar variações na relação dos diâmetros anteroposterior e laterolateral, caracterizando os tipos de tórax anômalos, demonstrados a seguir.

Em tonel ou barril

Nesse tipo, o diâmetro anteroposterior aumenta, passando a apresentar uma relação de 1:1 com o diâmetro laterolateral, o que leva a um aspecto mais arredondado, por isso é chamado tórax em tonel ou barril (Figura 18.6).[5] As costelas são mais horizontalizadas, em vez de terem a inclinação normal para baixo[1]; além disso, a margem costal é ampliada, o que torna o tórax mais curto.[2,3]

O tórax em tonel (barril) geralmente decorre de hiperinsuflação pulmonar crônica e achatamento do diafragma, que acompanha algumas patologias caracterizadas pelo aumento da resistência ao fluxo aéreo e/ou da perda da retração elástica pulmonar, sendo mais encontrado em pacientes enfisematosos, com doença pulmonar obstrutiva e asma crônica ou em decorrência do processo natural do envelhecimento.[1,2,5-7] Esse tipo de tórax é comum e pode ser considerado normal em bebês e em idosos.[6,7]

De pombo (em quilha ou peito carinado)

O tórax cariniforme é aquele em que há uma protrusão do esterno com inclinação das costelas para trás nos dois lados e depressões verticais ao longo das articulações costocondrais.[3] Nesse caso, também é identificado aumento do diâmetro anteroposterior, assemelhando-se ao tórax de um pombo (Figura 18.7).[1,6] Pode ter origem congênita ou adquirida.[1]

Em funil ou peito escavado

O tórax em funil (*pectus excavatum* ou infundibuliforme) é aquele em que há uma depressão do esterno ou de parte dele.[6] A depressão começa no segundo espaço intercostal, tornando-se maior na junção do apêndice xifoide com o corpo do esterno (Figura 18.8).[3] De maneira geral, está relacionado com causas congênitas.[1] Quando muito acentuado, pode provocar constrangimento por questões estéticas.[3]

Plano

O tórax chato ou plano é aquele em que a parede anterior perde a curvatura normal e há redução do diâmetro anteroposterior. Apresenta aumento da inclinação das costelas, redução dos espaços intercostais e há maior nitidez do ângulo de Louis. A musculatura é pouco desenvolvida. Esse tipo de tórax se dá nos indivíduos longilíneos e também pode ser evidenciado em pacientes com doença pulmonar obstrutiva crônica.[1,4]

Escoliótico

Aquele em que há um desvio da linha média da coluna vertebral para o lado (escoliose).[1] Nessa situação, ombros, escápula, costelas e quadril apresentam níveis desiguais de altura (Figura 18.9). As deformidades brandas são assintomáticas, mas, quando há desvio grave (maior que 40°), a escoliose pode reduzir o volume do pulmão colocando o paciente sob risco de comprometimento da função cardiopulmonar.[3]

Cifótico

Aquele no qual há uma curvatura anômala da coluna dorsal formando uma gibose (corcunda;

Figura 18.10). Pode causar dor significativa nas costas e até mesmo limitação da mobilidade. Deformidades graves podem, inclusive, prejudicar a função cardiopulmonar.[3] Comumente está relacionado com causas congênitas, posturais, tuberculose óssea, osteomielite ou neoplasias.

Cifoescoliótico

Nesse tipo, as curvaturas anormais da coluna e a rotação das vértebras deformam o tórax (Figura 18.11). Há cifose associada a um desvio da coluna para o lado, a escoliose, conforme demonstrado anteriormente.[1] Não apresenta significado patológico, geralmente tem causa postural.[1] A distorção dos pulmões pode dificultar a interpretação dos achados pulmonares.[3,6]

A Figura 18.12 apresenta uma síntese dos formatos do tórax.[4]

Existência de dispositivos de assistência

Durante a inspeção torácica, o enfermeiro deverá atentar à implantação e presença de possíveis dispositivos assistenciais nessa região, como eletrodos, drenos, cateteres, marca-passo, entre outros. Assim, além de verificar o dispositivo assistencial presente, deverá descrever seu local de implantação, as condições de pele adjacente e as possíveis alterações associadas à existência desses dispositivos.

Simetria torácica

Na inspeção, já se pode identificar se o tórax se expande de maneira simétrica ou assimétrica, mas é na palpação que a expansibilidade torácica é mais bem avaliada. Doenças que afetem a caixa torácica, sua musculatura, o diafragma, a pleura ou o pulmão unilateralmente, poderão ser percebidas por uma assimetria dos movimentos ventilatórios. Nas doenças bilaterais, a expansibilidade dos dois hemitórax pode apresentar-se simetricamente reduzida.[4]

Frequência, ritmo e amplitude respiratória

Durante a movimentação respiratória, observam-se a frequência, a amplitude ou a profundidade da expansão torácica, bem como o ritmo.

Para determinar a frequência respiratória, é preciso fazer uma contagem durante 1 min. Adultos, em geral, apresentam uma frequência de 12 a 20 incursões respiratórias por minuto (irpm). Bradpneia é o termo utilizado quando um paciente adulto apresenta menos de 12 irpm, e taquipneia para mais de 20 irpm. Nas crianças, a frequência respiratória normal pode chegar a 40 irmp.[6] A ausência de respiração (que pode ser periódica) é definida como apneia.

O padrão normal da respiração é uniforme, regular e com mesma amplitude (Figura 18.13).

Suspiros ocasionais podem ocorrer e têm a finalidade de expandir os alvéolos (Figura 18.14). Se frequentes, podem sugerir disfunção emocional e até mesmo causar hiperventilação e desmaio.[3] A relação entre a inspiração e a expiração em padrões de respiração normal é de, aproximadamente, 1:2.[3,6]

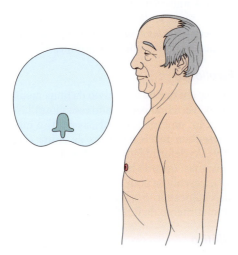

Figura 18.6 Tórax em tonel (barril).

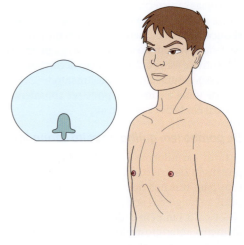

Figura 18.7 Tórax peito de pombo (carinado).

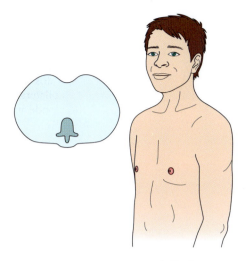

Figura 18.8 Tórax escavado (funil).

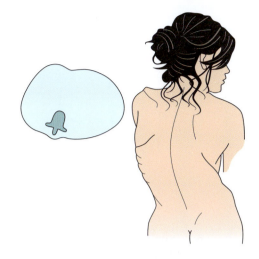

Figura 18.9 Tórax escoliótico.

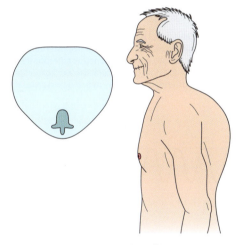

Figura 18.10 Tórax cifótico.

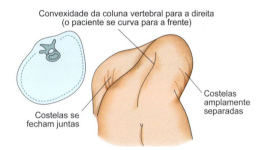

Figura 18.11 Tórax cifoescoliótico.

As variações na amplitude e na frequência da ventilação caracterizam ritmos respiratórios anômalos, conforme demonstrado a seguir.

Respiração de Cheyne-Stokes

Caracteriza-se por uma fase de apneia seguida por incursões inspiratórias de amplitude progressiva, mas profundas, até culminar em um ápice e decrescer até que ocorra nova apneia (Figura 18.15). Costuma decorrer de variações nas tensões de oxigênio e de gás carbônico no sangue. Relaciona-se com insuficiência cardíaca, hipertensão intracraniana, intoxicação por morfina ou barbitúricos, uremia, acidentes vasculares cerebrais e traumatismos cranioencefálicos.[1] Mantém um padrão de apneia, taquipneia, bradipneia e, novamente, apneia.

Respiração de Biot

Caracteriza-se por apneia seguida por movimentos inspiratórios e expiratórios anárquicos, tanto em relação ao ritmo, quanto à amplitude (Figura 18.16).[1] Relaciona-se com insuficiência cardíaca, hipertensão intracraniana, acidentes vasculares cerebrais, traumatismos cranioencefálicos (com grave comprometimento cerebral), meningite.[1,4,8]

Mantém um padrão de apneia de duração variável seguida de uma série de incursões variáveis e, novamente, apneia.[3]

Respiração de Kussmaul

Caracteriza-se por quatro fases:[1]

- Inspirações ruidosas, gradativamente mais amplas

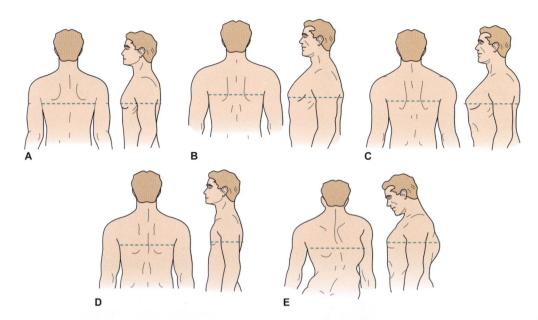

Figura 18.12 A. Tórax normal: relação entre os diâmetros anteroposterior e lateral de 1:2. **B.** Tórax globoso: relação entre os diâmetros anteroposterior e lateral de 1:1. **C.** Tórax em peito de pombo: relação entre os diâmetros anteroposterior e lateral de 1:1 em decorrência da projeção do esterno. **D.** Tórax em peito escavado: a relação entre os diâmetros anteroposterior e lateral torna-se menor que 1:2 em virtude da retração do esterno para dentro. **E.** Cifoescoliose torácica: a relação entre os diâmetros anteroposterior e lateral torna-se 1:1 em virtude da proeminência posterior da coluna vertebral e do desvio lateral da coluna concomitante.

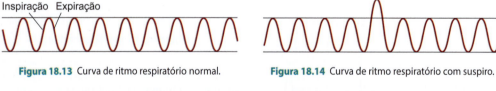

Figura 18.13 Curva de ritmo respiratório normal.

Figura 18.14 Curva de ritmo respiratório com suspiro.

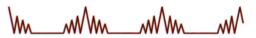

Figura 18.15 Curva da respiração de Cheyne-Stokes.

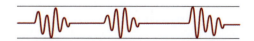

Figura 18.16 Curva de respiração de Biot.

- Apneia em inspiração
- Expirações ruidosas, gradativamente mais profundas
- Apneia em expiração.

Relaciona-se, principalmente, com acidose diabética.[1,4] Mantém um padrão de movimentos inspiratórios e expiratórios com pausas de apneia (Figura 18.17).[4]

Padrão respiratório

À inspeção, é possível também reconhecer os padrões respiratórios, devendo-se, para isso, observar a movimentação do tórax e do abdome. Fisiologicamente, nas posições em pé ou sentada, prevalece nos adultos a respiração torácica ou costal, em que há uma movimentação predominante da caixa torácica. Já na posição dorsal, fisiologicamente, a respiração é predominantemente diafragmática, com maior movimentação da metade inferior do tórax e da região superior do abdome.[1]

O padrão respiratório pode ser descrito como:

- Torácico ou costal superior: padrão prevalente no sexo feminino. Decorre do predomínio da ação dos músculos esternoclei-

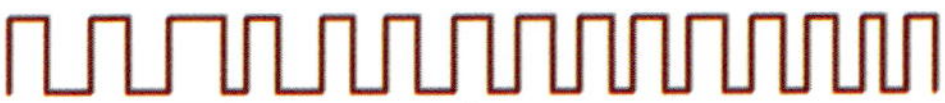

Figura 18.17 Curva de respiração de Kussmaul.

domastóideo e escaleno, que auxiliam no deslocamento da região superior do tórax para cima e para a frente[7]
- Toracoabdominal: padrão predominante no sexo masculino e comum em crianças de ambos os sexos. Nele prevalece a movimentação da porção inferior do tórax e da região superior do abdome.[7]

Tiragem

As tiragens ocorrem no momento em que a negatividade intratorácica se acentua e os músculos correspondentes ainda estão descontraídos. Costumam decorrer de obstáculos na via respiratória, que dificultam ou impedem a penetração do ar. Como resultado, a parte correspondente do pulmão não se expande. Quando isso ocorre, a pressão da atmosfera, ao atuar sobre a área correspondente da parede torácica, provoca uma leve depressão na região.[2,3,6]

As tiragens podem ser:

- Intercostais: entre as costelas por rebaixamento da musculatura adjacente, nos espaços intercostais
- Supraesternais: há rebaixamento da fúrcula e, geralmente, dão-se nos quadros de insuficiência respiratória grave
- Supraclaviculares: ocorre o rebaixamento da região supraclavicular. É um dos primeiros sinais do esforço respiratório e, geralmente, está associado ao uso de musculatura acessória
- Infradiafragmáticas (subdiafragmáticas): ocorre retração adjacente ao rebordo costal, mais evidente na região infraesternal na altura do processo xifoide. Costumam ser identificadas no padrão respiratório abdominal.

Uso de musculatura acessória

A evidência do uso da musculatura acessória sempre deve ser registrada pelos enfermeiros. Os principais músculos envolvidos nas situações de esforço respiratório são o esternocleideomastóideo (suspendem a clavícula e o osso esterno para aumentar a cavidade torácica superiormente), os escalenos (auxiliam na elevação das costelas mais superiores) e o peitoral menor.[8]

PALPAÇÃO

À palpação do tórax, com foco no sistema respiratório, devem ser avaliados: o frêmito toracovocal, a textura, a elasticidade e a temperatura da pele; se há flutuações e edema e a mobilidade da caixa torácica (complementando a inspeção).

Frêmito toracovocal

São vibrações das cordas vocais transmitidas à parede torácica, percebidas pela mão do examinador ao tocar o tórax do paciente. Essas vibrações são mais perceptíveis nos indivíduos de voz com tonalidade grave e naqueles com parede torácica delgada. Para serem detectadas, deve-se solicitar ao paciente que emita sons nasalados, como "trinta e três" ou "um, um, um".[1,3-6]

Para avaliar o frêmito toracovocal, o enfermeiro deve colocar as duas mãos (palpação espalmada) sobre a superfície do tórax do paciente, uma vez que esse uso simultâneo facilita a detecção das diferenças.[3] O exame precisa ser realizado, preferencialmente, no tórax posterior (Figura 18.18). O examinador deve pedir ao paciente que emita os sons nasalados e, em seguida, comparar a intensidade das vibrações, de maneira simétrica. A mão do examinador deve ser posicionada no ápice (no qual o som é mais perceptível), na região mediana (na qual a percepção é moderada) e na base pulmonar (na qual a vibração é mais discreta).[1,3-6]

O frêmito toracovocal aumentado pode ser detectado em situações nas quais há aumento da densidade do tecido pulmonar (p. ex., nas consolidações), tornando-o um meio condutor melhor para as vibrações. Já o frêmito diminuído relaciona-se com barreiras que se interpõem entre o trajeto do som e a mão do examinador (p. ex., nos casos de derrame pleural).[3]

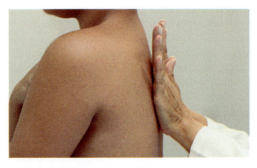

Figura 18.18 Técnica para avaliar o frêmito toracovocal.

Outros tipos de frêmitos identificados são:

- Frêmito brônquico: identificado quando o ar inalado passa por secreções nos brônquios maiores
- Frêmito de atrito pleural (ou atrito de fricção palpável): sensação tátil do ruído de atrito, provocado pelos folhetos pleurais; pode preceder os derrames pleurais.[1]

Textura, elasticidade e temperatura da pele

A temperatura cutânea deve ser verificada com a técnica de palpação com o dorso das mãos e dos dedos, comparando-se os lados opostos. A textura e a elasticidade da pele são avaliadas com a técnica de polegar fazendo pinça (conforme descritas no Capítulo 6).

Avaliação de edema e flutuações

Utilizando-se a técnica de digitopressão (ver Capítulo 6), o enfermeiro deve avaliar se há edema na região torácica. O edema costuma ser mais aparente nas regiões supraclaviculares e nos espaços intercostais, podendo ser um sinal precoce de obstrução de veia cava superior.[1]

Ao palpar o tórax também podem ser detectadas flutuações, como as percebidas com enfisema subcutâneo, que costuma ser mais bem observado nos mesmos locais do edema e pode estar associado ao pneumotórax hipertensivo.[1]

Expansibilidade

A expansibilidade dos ápices pulmonares pode ser avaliada com as mãos espalmadas, de maneira que as bordas internas toquem as bases do pescoço, os polegares apoiem-se na região supraesternal e os demais dedos nas regiões supraclaviculares D e E (Figura 18.19).[1] A seguir, solicita-se ao paciente que respire profundamente e observa-se se as mãos se deslocam de maneira simétrica.[1,6]

A expansibilidade das bases pulmonares é pesquisada, preferencialmente, no tórax posterior apoiando-se os polegares na linha vertebral, enquanto os outros dedos recobrem os últimos arcos costais (rebordo costal), como mostra a Figura 18.20.[1] A formação de uma prega cutânea frouxa de cada lado entre o polegar e a coluna vertebral favorecerá a realização do exame. O examinador, com as mãos posicionadas, deve solicitar ao paciente que inspire e, em seguida, avaliar se as mãos se movimentam para cima e para fora, de maneira simétrica.[3] Isso ocorre porque o movimento do diafragma promoverá um movimento para baixo e lateral aos arcos costais inferiores.[4]

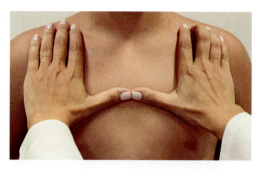

Figura 18.19 Técnica para avaliação da expansibilidade do ápice pulmonar.

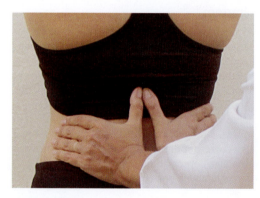

Figura 18.20 Técnica para avaliação da expansibilidade torácica.

Normalmente, os dois hemitórax têm formato e movimentos simétricos. Essa simetria está relacionada com o volume pulmonar de cada lado e é responsável pela manutenção do mediastino, na região mediana do tórax.[4]

Nos casos de atelectasia (quando há perda do volume do pulmão comprometido em virtude da retirada de ar dos alvéolos), derrame pleural e pneumotórax (quando o espaço pleural aumenta), é comum ser identificada uma expansibilidade torácica assimétrica.[1,3,4]

Esse assunto é mais bem detalhado no Capítulo 26, que se refere ao exame complementar de radiografia do tórax.

PERCUSSÃO

Para percutir o tórax dos pacientes, as técnicas utilizadas pelos enfermeiros são a percussão direta e indireta (digitodigital), conforme descritas no Capítulo 6. Para realizá-las, devem-se percutir os espaços intercostais de maneira simétrica, comparando as regiões bilateralmente.[1,2]

A nota percussória auxilia na identificação de ar, líquido ou massas no parênquima pulmonar e em estruturas adjacentes. No entanto, a percussão não é capaz de promover vibrações audíveis de lesões localizadas em regiões mais profundas[2]; ela só torna possível a captação de sons de estruturas localizadas, no máximo, a 5 cm do ponto de impacto do dedo percussor.[1]

Convém que, sempre que possível, a percussão seja realizada na região posterior, com o examinador atrás do paciente e sempre de modo comparativo e de cima para baixo (Figura 18.21).[1]

Durante a percussão do tórax, o enfermeiro deve pesquisar a ocorrência dos seguintes sons (Figura 18.22) promovidos pelo golpeamento:[1]

- Claro pulmonar: som produzido pelo golpeamento do tecido pulmonar (logo, é o som esperado para esse segmento corporal). Apresenta baixo tom e maior duração[9]
- Maciço: som produzido pelo golpeamento de áreas onde houve atelectasia, consolidação (nas quais ocorre a substituição de conteúdo aéreo por um conteúdo não aéreo), derrame pleural (acúmulo de líquido entre as pleuras), bem como em regiões em que há vísceras sólidas, como o coração e o fígado. Tem alta frequência e alto tom; é curto e seco[9]
- Timpânico: som produzido quando ocorre aumento da quantidade de ar nos pulmões, como nas doenças pulmonares obstrutivas crônicas. Apresenta intensidade alta, tom agudo e ressonância exagerada[9]
- Hipersonoro: som produzido pelo golpeamento de áreas com aumento da quantidade de ar, como no caso do pneumotórax (ar entre as pleuras).[1] É mais intenso, mais grave e apresenta duração mais longa.[9]

Cabe, ainda, ressaltar que obesidade, massa muscular hipertrofiada e edema podem dificultar a nitidez do som produzido durante a percussão.[1] Além disso, no tórax anterior, a partir do terceiro ou do quarto espaço intercostal, na direção da linha paraesternal E até a linha hemiclavicular E, encontra-se o coração, onde se detecta som de maciçez.[1-4,6,8-10]

AUSCULTA

A ausculta pulmonar é a técnica semiológica utilizada para avaliar o som produzido pelo fluxo do conteúdo aéreo na árvore traqueobrônquica.

Sempre que possível, a ausculta pulmonar deve ser realizada solicitando-se ao paciente que respire um pouco mais profundamente com os lábios entreabertos. Além disso, é importante salientar que a região a ser auscultada deve ser despida, sempre que possível, sobretudo quando as roupas estiverem produzindo ruídos de confusão.[1,2] Quando não for possível despir o paciente, pode-se colocar o estetoscópio por baixo da roupa.

Da mesma maneira que a percussão, deve-se realizar, preferencialmente, ausculta no tórax posterior, seguindo a sequência apresentada na Figura 18.21. Quando as condições clínicas do paciente não possibilitarem, e a ausculta for realizada apenas no tórax anterior, deve-se utilizar a sequência apresentada na Figura 18.23.

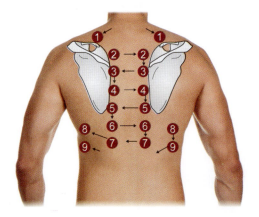

Figura 18.21 Sequência para a realização da percussão do tórax.

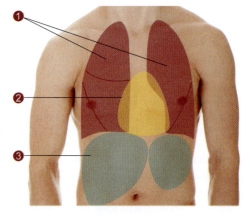

Figura 18.22 Representação da localização dos sons à percussão do tórax. 1: claro pulmonar. 2: maciço. 3: maciço.

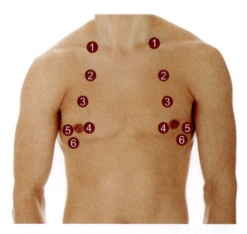

Figura 18.23 Sequência para ausculta no tórax anterior.

Sons normais

O fluxo aéreo pela árvore traqueobrônquica produz sons característicos que variam com o diâmetro e as condições das vias respiratórias. Os sons normais da respiração são bronquial, broncovesicular e vesicular.[3,4]

Som bronquial

Audível na região da traqueia. Decorre da passagem de ar por essa estrutura anatômica, na qual, por ser desprovida de parênquima pulmonar, não haverá absorção do som, que se propaga na forma de um ruído, percebido tanto à inspiração quanto à expiração; entretanto, apresenta um intervalo silencioso que diferencia os dois componentes respiratórios.[1,3]

Som broncovesicular

Ruídos contínuos de intensidade mediana. Nesse tipo de respiração, a intensidade e a duração da inspiração e da expiração têm igual magnitude, ambas mais intensas que os murmúrios vesiculares, mas sem atingir a intensidade do som bronquial.[1] Em condições normais, a respiração broncovesicular é auscultada nas regiões supraclavicular, infraclavicular, supraescapular[4] e interescapulovertebral, no nível da terceira e da quarta vértebra.

Som vesicular (murmúrio vesicular)

Ruídos produzidos pela turbulência do ar circulante junto às ramificações e às bifurcações brônquicas.[1,4] São auscultados na maior parte do tórax, com exceção das regiões nas quais são detectados os sons bronquiais e broncovesiculares. São suaves, em decorrência da interferência do parênquima pulmonar, sendo a inspiração, normalmente, mais audível que a expiração.[4]

As Figuras 18.24 e 18.25 apresentam as localizações dos sons normais da respiração.

Quando auscultados sons bronquiais em áreas nas quais o esperado seriam sons vesiculares, sugere-se que a capacidade de filtro acústico daquela área foi perdida (já que este som, em condições normais, somente é auscultado em áreas com pouca interferência de parênquima pulmonar). Uma situação em que isso ocorre é quando há destruição do parênquima, como nas cavitações pulmonares (Figura 18.26).[4]

Sons anormais da respiração | Ruídos adventícios

Acometimentos patológicos dos pulmões afetam diretamente a transmissão dos sons pulmonares, das vias respiratórias à superfície torácica, podendo fazer com que os murmúrios vesiculares fiquem diminuídos (p. ex., na existência de pneumotórax, derrame pleural e etiologias que diminuam a complacência pulmonar) ou ausentes (p. ex., atelectasias).[1,11,12]

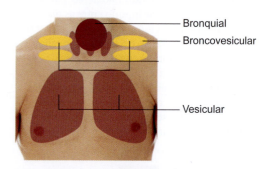

Figura 18.24 Localizações dos sons normais da respiração (tórax anterior).

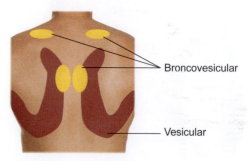

Figura 18.25 Localizações dos sons normais da respiração (tórax posterior).

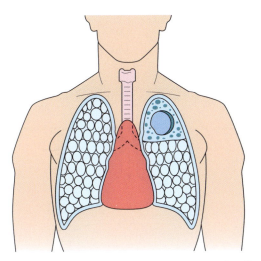 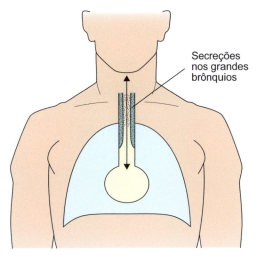

Figura 18.26 Cavitação pulmonar: o som bronquial se dá pela perda do filtro acústico em decorrência da destruição do parênquima pulmonar.

Figura 18.27 Fatores relacionados com a detecção dos roncos pulmonares.

Além de alterações na tonalidade do murmúrio vesicular, quando o paciente é acometido por patologias pulmonares, o enfermeiro pode constatar sons anormais, que se sobrepõem aos sons normais da respiração, descritos como ruídos adventícios: roncos, crepitações, sibilos, atrito pleural e estridor laríngeo.

Para compreender os ruídos adventícios, é importante considerar que, enquanto as grandes vias respiratórias são tubos relativamente rígidos, as pequenas são potencialmente colapsáveis, pois falta a esses tubos o suporte conjuntivo cartilaginoso próprio da parede de brônquios mais calibrosos[4], e que secreção e edema nessas estruturas ocasionam esses ruídos.

Roncos

Ruídos adventícios decorrentes da vibração da corrente aérea ao cruzar com secreções em grandes brônquios (tubos rígidos) à inspiração e à expiração (Figura 18.27).[4] Sons altos, graves e borbulhantes são considerados mutáveis, o que lhes proporciona caráter descontínuo, muda de timbre ou pode desaparecer com a tosse ou com a mobilização de secreções.[1,11] Pneumonia é uma patologia na qual os roncos costumam ser identificados.

Crepitações (anteriormente denominadas estertores ou estalidos)

Ruídos adventícios produzidos quando ocorre abertura súbita das pequenas vias respiratórias contra um gradiente de pressão externa (líquido no interstício pulmonar; Figura 18.28). São reproduzidas de maneira didática como o som resultante do roçar de fios de cabelo. Cada crepitação resulta da abertura e do fechamento de uma única via e pode ser motivada pelo aumento na retração, pelo edema e pela inflamação do tecido pulmonar. Com o processo do envelhecimento e a perda do recolhimento elástico, as crepitações tendem a aumentar com a gravidade e o caráter da patologia subjacente.[1-3,11] Edema agudo de pulmão é uma patologia na qual as crepitações costumam ser evidenciadas.

Sibilos

Ruídos adventícios decorrentes da passagem do ar pelas vias respiratórias estreitadas (Figura 18.29). São produzidos de modo didático como "assobios" e se assemelham ao som produzido por um vento de maior intensidade ao passar por uma janela entreaberta. São comumente encontrados na fase expiratória.[1,11] Bronquite e asma são patologias nas quais os sibilos costumam ser identificados.

Atrito pleural

Ruído adventício decorrente da fricção dos folhetos pleurais quando se encontram inflamados e aderidos.[4] Trata-se de um som grave e grosseiro, comparado ao ranger de couro atritado. Normalmente audível no fim da inspiração e no início da expiração[11], tem como possível causa a pleurite.

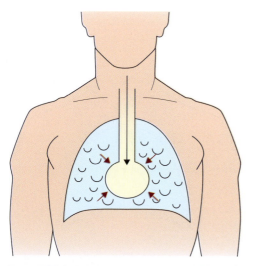

Figura 18.28 Fatores relacionados com a detecção das crepitações.

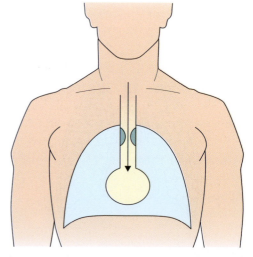

Figura 18.29 Fatores relacionados com a detecção dos sibilos.

Estridor laríngeo

Ruído adventício decorrente da passagem de ar por uma via respiratória alta edemaciada ou semiobstruída (no nível da laringe ou da traqueia). É um som alto, agudo, que pode ser audível sem uso de estetoscópio. Laringite aguda, reação anafilática, câncer de laringe, estenose de traqueia e queda de base de língua são possíveis causas do estridor.[4,11]

TÍTULOS DIAGNÓSTICOS DA NANDA-I[13] EVIDENCIADOS POR CARACTERÍSTICAS DEFINIDORAS E FATORES DE RISCO IDENTIFICADOS EM INDIVÍDUOS COM COMPROMETIMENTOS NO SISTEMA RESPIRATÓRIO

Indivíduos com fadiga da musculatura respiratória, afecções neurológicas, hiperventilação induzida ou síndrome da hipoventilação podem apresentar alterações significativas na ventilação, seja no ritmo (taquipneia ou bradipneia), seja na profundidade (hiperpneia ou respiração superficial), seja nas mudanças na relação do tempo de inspiração e expiração ou, ainda, em indícios de esforço respiratório, como uso de musculatura acessória, batimentos de aletas nasais ou ocorrência de tiragens. Esses achados clínicos relacionam-se com aspectos da mecânica ventilatória que não proporcionam adequada ventilação e traduzem situações de:

- Padrão respiratório ineficaz.

Caso condições como as descritas anteriormente resultem em incapacidade de o paciente manter, minimamente, a função respiratória para sustentar sua vida, o enfermeiro depara-se com circunstâncias de:

- Ventilação espontânea prejudicada.

Durante a ausculta pulmonar, quando o enfermeiro identifica roncos e/ou crepitações, é preciso considerar que o paciente apresenta:

- Desobstrução ineficaz de vias aéreas.

Nas situações em que houver níveis diminuídos de pressão parcial de oxigênio (PO_2), e/ou níveis elevados de pressão parcial de gás carbônico (PCO_2) e queda de saturação de oxigênio ($SatO_2$) identifica-se:

- Troca de gases prejudicada.

Os níveis adequados da pressão de oxigênio e de gás carbônico são determinantes para a manutenção de um estado neurológico apropriado. A hipoxemia é capaz de diminuir a resposta sensório-motora do indivíduo. Já a hipercapnia acentuada associada, ou não, à hipoxemia pode resultar em agitação, fala desconexa e alucinações que são características definidoras de quadros de:

- Confusão aguda.

Portanto, avaliar e acompanhar o nível de consciência, comportamento e orientação dos pacientes com afecções respiratórias é indispensável.

Pacientes que precisarem ser submetidos ao processo de ventilação mecânica e que apresentarem falha durante o processo de desmame, apresentarão:

- Resposta disfuncional ao desmame ventilatório.

Tal condição prolongará o tempo de ventilação mecânica, bem como as condições de:

- Risco de infecção
- Risco de lesão.

Além de alterações neurológicas, a necessidade de oxigenação prejudicada pode repercutir significativamente nos hábitos de vida dos pacientes e na sua regulação emocional. A dificuldade para respirar se adotada a posição horizontal é uma manifestação comum nos pacientes com comprometimentos pulmonares. Nessas condições, a necessidade de sono e de repouso costuma ser afetada, e eles podem apresentar:

- Padrão de sono prejudicado.

Toda essa dificuldade respiratória pode também limitar a capacidade de o paciente se locomover de maneira independente, sendo comum a apresentação de:

- Déficit no autocuidado para banho
- Déficit no autocuidado para vestir-se
- Mobilidade física prejudicada.

O esforço respiratório acentuado, bem como a necessidade de serem utilizados dispositivos de assistência ventilatória, pode restringir a capacidade do paciente de alimentar-se adequadamente, ocasionando:

- Déficit no autocuidado para alimentação
- Nutrição desequilibrada: menor que as necessidades corporais.

A experiência sensória de dificuldade para respirar, por fatores mecânicos, obstrutivos ou químicos, pode ainda provocar nesses indivíduos:

- Ansiedade
- Medo.

Essa experiência emocional negativa deve ser valorizada, uma vez que a resposta autonômica promovida nos quadros de ansiedade e de medo é capaz de agravar os sinais e sintomas respiratórios. A presença da família do paciente ou de pessoas com quem tenha maior afinidade e a diminuição de fatores de hostilidade do ambiente são estratégias importantes a serem adotadas nessas situações.

REFERÊNCIAS BIBLIOGRÁFICAS

1. Porto CS. Semiologia médica. 7. ed. Rio de Janeiro: Guanabara Koogan; 2014.
2. Bickley LS, Szilagyi PG. Propedêutica médica. Rio de Janeiro: Guanabara Koogan; 2010.
3. Jarvis C. Exame físico e avaliação de saúde. 3. ed. Rio de Janeiro: Guanabara Koogan; 2002.
4. Lopez M, Medeiros JL. Semiologia médica: as bases para o diagnóstico clinico. 3. ed. Rio de Janeiro: Atheneu; 1990.
5. Stefani SD, Battos D (orgs). Exame clínico: consulta rápida. 3. ed. Porto Alegre: Artmed; 2008.
6. Andris DA. Semiologia: bases para a prática assistencial. Rio de Janeiro: Guanabara Koogan; 2002.
7. Parreira VF, Bueno CJ, França DC, Vieira DSR, Pereira DR, Britto RR. Padrão respiratório e movimento toracoabdominal em indivíduos saudáveis: influência da idade e do sexo. Rev Bras Fisioter. 2010;14(5):411-6.
8. Silva RMFL da. Tratado de semiologia médica. Rio de Janeiro: Guanabara Koogan; 2014.
9. Dalmay F, Antonini MT, Marquet P, Menier R. Acoustic properties of normal chest. Eur Respir J. 1995;8:1761-9.
10. Jensen S. Semiologia para a enfermagem. Rio de Janeiro: Guanabara Koogan; 2013.
11. Carvalho VO, Souza GE. O estetoscópio e os sons pulmonares: uma revisão da literatura. Rev Med. 2007;86(4):224-31.
12. Scanlan CL, Wilkins RL, Stoller JK. Avaliação do paciente à beira do leito. In: Scanlan CL, Wilkins RL, Stoller JK. Fundamentos da terapia respiratória. 7. ed. São Paulo: Manole; 2000.
13. NANDA-I. Diagnósticos de enfermagem: definições e classificação 2015-2017. Porto Alegre: Artmed; 2015.

19 Exame do Sistema Cardiovascular

Meire Chucre Tannure, Érika de Azevedo Leitão Mássimo e Poliana Renata Cardoso

INTRODUÇÃO

Neste capítulo serão tratados os achados do sistema cardiovascular no que se refere ao exame do coração.

Ao realizar o exame do tórax, com foco no coração, o enfermeiro deve, inicialmente, encontrar os espaços intercostais e saber o posicionamento de linhas imaginárias traçadas nesse segmento corpóreo.

Para identificar corretamente os espaços intercostais, é preciso localizar a incisura supraesternal. A seguir, deve-se deslizar o dedo sobre o manúbrio até sentir o ângulo esternal (ângulo de Louis), que consiste na articulação do manúbrio com o corpo do esterno. Após encontrar esse ponto, basta deslocar o dedo para a direita (D) e para a esquerda (E), onde será detectada a segunda costela do lado D e do lado E, respectivamente. A partir desse momento, deve-se continuar descendo com o dedo até sentir o segundo espaço intercostal, as demais costelas e os respectivos espaços intercostais. É possível palpar com facilidade até a décima costela (Figura 19.1).[1]

Para uma correta avaliação do coração, também será necessário utilizar linhas de referência para posicionar o estetoscópio corretamente sobre o tórax a fim de obter, por exemplo, dados sobre sons cardíacos e posicionar os eletrodos do eletrocardiograma.

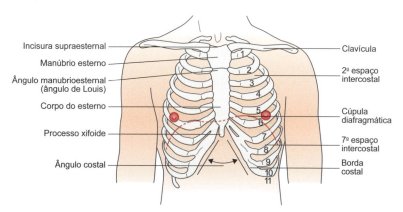

Figura 19.1 Ponto de referência no tórax anterior.

No tórax anterior, devem-se traçar as linhas medioesternal, paraesternal D e E e hemiclavicular D e E (Figura 19.2). No tórax lateral, devem ser traçadas as linhas axilar anterior, média e posterior (Figura 19.3). Já no tórax posterior, os pontos de referência devem ser as linhas vertebral e escapular D e E (Figura 19.4).[1]

Durante o exame físico do tórax, o enfermeiro deve realizar, nessa ordem, inspeção, palpação, percussão e ausculta.

INSPEÇÃO E PALPAÇÃO DO TÓRAX

Para o exame do coração, pode-se realizar a inspeção e a palpação conjuntamente. O precórdio em lactentes deve ser palpado com uma polpa digital.[2]

Durante a inspeção e a palpação, devem-se avaliar o *ictus* cardíaco, possíveis abaulamentos, os movimentos visuais e o frêmito cardiovascular.

Ictus cardíaco

Refere-se ao choque da ponta do ventrículo esquerdo (VE) no tórax a cada sístole ventricular (Figura 19.5). Nos mediolíneos, costuma localizar-se no quinto espaço intercostal (EIC), do lado E, na linha hemiclavicular.[3]

É importante dizer que, nos neonatos e nas crianças, sua localização varia de acordo com a idade:[4]

- Recém-nascido: no terceiro espaço intercostal esquerdo, na linha hemiclavicular
- Lactente: no quarto espaço intercostal esquerdo na linha hemiclavicular
- Pré-escolar e escolar: no quarto ou no quinto espaço intercostal esquerdo, na linha hemiclavicular.

Enquanto em crianças e indivíduos com a parede torácica fina o *ictus* cardíaco é facilmente percebido, em mulheres com mamas grandes pode ser necessário levantar a mama esquerda para se conseguir examiná-lo. Estima-se que o *ictus* possa ser observado em 50% dos adultos examinados.[5]

Deve-se avaliar o *ictus* quanto ao deslocamento, à extensão e à intensidade.[3] O deslocamento e o aumento da extensão do *ictus* sugerem aumento do VE.[3] Para avaliar o deslocamento do *ictus*, o primeiro passo é posicionar o paciente em decúbito dorsal e marcar o ponto em que o choque da ponta do VE é sentido. A seguir, deve-se solicitar ao paciente que adote o decúbito lateral esquerdo e marcar o local do

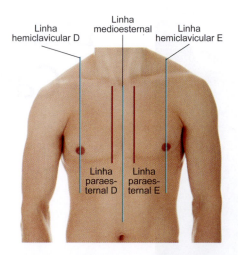

Figura 19.2 Linhas imaginárias no tórax anterior.

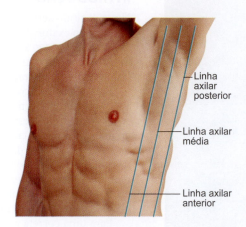

Figura 19.3 Linhas imaginárias no tórax lateral.

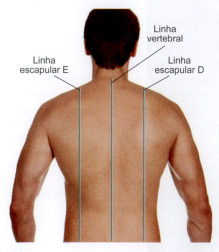

Figura 19.4 Linhas imaginárias no tórax posterior.

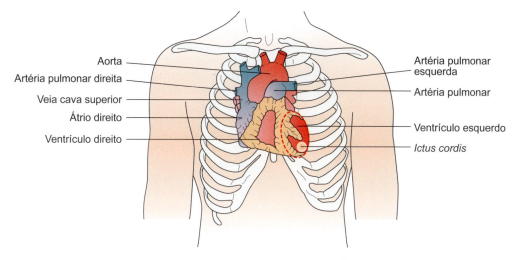

Figura 19.5 *Ictus* cardíaco.

ictus nessa nova posição. Lembrando que o coração tem certa mobilidade no tórax, espera-se um deslocamento de 1 a 2 cm com a mudança de posição. Deslocamento maior que 2 cm sugere aumento do VE. Já a ausência de deslocamento indica que os folhetos pericárdicos estão aderidos entre si (sínfise pericárdica).[3]

Para avaliar a extensão do *ictus*, o enfermeiro deve determinar quantas polpas digitais são necessárias para cobri-lo, o que, em condições normais, corresponde de uma a, no máximo, duas polpas digitais. Quando há dilatação ou hipertrofia do VE, necessita-se de mais de duas polpas digitais para recobrir o *ictus*.[3]

A intensidade do *ictus* é avaliada por palpação. Para tanto, deve-se repousar a mão sobre a área do choque de ponta. Quando o VE está dilatado ou hipertrofiado, costuma-se detectar um choque de ponta mais vigoroso (*ictus* forçado). Quando são necessárias três ou mais polpas digitais para recobrir o *ictus*, fala-se em *ictus* difuso; quando a palma da mão é levantada a cada sístole ventricular, recebe a denominação *ictus* propulsivo.[3]

Abaulamentos

Enquanto o *ictus* remete ao VE, os abaulamentos dizem respeito ao aumento do ventrículo direito (VD). Isso ocorre porque essa câmara constitui a maior parte da face anterior do coração e se encontra em relação direta com a parede do tórax.[3]

Porém, o enfermeiro precisa ficar atento para não confundir abaulamentos com alterações das estruturas osteomusculares, devendo considerar, para tanto, os demais achados ao exame físico, que apontarão para um conjunto de características definidoras associadas a alterações cardiovasculares.

Movimentos visuais (batimentos visuais)

Além do *ictus* cardíaco, podem ser visualizados/sentidos no tórax outros movimentos pulsáteis, que costumam ser detectados nas regiões supraesternal e epigástrica (Figura 19.6).

Os movimentos visuais supraesternais podem ser detectados em indivíduos sem comprometimento cardíaco, mas também podem ser um sinal indicativo de hipertensão arterial sistêmica (HAS) e aneurisma em arco aórtico.[3] Ao relembrar como o arco aórtico se projeta no precórdio (Figura 19.7) fica mais fácil compreender por que a pulsação se projeta para a referida região.

Os movimentos visuais na região epigástrica também podem ser visualizados em indivíduos sem comprometimento cardíaco, dizendo respeito apenas à transmissão das pulsações da artéria aorta para a região abdominal. Mas eles podem ser uma evidência de que o VD está hipertrofiado em pacientes adultos e toca o tórax a cada sístole ventricular.[3] Nos recém-nascidos, um movimento visual na região epigástrica costuma se referir à sístole do VD em condições de normalidade.[4]

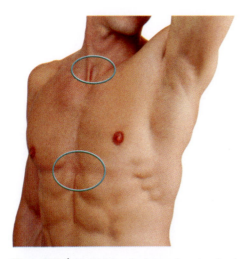

Figura 19.6 Áreas de detecção dos movimentos visuais.

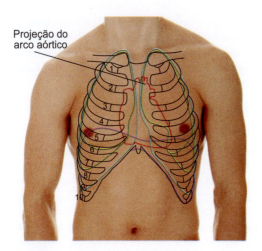

Figura 19.7 Projeção do arco aórtico no sentido da região supraesternal.

Frêmito cardiovascular

Refere-se ao sopro palpável, detectado como uma vibração percebida pelo tato.[3]

Para detectá-lo, o enfermeiro deve posicionar a mão (palpação com a mão espalmada) sobre o precórdio do paciente de modo suave e avaliar se é capaz de evidenciar uma vibração sobre a área. Cabe ressaltar que é preciso distinguir a vibração dos movimentos pulsáteis.

O frêmito cardiovascular relaciona-se com o achado do sopro de grau 4, que será discutido no tópico referente à ausculta cardíaca.

PERCUSSÃO

A percussão cardíaca pode ser empregada para avaliar o tamanho do coração. Para realizá-la, o enfermeiro deve iniciar a percussão digitodigital no quinto espaço intercostal esquerdo, tendo como ponto de partida a linha axilar anterior do lado E, e prosseguir em direção ao esterno. Quando o tamanho do coração está dentro dos padrões de normalidade, o som torna-se maciço na linha hemiclavicular. Quando a borda cardíaca se estende à esquerda da linha hemiclavicular, o som torna-se maciço antes da área delineada por essa linha imaginária. Esse achado sugere que o coração, e especialmente o VE, encontram-se aumentados.[6]

Cabe, no entanto, ressaltar que essa técnica é pouco utilizada na prática, sobretudo por ser difícil distinguir o som produzido em obesos e em pacientes do sexo feminino, em decorrência do tecido mamário.[3] Além disso, a partir dos achados da radiografia de tórax, é possível obter informações mais precisas sobre o tamanho da área cardíaca.

Para avaliar o tamanho do coração utilizando a radiografia de tórax, basta o enfermeiro avaliar o diâmetro cardíaco máximo (r + l), em relação ao diâmetro transverso máximo do tórax (DTM)[7], devendo o primeiro, em condições normais, ser menor que o segundo (Figura 19. 8).

Cabe ressaltar que, conforme demonstrado na Figura 19.8, esses valores são obtidos considerando-se a maior distância das áreas cardíacas (r + I) e a maior distância torácica a partir da linha medioesternal.

AUSCULTA

Para verificar a ausculta cardíaca, é preciso considerar os focos que servem como ponto de referência para sua realização, já que, nas regiões correspondentes a eles, encontram-se informações referentes às valvas cardíacas (Figura 19.9).[3]

Porém, os focos de ausculta não correspondem às localizações anatômicas das valvas[3], mas sim ao local para onde o som, decorrente do fechamento dos folhetos valvares, melhor se propaga, conforme demonstrado na Figura 19.10.

À ausculta, os enfermeiros devem avaliar as bulhas cardíacas, investigar a ocorrência de sopros e de atritos.

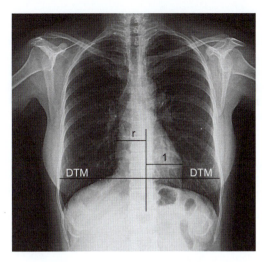

Figura 19.8 Avaliação da área cardíaca.

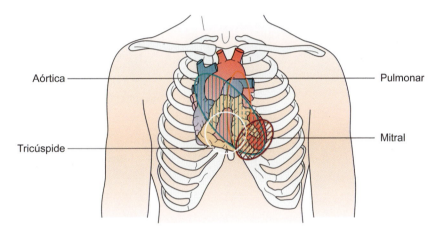

Figura 19.9 Focos de ausculta cardíaca.

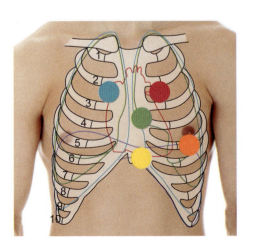

- Foco aórtico: localiza-se no segundo espaço intercostal do lado direito, próximo ao externo (linha para esternal).
- Foco pulmonar: localiza-se no segundo espaço intercostal do lado esquerdo, próximo ao externo (linha para esternal).
- Foco mitral: localiza-se no quinto espaço intercostal do lado esquerdo na linha hemiclavicular (corresponde ao *ictus* cardíaco).
- Foco tricúspide: localiza-se à esquerda do processo xifoide.
- Foco aórtico acessório: localiza-se entre o terceiro e quarto espaço intercostal do lado esquerdo, próximo ao externo (linha para esternal).

Figura 19.10 Áreas torácicas para onde se projeta o som do fechamento das válvulas cardíacas.

Bulhas cardíacas

Para compreender como são produzidas as bulhas cardíacas e distingui-las, é preciso correlacioná-las com as fases do ciclo cardíaco: enchimento rápido; enchimento lento; sístole atrial; contração isovolumétrica; sístole ventricular; e relaxamento isovolumétrico.

Ciclo cardíaco

Por ciclo cardíaco compreende-se evento cardíaco que ocorre desde o início de um batimento até o início do batimento seguinte.[8]

▶ **Enchimento rápido.** Inicia-se quando as válvulas atrioventriculares (tricúspide e mitral) se abrem de maneira passiva (em decorrência da queda da pressão ventricular e do aumento da pressão atrial). Com isso, o sangue que se encontra nos átrios desce rapidamente para os ventrículos. Essa fase é responsável pelo enchimento de aproximadamente 70% dos ventrículos (Figura 19.11).[3,8]

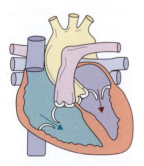

Figura 19.11 Enchimento rápido.

▶ **Enchimento lento.** As válvulas atrioventriculares (tricúspide e mitral) permanecem abertas e o sangue que nelas chega pelas cavas desce lentamente para os ventrículos (uma vez que a pressão dentro deles já se encontra elevada e, consequentemente, a diferença pressórica entre átrios e ventrículos é muito pequena). Essa fase é responsável pelo enchimento de 10% dos ventrículos (Figura 19.12).[3,8]

▶ **Sístole atrial.** Um pequeno impulso elétrico iniciado no nó sinusal sinoatrial (SA) no átrio direito (AD), que comanda a atividade elétrica e, consequentemente, a atividade mecânica do coração se desloca despolarizando (contraindo) os átrios, fazendo com que o restante do sangue que ainda há nos átrios desça para os ventrículos. Essa fase é responsável pelo enchimento dos 20% ainda restantes dos ventrículos (Figura 19.13).[3,8] Agora, uma grande quantidade de sangue encontra-se nos ventrículos e a pressão intraventricular está muito superior à atrial e, em consequência, as válvulas AV se fecham (Figura 19.14) e ocorre a primeira bulha (B1), que marca o início da sístole.[3,8]

▶ **Contração isovolumétrica.** O impulso elétrico desencadeado pelo nó sinusal (NA), após uma pausa na junção AV, passa para o feixe de

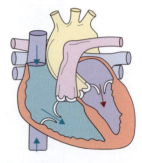

Figura 19.12 Enchimento lento.

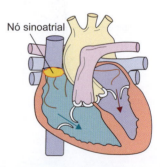

Figura 19.13 Sístole atrial.

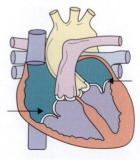

Figura 19.14 Fechamento das válvulas atrioventriculares.

His e se move para as fibras de Purkinje, despolarizando os ventrículos (respondendo pela contração dessas câmaras, eletrocardiograficamente representada pelo QRS), porém, como as válvulas AV se fecharam e as semilunares (pulmonar e aórtica) ainda não se abriram, não há como o sangue sair e o volume interno não se modifica (isovolumétrico; Figura 19.15).[3,8]

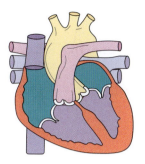

Figura 19.17 Relaxamento isovolumétrico.

A partir daí, como a pressão nos ventrículos está diminuída, e a pressão nos átrios (que continuaram recebendo sangue) torna-se maior, há a abertura das válvulas AV e inicia-se, novamente, a fase de enchimento rápido.[3,8]

Primeira e segunda bulhas

A partir da compressão das fases do ciclo cardíaco, percebe-se que a B1 marca o início da sístole ventricular e a B2, o início da diástole ventricular.

A B1 coincide com o *ictus* cardíaco e com o pulso carotídeo. Tem timbre mais grave e seu tempo de duração é um pouco maior que o da B2. Para representá-la, é comumente utilizada a expressão "TUM".[6] A B2 vem depois de um pequeno silêncio, tem um timbre mais agudo e soa de maneira mais seca. Para representá-la, costuma-se usar a expressão "TÁ" (Figura 19.18).[6]

Ao auscultar as bulhas cardíacas, deve-se avaliar se estão rítmicas e com intensidade normal. Quando isso ocorre, devem ser descritas como bulhas normorrítmicas e normofonéticas (BNRNF). Também podem ser detectadas bulhas arrítmicas, hipofonéticas (com intensidade reduzida) e hiperfonéticas (com intensidade aumentada), desdobramento de bulhas e bulhas acessórias.[9]

Desdobramento de bulhas

Considerem-se a B2 e seus componentes aórtico (A) e pulmonar (P) que derivam, respectivamente, do fechamento das válvulas aórtica e pulmonar. É comum, durante a inspiração (sobretudo quando ocorre hiperventilação), haver aumento do tempo de enchimento do coração direito e alongamento do período de contração do ventrículo direito (do qual sairá o sangue para ser oxigenado nos pulmões).[10] Com isso, há um pequeno retardo do fechamento do componente pulmonar da B2, que se fecha após o componente

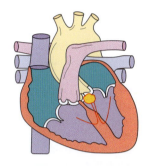

Figura 19.15 Contração isovolumétrica.

▸ **Sístole ventricular.** Como os ventrículos estão se contraindo, a pressão dentro deles fica muito elevada e força a abertura das válvulas semilunares. Com isso, o sangue sai dos ventrículos para as artérias pulmonar e a aorta (Figura 19.16). Com a saída do sangue para as artérias, a pressão nos ventrículos vai diminuindo, e, quando a pressão nas artérias fica superior à dos ventrículos, há um tensionamento nas válvulas semilunares, que se fecham e, consequentemente, ocorre a segunda bulha (B2), que marca o início da diástole.[3,8]

▸ **Relaxamento isovolumétrico.** Agora, começa a repolarização (relaxamento) ventricular (eletrocardiograficamente registrada pela onda T), mas, como as válvulas semilunares acabaram de se fechar, e as AV ainda não se abriram, não há como o sangue sair e o volume interno não se modifica (isovolumétrico; Figura 19.17).

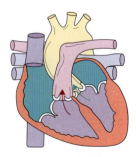

Figura 19.16 Sístole ventricular.

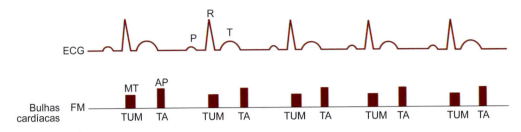

Figura 19.18 Bulhas cardíacas.

aórtico, promovendo um ruído correspondente à expressão "TLA".[3] Nesse caso, considera-se que o paciente apresenta um desdobramento fisiológico da B2. O desdobramento da B2 é mais bem auscultado no foco pulmonar.[10]

Porém, é importante ressaltar que condições patológicas nas quais exista demora na condução do impulso elétrico para uma das câmaras cardíacas, como nos bloqueios de ramo direito ou esquerdo, e em situações em que haja retardo no esvaziamento ventricular direito ou esquerdo (por aumento da pressão nas artérias ou por estenose de válvulas semilunares), também poderá ser detectado o desdobramento da B2, visto que, quando esses processos ocorrem, há retardo no fechamento do componente correspondente à câmara cardíaca ventricular que demorou mais para se esvaziar.[3]

Já no que se refere à B1 e a seus componentes mitral (M) e tricúspide (T), que derivam, respectivamente, do fechamento das válvulas mitral e tricúspide, alguns indivíduos também podem apresentar retardo no fechamento de um de seus componentes, normalmente o mitral (sem que haja relação com a respiração e sem nenhum significado patológico, sobretudo em crianças[4] e jovens), passando-se a ouvir um ruído desdobrado "TLUM".[3] O desdobramento da B1 é mais bem auscultado no foco tricúspide (Figura 19.19).[10]

Porém, se o desdobramento da B1 for amplo, pode decorrer de um bloqueio de ramo direito que, por retardar a contração ventricular direita, atrasa o fechamento da válvula tricúspide.[3]

Bulhas acessórias (ritmos tríplices)

Ao auscultar o precórdio, é possível identificar ainda, além da B1 e da B2, bulhas acessórias denominadas terceira (B3) e quarta bulhas (B4).

A B3 é um ruído de baixa frequência, que decorre do choque do sangue que desce dos átrios e se choca com a parede dos ventrículos durante a fase de enchimento rápido[2,6,8] (som que pode ser detectado nesse momento porque os ventrículos foram "esvaziados", como apresentado no ciclo cardíaco). Para representá-la, é comumente utilizada a expressão "TU". Esse som é produzido, sobretudo, quando há aumento da parede dos ventrículos e o sangue se choca com ela.[11]

Porém, é importante frisar que, em algumas circunstâncias, pode-se constatar pacientes com uma B3 fisiológica, principalmente em crianças, tendendo a desaparecer com a idade.[4]

A B3 é mais bem ouvida no foco mitral, no final da inspiração, com o paciente em decúbito lateral esquerdo e com a utilização da campânula do estetoscópio.[4]

Em atletas, essa bulha acessória é muito comum porque, normalmente, eles apresentam aumento da parede ventricular decorrente da elevação do trabalho do coração para atender à demanda de oxigênio necessária para a realização de atividades físicas. A chave para a diferenciação entre uma B3 fisiológica e uma patológica é a existência de outros achados ao exame físico que demonstrem a existência de cardiopatias.[3]

Como essa bulha ocorre na fase de enchimento rápido que, por sua vez, acontece após o fechamento das válvulas semilunares, o ruído da B3 surge após a B2 e lembra um ritmo de galope "TUM-TA-TU" (Figura 19.20).

A B4 é um ruído débil, auscultado na fase de sístole atrial quando o sangue que desce dos átrios se choca com uma massa sanguínea estagnada nos ventrículos ou com um ventrículo com complacência reduzida, tornando necessário aumento da força de contração atrial para que haja o enchimento do ventrículo.[3,9,10] Para representá-la, também é comumente utilizada a expressão "TU", e, como após o enchimento rápido acontece o fechamento das válvulas AV (ou seja, ocorre a B1), a B4 surge imediatamente antes dessa bulha e o som produzido se assemelha a "TU-TUM-TA" (Figura 19.21).

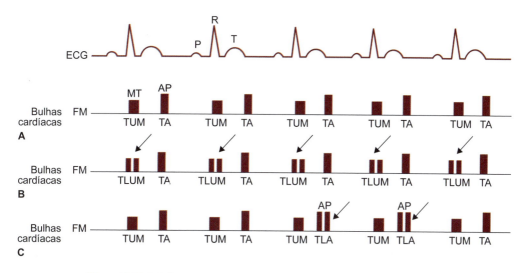

Figura 19.19 **A.** Bulhas normais. **B.** Desdobramento da B1. **C.** Desdobramento da B2.

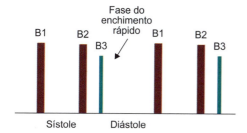

Figura 19.20 Terceira bulha no ciclo cardíaco.

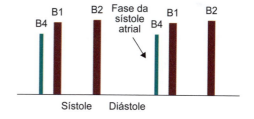

Figura 19.21 Quarta bulha no ciclo cardíaco.

Sucedendo elevações na frequência cardíaca, a ausculta da B3 ou da B4 pode dar origem aos ritmos de galope "TUM-TA-TU", "TUM-TA-TU", "TUM-TA-TU", quando se trata da B3, e "TU-TUM-TA", "TU-TUM-TA", "TU-TUM-TA", quando se tem a B4.

Sopros

Mais longos do que o som das bulhas cardíacas, ocorrem como um ruído vibratório, soprante ou ressonante.[6]

Os sopros são produzidos por vibrações decorrentes de alterações do fluxo sanguíneo que, em condições normais, flui de maneira laminar, mas, quando se torna turbulento e se formam correntes de colisão, originam ruídos.[1,3]

As condições que costumam provocar sopros são:

- Aumento da velocidade da corrente sanguínea: pode provocar a formação de onda de turbulência capaz de dar origem a sopros que costumam surgir, por exemplo, após exercícios físicos e na síndrome febril[1,3]
- Diminuição da viscosidade sanguínea: o sangue, normalmente, é viscoso e essa característica minimiza a ocorrência de turbulência entre suas partículas. Porém, quando há diminuição da viscosidade (como nos quadros de anemia), esse atrito passa a acontecer e pode ser detectado à ausculta[1,3]
- "Defeitos" estruturais nas válvulas cardíacas: os defeitos valvares (estenose e insuficiência) acabam por acarretar colisão e turbulência sanguínea, o que, por sua vez, promove os sopros.[1,3] Isso ocorre porque as válvulas estenosadas apresentam um orifício valvar anormalmente estreitado, que dificulta o fluxo sanguíneo. O mesmo se dá com uma válvula que não se fecha totalmente, ou seja, insuficiente, o que acarreta um

fluxo retrógrado de sangue e consequente atrito sanguíneo (sopro de regurgitação)[10]
- "Defeitos" estruturais nas câmaras cardíacas: decorrentes de algumas anormalidades congênitas (persistência da comunicação intraventricular e do canal arterial), acabam por acarretar colisão e turbulência sanguínea, o que, por sua vez, promove os sopros.[1,3,4]

Para identificar corretamente os sopros é preciso considerar o local no qual são detectados (focos de ausculta), sua cronologia em relação à sístole ou à diástole e sua intensidade.

Sopros sistólicos

Acontecem na sístole ventricular. Como visto anteriormente, a B1 marca o início da sístole ventricular, logo os sopros sistólicos são aqueles que acontecem após a B1[3,10,11], ou seja, são vibrações percebidas durante a ausculta ressoando da seguinte maneira: "TUM$_{sssss}$-TA". Normalmente, decorrem da estenose das válvulas semilunares aórtica e pulmonar (sopro de ejeção) e insuficiência das atrioventriculares mitral e tricúspide (sopro de regurgitação).[3]

Sopros diastólicos

Aparecem durante a diástole ventricular. Como visto anteriormente, a B2 marca o início da diástole ventricular, logo os sopros diastólicos são aqueles que acontecem após a B2[2,7,8], ou seja, são vibrações percebidas durante a ausculta ressoando da seguinte maneira: "TUM-TAsssssss". Normalmente, decorrem da estenose das válvulas atrioventriculares mitral e tricúspide e insuficiência das semilunares aórtica e pulmonar.[3]

Há, ainda, os sopros contínuos ou sistodiastólicos auscultados em toda sístole e diástole, sem interrupção e mascarando a B1 e a B2.[3,11]

Para identificar a localização de um sopro, deve-se atentar para a área na qual ele é mais audível (focos de ausculta), mas se deve também considerar outros pontos de propagação/irradiação que muito contribuem para se conhecer o local de origem. Por exemplo, o sopro decorrente da estenose aórtica se irradia para o pescoço porque o sangue que flui pela válvula aórtica se dirige para essa região (lembrar-se do arco aórtico). Já na insuficiência mitral, o som se propaga predominantemente para a região da axila, pois o átrio esquerdo situa-se acima e atrás do ventrículo esquerdo.[3]

Para avaliar a intensidade dos sopros pode ser utilizado o sistema de quatro cruzes, que se escalona da seguinte maneira:[3]

- +1/+4: sopros de baixa intensidade, audíveis somente quando se ausculta com atenção e em ambientes silenciosos
- +2/+4: sopros de intensidade moderada
- +3/+4: sopros intensos
- +4/+4: sopros intensos associados à vigência do frêmito cardiovascular (sopro palpável).

É importante considerar que a intensidade de um sopro depende de vários fatores, dos quais se destacam a velocidade do fluxo e o volume de sangue que passa pelo local em que ele se origina.

A influência da velocidade da corrente sanguínea sobre a intensidade do sopro fica clara quando se compara a intensidade do sopro da comunicação interventricular de pequena magnitude às grandes comunicações.[3]

Exemplo disso é que se a comunicação interventricular for pequena, o fluxo de sangue passa turbilhonando de maneira mais intensa e são detectados sopros com intensidade de +3/+4 e +4/+4. Ao contrário, se a comunicação for ampla, a velocidade do fluxo é menor e o sopro pode se apresentar com a intensidade de +1/+4 ou +2/+4. Logo, a intensidade do sopro não deve ser tomada como parâmetro absoluto e decisivo para avaliação de uma lesão cardíaca ou vascular.[3]

Outro aspecto que precisa ser ressaltado é que somente se pode considerar um sopro inocente após o paciente ter sido adequadamente examinado, inclusive com exames complementares indicados ao caso, tornando possível concluir que há um sopro, mas que ele não traduz alteração estrutural do coração.[3]

É importante relatar que, no período neonatal, os sopros inocentes são frequentes em decorrência das adaptações circulatórias dessa fase e que crianças portadoras do sopro inocente são assintomáticas e não apresentam qualquer alteração nos exames clínico, radiológico e eletrocardiográfico.[4]

Atrito pericárdico

Resulta da fricção entre os pericárdios visceral e parietal na ausência de lubrificação entre eles.[2] Esses folhetos costumam ser lisos, ligeiramente umedecidos, capazes de deslizar um sobre o outro, sem provocar qualquer vibração.[3]

Nas inflamações do pericárdio, os folhetos tornam-se espessos e rugosos e passam a atritar, promovendo um som característico que lembra o barulho provocado ao se friccionar um couro novo. Ele não coincide com nenhuma fase do ciclo cardíaco, não mantém relação fixa com as bulhas, podendo, inclusive, recobri-las e mascará-las; costuma ser mais facilmente auscultado entre a ponta do coração e a borda esternal esquerda, e não se propaga para outras regiões (Figura 19.22). Varia muito de intensidade e a simples mudança de posição pode alterá-lo (de um dia para o outro ou no espaço de algumas horas pode apresentar mudanças quanto à intensidade e à qualidade).[3]

Também fazem parte do exame cardiovascular a avaliação das veias jugulares, do pulso carotídeo (descritos no Capítulo 17), dos pulsos radiais, braquial, femoral, poplíteo, tibial posterior e dorsal do pé, a investigação da coloração das mucosas (apresentados no Capítulo 7), a verificação de edemas e cianose (conforme explicado no Capítulo 9), do tempo de enchimento capilar, de vigência de hepatomegalia (técnica descrita no Capítulo 20) e dos sinais vitais (Capítulo 7).

TÍTULOS DIAGNÓSTICOS DA NANDA-I[12] EVIDENCIADOS POR CARACTERÍSTICAS DEFINIDORAS IDENTIFICADAS EM PACIENTES COM COMPROMETIMENTO CARDIOVASCULAR

Durante o exame físico, os enfermeiros devem estar sempre atentos à ocorrência de hipotensão, mucosas hipocoradas, pulso filiforme, tempo de enchimento capilar prolongado, taquicardia e cianose periférica, evidências comumente identificadas em pacientes com:

- Débito cardíaco diminuído.

Devem prestar atenção também quando os exames complementares evidenciarem que os pacientes apresentam contratilidade cardíaca diminuída, volume sistólico baixo, ritmo cardíaco alterado, "defeitos" estruturais nas válvulas cardíacas, bem como alterações na viscosidade sanguínea, pois se encontram sob:

- Risco de débito cardíaco diminuído
- Risco de de intolerância à atividade
- Risco de perfusão tissular cardíaca diminuída.

Buscar informações relacionadas com a história pregressa do paciente quanto a hipertensão arterial sistêmica, dislipidemias, tabagismo e sedentarismo pode servir para encontrar pistas capazes de levar o enfermeiro a fazer os diagnósticos de:

- Risco de função cardíaca prejudicada
- Comportamento de saúde propenso a risco
- Controle ineficaz da saúde
- Manutenção ineficaz da saúde.

Indivíduos com comprometimentos cardíacos costumam também apresentar:

- Medo
- Ansiedade relacionada com a morte
- Insônia
- Padrão de sono perturbado.

Por isso, os enfermeiros precisam ficar atentos a todas as esferas cuidativas, visto que o coração costuma representar a vida e, quando há al-

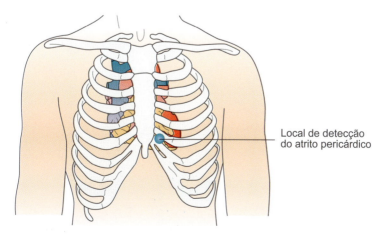

Figura 19.22 Localização mais frequente do atrito pericárdico.

gum comprometimento em seu funcionamento, é comum a manifestação de outras necessidades que também precisam ser por ele atendidas.

Além disso, quando se encontram diante desses acometimentos, muitos pacientes solicitam apoio espiritual, que precisa ser providenciado.

Outro aspecto que requer a atenção dos enfermeiros é o fato de ser comum pacientes com acometimento cardiovascular precisarem de antiagregantes plaquetários, que os colocam em:

- Risco de sangramento.

E, quando ocorre uma isquemia coronariana, pacientes costumam relatar:

- Dor aguda
- Náusea.

REFERÊNCIAS BIBLIOGRÁFICAS

1. Jarvis C. Exame físico e avaliação de saúde. 3. ed. Rio de Janeiro: Guanabara Koogan; 2002.
2. Rodrigues YT, Rodrigues PPB. Semiologia pediátrica. 3. ed. Rio de Janeiro: Guanabara Koogan; 2009.
3. Porto CC. Semiologia médica. 7. ed. Rio de Janeiro: Guanabara Koogan; 2014.
4. Lopes M, Laurentys-Medeiros J. Semiologia médica: as bases do diagnóstico clínico. 5. ed. Rio de Janeiro: Revinter; 2004.
5. Brennan LA. Cuidados cardiovasculares em enfermagem. Rio de Janeiro: Guanabara Koogan; 2009.
6. Andris D. Semiologia: bases para a prática assistencial. Rio de Janeiro: Guanabara Koogan; 2006.
7. Sutton D. Radiologia e diagnóstico por imagem para estudantes de medicina. 6. ed. São Paulo: Roca; 1996.
8. Guyton A, Hall JE. Fisiologia humana e mecanismos das doenças. 6. ed. Rio de Janeiro: Guanabara Koogan; 2008.
9. Martinez JB, Dantas M, Voltarelli JC. Semiologia geral e especializada. Rio de Janeiro: Guanabara Koogan; 2013.
10. Bickey LS, Szilagyi PG. Propedêutica médica. Rio de Janeiro: Guanabara Koogan; 2010.
11. Silva RMFL da. Tratado de semiologia médica. Rio de Janeiro: Guanabara Koogan; 2014.
12. NANDA-I. Diagnósticos de enfermagem da NANDA: definições e classificação: 2015-2017. Porto Alegre: Artmed; 2015.

20 Exame do Abdome

Meire Chucre Tannure e Ana Theresa Barbosa Dias

INTRODUÇÃO

Ao realizar o exame do abdome, o enfermeiro deve considerar que se trata de uma região corpórea que abriga diversos órgãos dos sistemas gastrintestinal, geniturinário e linfoide, bem como estruturas vasculares que, em condições normais, encontram-se localizadas em nove regiões específicas delimitadas por quatro linhas imaginárias, conforme apresentado na Figura 20.1.

Cabe, no entanto, ressaltar que o abdome também pode ser dividido por duas linhas imaginárias que se cruzam no umbigo, formando os quadrantes superiores direito e esquerdo e os quadrantes inferiores direito e esquerdo, conforme mostra a Figura 20.2.[1,2]

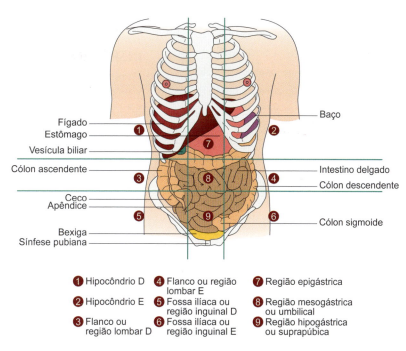

Figura 20.1 Divisão do abdome.

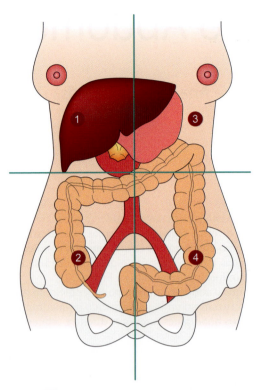

1. Quadrante superior direito (QSD)
2. Quadrante inferior direito (QID)
3. Quadrante superior esquerdo (QSE)
4. Quadrante inferior esquerdo (QIE)

Figura 20.2 Divisão do abdome em quadrantes.

Os principais órgãos do sistema gastrintestinal encontrados na cavidade abdominal são estômago, intestino delgado e intestino grosso. Anexos a esse sistema estão o fígado, o pâncreas e a vesícula biliar. Os órgãos do sistema geniturinário incluem os rins, os ureteres, a bexiga, o cordão espermático (em homens) e o útero e os ovários (em mulheres). O baço também se localiza no abdome.[1-4]

É importante ressaltar que o abdome está separado do tórax, internamente, pelo diafragma, que exerce uma importante função na mecânica respiratória e que, recobrindo a cavidade abdominal e as vísceras nela situadas, há uma membrana denominada peritônio.[2]

O sistema gastrintestinal tem como função fornecer suprimento contínuo de água, nutrientes e eletrólitos ao organismo. Para isso, está preparado para ingerir, mastigar e movimentar o bolo alimentar, secretar enzimas digestivas e eliminar produtos residuais sólidos.[2] Partes desse sistema localizam-se no segmento da cabeça, no pescoço (apresentados nos Capítulos 12 e 17).

O sistema geniturinário é responsável pelo controle da pressão arterial, pela remoção de escórias do sangue, pela concepção e pelo desenvolvimento fetal.

O baço é um órgão linfático que filtra o sangue, remove ferro da hemoglobina e produz linfócitos e anticorpos.[2]

Durante o exame físico do abdome, o enfermeiro deve realizar, nessa ordem, inspeção, ausculta, percussão e palpação. Isso porque, caso a palpação e a percussão sejam realizadas antes da ausculta, podem aumentar o peristaltismo, ocasionando achados imprecisos. Além disso, durante a ausculta, podem ser constatados sopros na cavidade abdominal, o que serve de alerta para que aquela região não seja palpada profundamente até a exclusão da possibilidade de se tratar de um aneurisma.[4-6]

Antes de realizar o exame do abdome, é preciso que o paciente seja posicionado em decúbito dorsal e esse segmento corpóreo, exposto.

INSPEÇÃO

Durante a inspeção, o enfermeiro deve avaliar o formato, a simetria, as características da pele e a presença de ostomias, além de ficar atento à existência de dispositivos de assistência e de pulsações visuais.

Formato

Quanto ao formato, o abdome pode ser plano, globoso e escavado, conforme mostra a Figura 20.3.

Quando há líquido livre na cavidade abdominal, com tensionamento da parede, o abdome pode ser descrito como ascítico. Em gestantes, o abdome é descrito como gravídico e, em alguns casos, nos quais haja acúmulo de gordura abdominal com dobra de pele pelo excesso de peso, pode ser descrito como abdome pendular ou em aventual.[6]

Simetria

Normalmente, o abdome é simétrico e tem a cicatriz umbilical escavada e localizada na linha média. Mas, havendo aumento de órgãos, crescimento de massas em sua cavidade e pro-

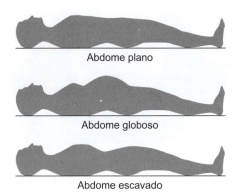

Figura 20.3 Formato do abdome.

trusão de tecidos (hérnias), pode apresentar-se assimétrico. Diante desse achado, é preciso perguntar ao paciente se ele já havia notado tal assimetria e há quanto tempo.[1,3]

Características da pele

A pele do abdome, normalmente, é lisa e de cor uniforme. Áreas de hiperemia podem indicar inflamação, e equimose periumbilical (sinal de Cullen) sugere a existência de hemorragia intra-abdominal. Uma modificação de pigmentação, muito comum de detectar nessa região, são as estrias que surgem quando as fibras elásticas da camada reticular da pele são rompidas, após um estiramento rápido ou prolongado, como ocorre na gravidez e no ganho excessivo de peso. Também podem ser identificadas cicatrizes que precisam ser descritas indicando características da pele, localização e comprimento.[1]

Ocorrência de ostomias

Durante a inspeção, o enfermeiro pode se deparar com ostomias (aberturas em órgãos, como estômago, intestino, ureteres e bexiga, que passam a se comunicar com o meio externo).

Existência de dispositivos de assistência

O enfermeiro também pode se deparar com dispositivos de assistência no abdome, como drenos, cateteres e bolsas coletoras de drenagem de ostomias, e precisará prescrever cuidados específicos para a manipulação desses dispositivos, bem como para proteger a pele em seu entorno.

Evidência de pulsações visuais

Pulsações da aorta podem ser vistas na região epigástrica em condições normais, mas, quando acentuadas, podem ter relação com o aumento da pressão arterial e possível aneurisma aórtico. Quando há hipertrofia do ventrículo direito (VD), a cada sístole ventricular pode-se também perceber um movimento pulsatório na região epigástrica[1,3] (esses achados são apresentados no Capítulo 19).

AUSCULTA

Sugere-se que a ausculta do abdome seja iniciada a partir da fossa ilíaca D, na qual, normalmente, são detectados ruídos hidroaéreos (RHA), decorrentes da movimentação de ar e de líquidos pelo intestino, e siga o sentido dos ponteiros do relógio (sentido horário).[1,5]

Os ruídos intestinais normais são agudos e gorgolejantes e variam de frequência e intensidade, ocorrendo de maneira irregular de 5 a 34 vezes por minuto.[3]

Durante a ausculta, deve-se avaliar se há RHA (o esperado), se estão aumentados, diminuídos ou ausentes e verificar a existência de sopros abdominais.[1-6]

▶ **RHA aumentados ou hiperativos.** Sons agudos e intensos que indicam aumento da mobilidade intestinal e têm como causas mais comuns a diarreia, a gastroenterite, o uso de laxantes e a fase inicial da obstrução intestinal.[1,2,4,5]

▶ **RHA diminuídos.** Indicam diminuição do peristaltismo e costumam estar associados ao uso de anestésicos e sedativos e quadros de peritonite. É importante enfatizar que, à ausculta em pacientes com sonda gástrica/entérica aberta e com RHA diminuídos, é preciso fechar a sonda, pois o som pode estar reduzido em virtude da drenagem dos líquidos.[1,2,4,5]

▶ **RHA ausentes.** Sugerem íleo paralítico e quadro de obstrução intestinal. Cabe, no entanto, enfatizar que, antes de afirmar que os RHA estão ausentes, deve-se realizar a ausculta por, no mínimo, 5 min.[1,2,4,5]

Além da pesquisa dos RHA, deve-se ficar atento a sopros (som de assobio), que indicam fluxo sanguíneo turbulento por obstrução parcial ou dilatação (aneurisma) de um vaso (artérias aorta, renais, ilíacas ou femorais) na região abdominal (Figura 20.4).[2,3]

PERCUSSÃO

Em condições normais, durante a percussão do abdome (que também deve ser iniciada pela fossa ilíaca D)[5], obtém-se o som timpânico quando

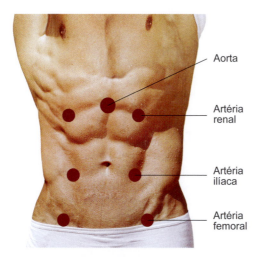

Figura 20.4 Artérias na região abdominal.

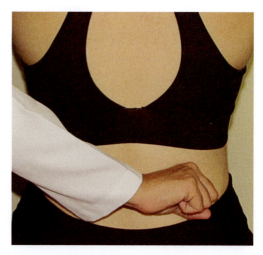

Figura 20.5 Percussão dos rins.

se percutem órgãos ocos, como o estômago, o intestino e a bexiga vazios, e som maciço durante a percussão de vísceras sólidas, como o fígado, o baço e os rins.[1-6]

A percussão torna possível avaliar a quantidade e a distribuição dos gases no abdome, favorece a identificação de possíveis massas e estruturas cheias de líquido e possibilita a avaliação da sensibilidade.[1]

Para a percussão abdominal costumam ser utilizadas as percussões direta e indireta (digitodigital) e, havendo suspeita de ascite (acúmulo de líquido na cavidade abdominal, que pode ter como causas doença hepática avançada, insuficiência cardíaca, pancreatite ou câncer), a percussão por piparotes (descritas no Capítulo 6).

Quando a bexiga está cheia e os intestinos têm fezes, há massas na cavidade abdominal e vísceras com aumento de tamanho. Além disso, detecta-se o som de maciçez durante a percussão.

Para avaliar a sensibilidade dos rins, são comumente realizadas as técnicas de percussão com a borda das mãos e a punho-percussão ou percussão contusa (Figura 20.5)[2,3], também descritas no Capítulo 6.

Normalmente, os pacientes não referem dor durante a percussão dos rins ou relatam apenas um desconforto leve. Dor sugere infecção renal (pielonefrite) ou cálculos renais.[2]

Deve-se enfatizar que a percussão é contraindicada se houver suspeita de aneurismas, pois pode haver ruptura durante a manobra; logo, áreas nas quais foram detectados sopros durante a ausculta não devem ser percutidas nem palpadas.

A percussão também possibilita avaliar o comprimento hepático (Figura 20.6). Para tanto, o enfermeiro deve, inicialmente, localizar a linha hemiclavicular e descer a mão (mantida na direção dessa linha) até o flanco D. A seguir, deve percutir essa região na qual, normalmente, detectará som timpânico. Detectado esse som, deve percutir suavemente para cima, em direção ao fígado, até o timpanismo virar maciçez (o que, geralmente, ocorre nas proximidades do rebordo costal). Esse local precisa ser marcado com uma caneta (indica a borda inferior da maciçez hepática). A seguir, deve-se percutir a borda superior da maciçez hepática. Para isso, basta posicionar a mão na região inframamária, na linha hemiclavicular, e percutir a região na qual, normalmente, se detecta o som claro pulmonar (nos espaços intercostais). Detectado esse som, deve percutir suavemente para baixo, em direção ao fígado, até o som claro pulmonar virar maciçez. Esse local precisa ser marcado com uma caneta (indica a borda superior da maciçez hepática).[1-3]

Feito isso, deve-se medir com uma régua a distância entre os dois pontos (limite vertical da maciçez hepática), que, normalmente, varia de 6 a 12 cm no adulto. Se o comprimento for maior que 12 cm, deve-se medir na linha medioesternal, em que se espera uma distância de 4 a 8 cm (Figura 20.7). Achados anormais (comprimento maior que o esperado) podem indicar hepatomegalia.[3]

Utilizando-se a técnica de percussão, pode-se ainda observar a ocorrência do sinal de Jobert, encontrado quando, à percussão da linha

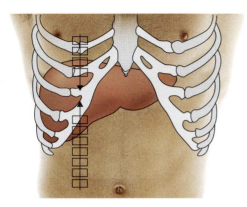

Figura 20.6 Avaliação do comprimento hepático.

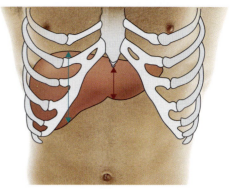

←→ 6 a 12 cm na linha clavicular média direita
←→ 4 a 8 cm na linha esternal média

Figura 20.7 Comprimento hepático esperado.

axilar média do lado direito sobre a área hepática, detecta-se som timpânico em vez de som maciço, o que sugere ar livre na cavidade peritoneal (pneumoperitônio) por perfuração de víscera oca. Nessa condição, o timpanismo também pode ser detectado durante a percussão sobre a área hepática, ao nível da linha hemiclavicular.[7]

Para percutir o baço, pode-se utilizar, como referência, o último espaço intercostal do lado esquerdo na direção da linha axilar anterior, local no qual o som costuma ser timpânico. A seguir, pede-se ao paciente que inspire profundamente e prenda a respiração, enquanto o enfermeiro percute, novamente, a mesma região. Quando o tamanho do baço está normal, o som permanece timpânico. Quando o baço está aumentado (esplenomegalia), pode-se detectar macicez à inspiração (Figura 20.8).[2,3]

PALPAÇÃO

Divide-se em superficial (mãos espalmadas) e profunda (mãos sobrepostas). É realizada para determinar a tensão da parede abdominal, o tamanho, a forma e a sensibilidade de órgãos abdominais, bem como a ocorrência de pulsações.

Deve ser iniciada pela fossa ilíaca D, mas é preciso deixar as áreas doloridas ou sensíveis para o fim da avaliação.[5]

A palpação superficial é útil para identificar quadros de hipersensibilidade abdominal, resistência muscular e detectar órgãos ou massas superficiais. Também serve para tranquilizar o paciente e ajudá-lo a relaxar. Já a palpação profunda é realizada para delimitar massas abdominais.

Outra técnica empregada é a palpação profunda bimanual, sobretudo durante a avaliação de rins, fígado e baço.

Durante a palpação profunda, deve ser realizada uma compressão de 4 a 6 cm nas nove áreas do abdome.[1-3]

Com a palpação, será possível descrever se o abdome está normotenso ou tenso. O aumento patológico da tensão abdominal precisa ser pesquisado, pois pode estar associado a perfurações de vísceras ocas, à inflamação peritoneal, à vigência de ascite, à distensão gasosa de alças intestinais, ao crescimento de órgãos e a neoplasias intra-abdominais.

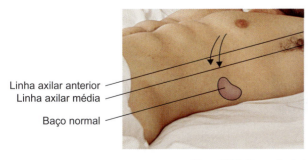
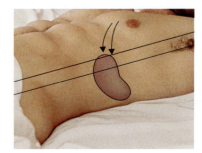

Linha axilar anterior
Linha axilar média
Baço normal

Figura 20.8 Percussão do baço.

Cabe ressaltar que é preciso diferenciar as defesas voluntárias (quando o indivíduo está com frio, tenso ou sente cócegas) da rigidez involuntária (endurecimento constante, tipo tábua).[1]

Se o abdome do paciente estiver distendido, deve-se avaliar o progresso da distensão, fazendo medidas seriadas do perímetro abdominal.

Ao serem detectadas massas na cavidade abdominal, deve-se descrever a localização, o tamanho, a textura, o tipo de borda, o grau de sensibilidade e de mobilidade (fixa ou móvel) e se há pulsações. Não se devem palpar massas pulsantes, pois podem ser estruturas aneurismáticas que conseguem se romper sob a pressão da palpação.[3]

Para proceder à palpação do fígado, o enfermeiro pode utilizar a palpação bimanual, colocando a mão esquerda debaixo do paciente, paralela à 11ª e à 12ª costela. A seguir, o profissional deve exercer compressão do fígado para cima, enquanto, com a mão direita, tenta palpar o órgão fazendo uma suave compressão para dentro e para cima (Figura 20.9). Durante esse procedimento, solicita-se ao paciente que inspire profundamente.[1,3]

Quando o fígado é palpado, a borda hepática normal é lisa. Fígado duro e com borda irregular sugere anormalidade hepática.

Cabe ressaltar que o fígado normal pode ser palpável até cerca de 3 cm abaixo do rebordo costal direito, na linha hemiclavicular D; durante a inspiração profunda, desde que com a borda lisa.

Em pacientes obesos, a técnica de gancho (manobra de Mathieu-Cardarelli) pode ser útil durante a palpação hepática. Para tanto, o enfermeiro deve ficar em pé, à direita do tórax do paciente e colocar as duas mãos (uma ao lado da outra) abaixo do rebordo costal direito. A seguir, deve pressionar os dedos para dentro e para cima, em direção ao rebordo costal, e pedir ao paciente para respirar profundamente.[1,3]

Hipersensibilidade sobre o fígado pode sugerir inflamação, como nos quadros de hepatite ou congestão do sistema porta, nos casos de insuficiência cardíaca.[3]

Para palpar o baço, o enfermeiro também pode realizar a palpação bimanual, quando deve colocar uma de suas mãos por baixo do rebordo costal esquerdo do paciente e exercer pressão no sentido do baço. A seguir, deve pedir ao paciente que respire profundamente e, com a outra mão, palpar a região do hipocôndrio E, a fim de tentar sentir o baço (Figura 20.10).[3]

Normalmente, o baço não é palpável; quando está aumentado (esplenomegalia), o examinador pode palpar sua extremidade. Se sentir o baço, o examinador deve parar de palpá-lo imediatamente, pois a compressão pode provocar sua ruptura.[3]

Entre as causas de esplenomegalia podem-se citar cânceres linfáticos, anormalidades hematológicas e infecções pelo HIV.[3]

Para palpar os rins, o enfermeiro deve utilizar a técnica bimanual, podendo optar pelo método de devoto (com o paciente em decúbito dorsal) ou pelo método de Israel (com o paciente em decúbito lateral).[3]

O enfermeiro deve colocar uma das mãos na região lombar posterior e pressionar para cima, na tentativa de deslocar o rim para frente. A seguir, com a outra mão sobre o flanco correspondente ao rim examinado, deve tentar palpá-lo (Figura 20.11).[2,3]

Normalmente, os rins não são palpáveis. Mas, sobretudo em indivíduos muito magros, o polo inferior dos rins pode ser percebido à palpação.

Se o rim for palpável, é preciso descrever tamanho, contorno e qualquer sensibilidade. Os rins podem estar aumentados por hidronefrose e em decorrência de tumores e cistos.[2,3]

A bexiga, normalmente, somente é palpada quando aumentada. Sua cúpula distendida tem aspecto liso e arredondado à palpação da região hipogástrica. Caso seja perceptível à palpação, deve-se somar esse achado ao da percussão, durante a qual será evidenciado som de macicez.[3]

O aumento da bexiga pode decorrer de bexigoma secundário a transtornos neurológicos e à estenose uretral. Já a hipersensibilidade costuma sugerir infecção de trato urinário.[3]

Durante o exame, caso o paciente se queixe de dor durante a palpação, o enfermeiro precisa considerar a possibilidade de haver infla-

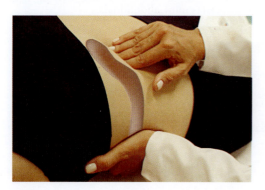

Figura 20.9 Palpação do fígado.

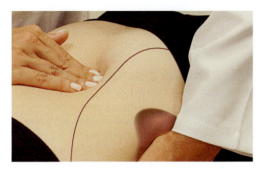

Figura 20.10 Palpação do baço.

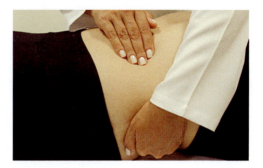

Figura 20.11 Palpação dos rins pelo método de devoto.

mação peritoneal, que deve ser pesquisada pela técnica de verificação da dor à descompressão (sinal de Blumberg).[1]

Para esse teste, o examinador deve colocar a mão em ângulo de 90° em relação ao abdome, apertar vagarosamente e ir penetrando profundamente o abdome, liberando, em seguida, a mão rapidamente. Quadros de peritonite costumam provocar dor à descompressão.[1]

Quando a descompressão brusca e dolorosa ocorre no ponto médio entre a cicatriz umbilical e a crista ilíaca D, é conhecida como sinal de McBurney, sugerindo apendicite aguda e podendo ser acompanhada de aumento de resistência da parede abdominal e postura de defesa.

Quando o paciente refere dor na região do hipocôndrio D, deve ser pesquisado o sinal de Murphy. A pesquisa consiste em solicitar ao paciente que inspire profundamente enquanto o enfermeiro mantém os dedos sobre o rebordo hepático. Na ausência de colecistite (inflamação da vesícula), o paciente consegue finalizar a respiração profunda sem dor. Mas, quando o fígado rebaixado comprime a vesícula inflamada, o paciente sente uma dor aguda e interrompe bruscamente o movimento de inspiração (Sinal de Murphy).[1]

TÍTULOS DIAGNÓSTICOS DA NANDA-I[8] EVIDENCIADOS POR CARACTERÍSTICAS DEFINIDORAS E FATORES DE RISCO IDENTIFICADOS EM PACIENTES COM COMPROMETIMENTOS EM ÓRGÃOS LOCALIZADOS NA CAVIDADE ABDOMINAL

Processos infecciosos e inflamatórios em órgãos do sistema gastrintestinal e geniturinário costumam ocasionar relato de:

- Dor aguda.

Comprometimentos nos órgãos do sistema gastrintestinal podem ainda provocar quadros de:

- Náusea
- Nutrição desequilibrada: menor do que as necessidades corporais.

Como consequência de ingestão alimentar insuficiente, esses pacientes passam a apresentar:

- Risco de glicemia instável.

Aqueles que evoluem com episódios de vômitos e ingerem uma quantidade insuficiente de líquidos passam a manifestar:

- Risco de desequilíbrio eletrolítico
- Risco de volume de líquidos deficiente.

Se os fatores de risco não forem sanados, o paciente poderá apresentar:

- Volume de líquidos deficiente.

RHA aumentados, diminuídos ou ausentes evidenciam:

- Motilidade gastrintestinal disfuncional.

Sabe-se, no entanto, que no pós-operatório imediato os RHA podem estar reduzidos, em decorrência da ação dos medicamentos utilizados para anestesiar e sedar os pacientes. A evidência de RHA aumentados ou hiperativos é mais frequente quando há:

- Diarreia.

Quando o enfermeiro se depara, durante a percussão da região hipogástrica, com um som de macicez e detecta, durante a palpação, a bexiga com a cúpula distendida deve considerar um bexigoma, que pode ser secundário aos transtornos neurológicos e à estenose uretral. Pacientes com essa evidência comumente apresentam:

- Retenção urinária.

Abdome tenso, macicez, sobretudo durante a percussão do colón descendente e relato de ausência de eliminação de fezes são características definidoras do diagnóstico de:

- Constipação.

E, quando há relato de que a evacuação de fezes é infrequente ou difícil, há pelo menos 3 dos 12 meses anteriores, o diagnóstico a ser considerado é o de:

- Constipação funcional crônica.

O enfermeiro também deve ficar atento ao fato de que, havendo qualquer vulnerabilidade à redução na circulação gastrintestinal e na circulação sanguínea para os rins, os pacientes apresentam:

- Risco de perfusão gastrintestinal
- Risco de perfusão renal ineficaz.

Esses pacientes devem ser monitorados a fim de evitar que a condição de risco evolua para um problema real.

REFERÊNCIAS BIBLIOGRÁFICAS

1. Jarvis C. Exame físico e avaliação de saúde. 3. ed. Rio de Janeiro: Guanabara Koogan; 2002.
2. Jensen S. Semiologia para a enfermagem. Rio de Janeiro: Guanabara Koogan; 2013.
3. Bickley LS, Szilagyi PG. Propedêutica médica. Rio de Janeiro: Guanabara Koogan; 2010.
4. Andris D. Semiologia: bases para a prática assistencial. Rio de Janeiro: Guanabara Koogan; 2006.
5. Barros, ALBL (org.). Anamnese e exame físico. Porto Alegre: Artmed; 2010.
6. Porto CC. Semiologia médica. 7. ed. Guanabara Koogan: Rio de Janeiro; 2014.
7. Lopes M, Laurentys-Medeiros J. Semiologia médica: as bases do diagnóstico clínico. 5. ed. Rio de Janeiro: Revinter; 2004.
8. NANDA-I. Diagnósticos de enfermagem: definições e classificações 2015-2017. Porto Alegre: Artmed; 2015.

21 Exame do Sistema Genital Masculino

Meire Chucre Tannure, Ana Maria Pinheiro e
Rogério Campice da Silva

INTRODUÇÃO

O sistema genital masculino (Figura 21.1) é constituído pelo pênis, testículos, epidídimos, ducto deferente, bolsa escrotal, vesículas seminais e próstata, e cada uma dessas estruturas apresenta funções específicas.[1-3]

O pênis funciona como órgão excretor final da urina[1,3] e, com excitação sexual, torna-se firme e ereto para possibilitar a penetração do intercurso sexual.[3] Os testículos são responsáveis pela produção de espermatozoides e secretam hormônios. Os epidídimos, estruturas em formato de vírgula, localizadas nas regiões posterolateral e superior dos testículos, são responsáveis pelo armazenamento, amadurecimento e transporte do esperma dos

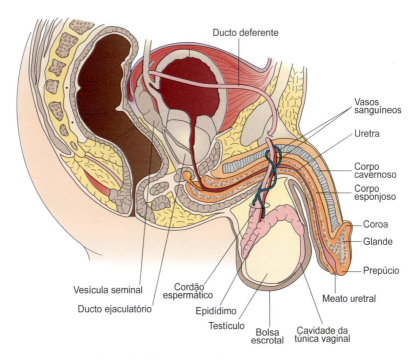

Figura 21.1 Visão geral do sistema genital masculino.

testículos para o ducto deferente, o qual transporta o esperma, durante a ejaculação, até a uretra. O escroto é uma bolsa frouxa e enrugada que contêm os testículos e os epidídimos. Internamente, um septo o divide em dois sacos, cada um contendo um único testículo.[2-4]

A próstata é uma glândula única[2] que produz a maior parte do líquido ejaculatório, conhecido como sêmen[1,3], que proporciona o meio alcalino necessário para a mobilidade e a sobrevivência do esperma. Também participam da formação do sêmen as vesículas seminais e a glândula bulbouretral.[3]

Como o pênis apresenta dupla função (sexual e urinária), o enfermeiro deve ficar atento ao surgimento de distúrbios miccionais e sexuais, isoladamente ou de modo associado.[5] Para tanto, precisa realizar uma investigação minuciosa do paciente com afecções urogenitais, com perguntas realizadas clara e objetivamente.[6]

O paciente deve estar à vontade para responder aos questionamentos e o examinador precisa proporcionar privacidade durante toda a realização do exame físico.[7]

O exame físico do órgão genital masculino é realizado pela inspeção e pela palpação, devendo o paciente ficar em decúbito dorsal ou em pé[5,8] e o enfermeiro, com as mãos enluvadas.

As principais queixas associadas a esse sistema são dor, prurido, alterações miccionais (hematúria, disúria, retenção e incontinência urinária), priapismo (ereção dolorosa do pênis), hemospermia (sangue no esperma), corrimento uretral, ejaculação precoce, impotência, esterilidade e detecção de lesões, edemas e massas no pênis, na bolsa escrotal e na região inguinal.[8]

Durante a realização do exame físico, o enfermeiro deve avaliar a distribuição e a higiene dos pelos, o pênis, a bolsa escrotal, os testículos, os epidídimos, os ductos deferentes e a região inguinal.

DISTRIBUIÇÃO E HIGIENE DOS PELOS

Ao realizar o exame da genitália masculina, o enfermeiro deve, inicialmente, inspecionar o padrão e a distribuição dos pelos genitais, que são mais grossos que os pelos do couro cabeludo.[3]

É importante considerar, no entanto, que eles só começam a aparecer na base do pênis na puberdade e que, nos idosos, podem apresentar-se finos e acinzentados.[3]

A substituição do formato normal (losangular) para o formato triangular e a rarefação dos pelos podem indicar hipogonadismo e/ou acometimentos genéticos.[8]

O estágio do desenvolvimento sexual também deve ser observado, recomendando-se, para tanto, a utilização do estagiamento de Tanner (Quadro 21.1).

Quadro 21.1 Estágios de Tanner: desenvolvimento masculino.

Estágio	Desenvolvimento masculino	Variação de idade (anos)
1	Não existe pelo púbico Os testículos e o pênis são pequenos (pré-puberdade)	< 10
2	O pelo fino esparso está na base do pênis Os testículos aumentam A pele escrotal se torna mais grossa e vermelha	10 a 13
3	O escroto e os testículos continuam a crescer O pênis cresce, com o diâmetro aumentando lentamente O pelo púbico aumenta, tornando-se mais escuro, espesso, enrolado, estendendo-se lateralmente	12 a 14
4	O pênis e os testículos continuam a crescer O pelo pubiano estende-se pelo púbis, mas poupa a parte medial das coxas	13 a 15
5	O pênis atinge seu tamanho pleno O pelo púbico tem formato de diamante e se estende para a superfície da parte medial das coxas	17

Adaptado de Tanner, 1962.[9]

PÊNIS

Divide-se em três partes: raiz, corpo e glande.[5,8] A pele que recobre o pênis dobrando-se sobre si mesma é denominada prepúcio (Figura 21.2). Na glande, situam-se as glândulas de Tyson, responsáveis pela produção do esmegma.[5]

Com a mão enluvada, o enfermeiro deve, com os dedos, palpar o corpo do pênis, observando se há lesões, verrugas, edema, hiperemia e nódulos.[1,7,8]

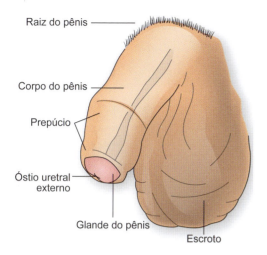

Figura 21.2 Pênis.

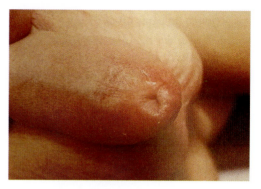

Figura 21.3 Fimose.

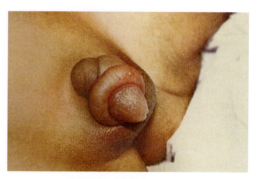

Figura 21.4 Parafimose.

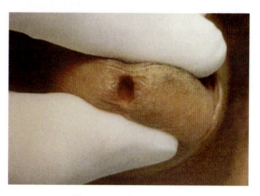

Figura 21.5 Meato uretral.

O prepúcio deve ser retraído para expor a glande e o meato uretral. O profissional precisa avaliar se há acúmulo excessivo de esmegma (substância caseosa esbranquiçada), o que pode ser indicativo da necessidade de intensificar a higienização geniturinária.

Na glande, devem ser pesquisados lesões, sinais inflamatórios e nódulos. A inflamação da glande recebe a denominação de balanite.[4]

Ocasionalmente, o prepúcio é muito apertado, impossibilitando a retração, ao que se denomina fimose (Figura 21.3).[4,8]

Um prepúcio apertado e que, uma vez retraído, não retorna à posição inicial ocasiona quadro de dor e edema da glande, condição denominada parafimose (Figura 21.4)[4], a qual, por sua vez, pode ser grave a ponto de restringir a circulação para a glande.[3]

O meato uretral (Figura 21.5), ao ser inspecionado, deve se apresentar em forma de fenda e estar localizado anteriormente, na extremidade distal da glande.

O enfermeiro precisa se atentar à ocorrência de distúrbios congênitos, nos quais a abertura do meato uretral apresenta-se localizada na superfície inferior (ventral) do pênis, uma alteração conhecida como hipospadia (Figura 21.6).[3,7,8]

Quando o meato uretral está localizado na superfície superior (dorsal), a denominação dada é epispadia (Figura 21.7), que pode ocorrer em decorrência de anormalidades congênitas durante o desenvolvimento urinário genital.[3] Trata-se de uma condição rara, menos comum que a epispadia.[10]

Essas alterações referentes à localização do meato uretral podem ocasionar mudanças na aparência física do pênis, o que, por sua vez, pode promover distúrbios da imagem corporal no paciente.[3]

Também deve ser foco da atenção do enfermeiro a pesquisa por corrimento uretral purulento, que ocorre nos casos de uretrites.[8]

O uso de sonda vesical de demora (SVD)

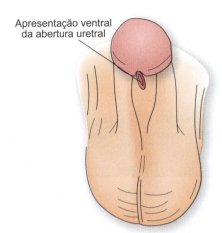

Figura 21.6 Hipospadia.

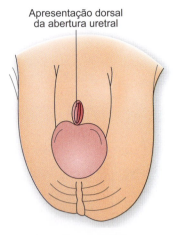

Figura 21.7 Epispadia.

pode ocasionar uretrite; logo, o enfermeiro deve monitorar as condições da uretra com maior rigor durante o uso do dispositivo.

A detecção de vesículas com halo eritematoso na glande ou no prepúcio pode ser um indicativo de herpes (Figura 21.8).

Pápulas solitárias que evoluem com erosão tornando-se uma úlcera avermelhada sugerem sífilis.

Verrugas múltiplas (Figura 21.9) em distribuição do tipo couve-flor (condiloma acumiado) têm como agente etiológico o papilomavírus humano (HPV).[10]

Na raiz do pênis, na base dos pelos, deve-se pesquisar se há parasitas[4], sobretudo quando existe queixa de prurido por parte do paciente.

BOLSA ESCROTAL

A bolsa escrotal (escroto) é coberta por uma pele frouxa e rugosa (enrugada), de pigmentação escura.[3] Sua espessura varia com a temperatura e a idade e sua estrutura sacular divide-se internamente em dois dimídios. Cada um deles contém um testículo, um epidídimo e um canal deferente, que se estende até o anel inguinal, e uma camada muscular conhecida como músculo cremastérico.[3,11]

Essa estrutura deve ser examinada por meio da inspeção e da palpação. À inspeção, devem-se observar as dimensões, o aspecto, a simetria e se há edema, lesões e massas.[11]

A bolsa escrotal pouco desenvolvida, uni ou bilateralmente, sugere criptorquidia (falta de migração do testículo para o saco escrotal),

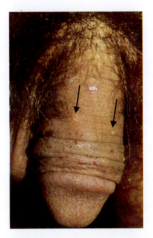

Figura 21.8 Herpes simples genital.

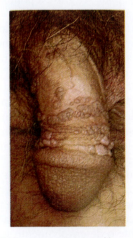

Figura 21.9 Verrugas genitais (condiloma acumulado).

que deve ser confirmada com a palpação.[4] É importante considerar que o criptorquidismo é comum em prematuros e que 3 a 4% dos neonatos a termo podem apresentá-lo. Cabe, no entanto, enfatizar que se espera sua descida até os 3 meses de vida.[10]

Já o aumento do volume inclui, com maior frequência, hérnias escrotais, hidroceles, edemas escrotais e aumento dos testículos.[4]

A hérnia escrotal (Figura 21.10) aumenta o tamanho do saco e costuma provocar dor ao esforço, mas pode diminuir quando o paciente está deitado. Na palpação, constata-se uma massa macia e distinta do testículo, que se apresenta normal. Durante o exame, o profissional não consegue manter os dedos acima da massa.[10]

A hidrocele (Figura 21.11) ocorre quando há uma coleção circunscrita de líquido seroso na túnica vaginal, envolvendo o testículo. Apesar de o saco escrotal apresentar-se aumentado, não é comum a queixa de dor, embora o paciente possa queixar-se de peso. Na palpação, constata-se uma massa não sensível, sobre a qual o examinador consegue manter os dedos.[10]

O edema escrotal (Figura 21.12), se oriundo de infecção ou inflamação, é um dado significativo somado à manifestação de outros sinais flogísticos (dor, rubor e calor da pele). No entanto, se associado a cardiopatias e nefropatias, é indolor e frio.[8]

A palpação e até mesmo a visualização de múltiplas veias tortuosas no saco escrotal sugerem varicocele.

TESTÍCULOS

Normalmente, os testículos são ovoides e medem em torno de 2 a 4 cm de comprimento no adulto[7], e de 1,5 a 2 cm nas crianças até a puberdade.[10]

Em geral, o testículo esquerdo está posicionado em um plano mais baixo que o direito, porque o cordão espermático esquerdo é mais longo.[12]

A palpação é o método de maior valor na análise dos testículos e deve ser realizada com extrema delicadeza, não só por despertar dor quando o paciente está acometido por processos inflamatórios agudos, mas também pelo risco de disseminação venosa nos casos de neoplasia maligna.[5]

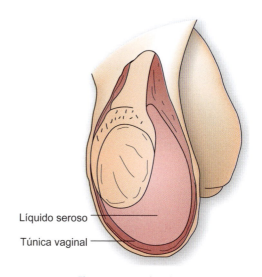

Figura 21.11 Hidrocele.

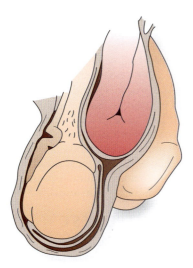

Figura 21.10 Hérnia escrotal.

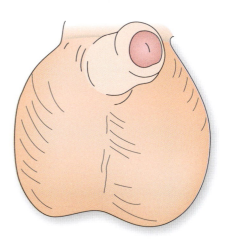

Figura 21.12 Edema escrotal.

O enfermeiro deve palpar cada um dos testículos com o polegar e os dois primeiros dedos das mãos.[4] O conteúdo escrotal deve deslizar com facilidade entre os dedos do examinador.[10]

Em condições normais, os testículos são lisos, de consistência borrachoide, de tamanho igual em ambos os lados e indolores à palpação, mas uma sensibilidade à leve compressão pode ser notada. Irregularidades na textura ou no tamanho podem indicar inflamação, tumores ou cistos e precisam ser investigadas.[3,10]

Na inflamação testicular, denominada orquite (Figura 21.13), o paciente queixa-se de dor e os testículos mostram-se hipersensíveis e edemaciados. A bolsa escrotal pode mostrar-se hiperemiada.[4]

Os tumores de testículo manifestam-se, em geral, como nódulo indolor (Figura 21.14). Quando a neoplasia cresce e se dissemina, pode chegar a substituir a totalidade do órgão (Figura 21.15).[4]

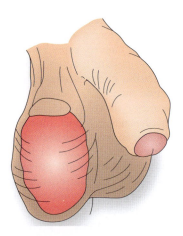

Figura 21.15 Tumor testicular difuso.

Condições em que ocorre uma rotação súbita do cordão espermático são denominadas torção testicular (Figura 21.16). Pacientes acometidos por esse distúrbio queixam-se de dor intensa de início súbito e podem manifestar febre, náuseas e vômito. O saco escrotal costuma apresentar-se hiperemiado e o lado acometido mais elevado (em razão da rotação e do consequente encurtamento). Durante a palpação, o cordão espermático apresenta-se espessado.[10]

Caso sejam identificados nódulos esbranquiçados ou amarelados na bolsa escrotal, deve-se investigar a presença de cistos epidermoides (Figura 21.17), que decorrem da oclusão de folículos por restos de queratina provenientes do epitélio folicular. Com frequência, eles são múltiplos e benignos.

EPIDÍDIMOS

Situam-se sobre a borda posterossuperior dos testículos e são facilmente perceptíveis entre os dedos indicador e polegar.[5] Devem ser lisos e indolores à palpação. Quando acometidos por processos infecciosos agudos (epididimite; Figura 21.18), os pacientes referem dor durante a palpação. Nesses casos, também é comum ocorrer aumento e hiperemia no saco escrotal[4], condição em que o epidídimo encontra-se sensível, aumentado e indurado, passando a ser difícil sua diferenciação do testículo.[10]

DUCTOS DEFERENTES E REGIÃO INGUINAL

Após palpar o epidídimo, o enfermeiro deve manter a técnica de palpação usando o polegar

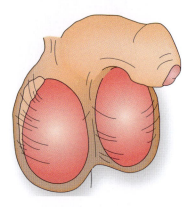

Figura 21.13 Orquite.

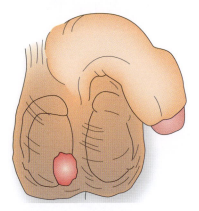

Figura 21.14 Tumor testicular precoce.

e os dedos e palpar os ductos deferentes até atingir o anel inguinal superficial[4], orifício triangular em formato de fenda (Figura 21.19).[10]

Ao atingir o anel inguinal, o enfermeiro deve solicitar ao paciente que tussa e a faça força para baixo (manobra de Valsalva), a fim de perceber se há varicocele uni ou bilateral e hérnias.[8,9]

Nos casos de infecção, o ducto pode apresentar-se espessado durante a palpação.[4]

As hérnias ocorrem quando uma alça do intestino faz prolapso pela parede, pelo canal inguinal ou pela musculatura abdominal.[3] Três tipos de hérnia mais comuns são a inguinal indireta, a direta e a femoral (Figura 21.20).[3] Como descrito anteriormente, a hérnia também pode ser detectada dentro do saco escrotal.[4]

Na hérnia inguinal indireta, a herniação se dá por meio do anel inguinal interno e pode permanecer no canal ou descer para o escroto. Quando ocorre a herniação atrás do canal inguinal externo, fala-se em hérnia direta. Caso a herniação se dê pelo anel e pelo canal inguinal, têm-se as hérnias femorais.[10]

As hérnias podem ser redutíveis (quando retornam à cavidade com a realização de uma pressão suave ou em repouso), encarceradas (quando o intestino herniado não retorna à cavidade abdominal) ou estranguladas (nos casos em que ocorre interrupção no suprimento sanguíneo para a hérnia, condição em que os pacientes costumam apresentar sensibilidade, náuseas e vômito).[4,10]

Na região inguinal, também deve ser pesquisado se os linfonodos estão perceptíveis, bem como se há dispositivos invasivos (cateteres), quando se tratar de pacientes internados, sobretudo em unidades críticas.

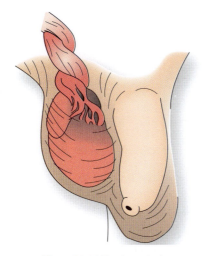

Figura 21.16 Torção testicular.

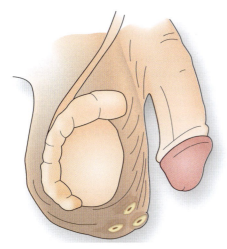

Figura 21.17 Cistos epidermoides.

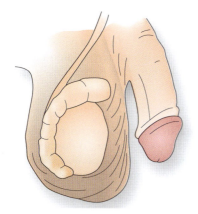

Figura 21.18 Epididimite.

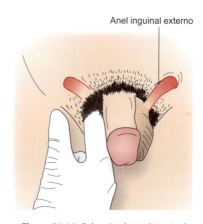

Figura 21.19 Palpação do anel inguinal.

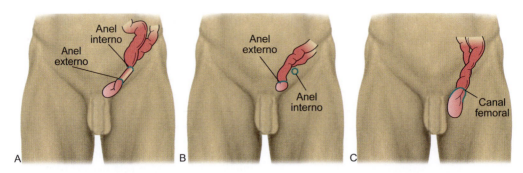

Figura 21.20 Tipos de hérnia. **A.** Inguinal indireta. **B.** Inguinal direta. **C.** Femoral.

TÍTULOS DIAGNÓSTICOS DA NANDA-I[13] EVIDENCIADOS POR CARACTERÍSTICAS DEFINIDORAS E FATORES DE RISCO IDENTIFICADOS EM HOMENS COM COMPROMETIMENTOS NA GENITÁLIA

Na avaliação da genitália masculina, o enfermeiro deve estar atento se há lesões no pênis ou na bolsa escrotal, que se constituem como características definidoras do título diagnóstico de:

- Integridade da pele prejudicada.

Contudo, caso sejam detectadas lesões na glande e na uretra, evidenciam-se manifestações referentes a:

- Integridade tissular prejudicada.

A constatação de edema, seja no corpo do pênis, seja na bolsa escrotal, seja em ambos, pode evidenciar um quadro de:

- Volume de líquidos excessivo.

Nessa condição, o enfermeiro deve intervir na promoção de ações capazes de reduzir a ingesta hídrica e estimular a eliminação urinária, bem como prevenir danos à pele, uma vez que ela se torna mais fina e, em consequência disso, o paciente passa a apresentar:

- Risco de integridade da pele prejudicada.

Cabe enfatizar que, em todas as condições em que ocorre aumento do tamanho do saco escrotal, evidencia-se esse diagnóstico de risco.

Também é importante considerar que processos inflamatórios e infecciosos nas estruturas do aparelho genital masculino promovem quadros de:

- Dor aguda.

Além disso, uma vez que o pênis é um órgão utilizado no intercusso sexual, comprometimentos a ele associados comumente provocam:

- Medo
- Ansiedade
- Padrão de sexualidade ineficaz.

Corrimento uretral, vesículas, pápulas e verrugas indicam que o paciente já se encontra acometido por patologias, o que demonstra debilidade de sua capacidade de proteger-se de ameaças externas e internas. Nessas condições, o enfermeiro deve considerar a formulação do diagnóstico de:

- Proteção ineficaz.

No caso de os pacientes estarem fazendo uso de SVD e apresentarem cateteres inseridos nas veias femorais, precisa-se considerar:

- Risco de infecção.

E, no que se refere ao primeiro dispositivo, é necessário ainda ter em conta a presença de:

- Risco de lesão do trato urinário.

Quando se identificar, no relato dos pacientes, queixa de insatisfação quanto ao desejo e desempenho sexual, esta passa a ser uma característica definidora de:

- Disfunção sexual.

Também é preciso considerar que alterações referentes à localização do meato uretral podem ocasionar mudanças na aparência física do pênis, o que, por sua vez, pode promover:

- Baixa autoestima situacional.

E, caso a malformação não seja corrigida, pode ocasionar:

- Baixa autoestima crônica
- Tristeza crônica
- Sentimento de impotência.

REFERÊNCIAS BIBLIOGRÁFICAS

1. Seidel HM, Ball JW, Dains JE, Benedict GW. Mosby: guia de exame físico. São Paulo: Elsevier; 2007.
2. Tortora JG, Derrickson B. Corpo humano: fundamentos de anatomia e fisiologia. 8. ed. Porto Alegre: Artmed; 2015.
3. Jensen S. Semiologia para enfermagem: conceitos e prática clínica. Rio de Janeiro: Guanabara Koogan; 2013.
4. Bickley LS, Szilagyi PG. Propedêutica médica. Rio de Janeiro: Guanabara Koogan; 2010.
5. Porto CC. Semiologia médica. 7. ed. Rio de Janeiro: Guanabara Koogan; 2014.
6. Craven RF, Hirnle JC. Fundamentos de enfermagem: saúde e função humanas. 4. ed., Rio de Janeiro: Guanabara Koogan; 2006.
7. Barros ALBL. Anamnese e exame físico: avaliação diagnóstica de enfermagem no adulto. Porto Alegre: Artmed; 2010. 440 p.
8. Martinez JB, Dantas M, Voltarelli JC. Semiologia geral e especializada. Rio de Janeiro: Guanabara Koogan; 2013.
9. Tanner J. Growth at adolescence. Oxford: Blackwell; 1962.
10. Jarvis C. Exame físico e avaliação de saúde. 3. ed. Rio de Janeiro: Guanabara Koogan; 2002.
11. Andris D. Semiologia: bases para a prática assistencial. Rio de Janeiro: Guanabara Koogan; 2006.
12. Benseñor I, Atta JA, Martins MA. Semiologia clínica. São Paulo: Sarvier; 2002.
13. NANDA-I. Diagnósticos de enfermagem: definições e classificação 2015-2017. Porto Alegre: Artmed; 2015.

22 Exame do Sistema Genital Feminino

Meire Chucre Tannure e Maria Ivanilde de Andrade

INTRODUÇÃO

O sistema genital feminino é o conjunto de órgãos responsáveis pela reprodução na mulher, sendo composto pelas genitálias externa e interna.[1]

Antes de iniciar o exame, o enfermeiro deve zelar pela privacidade da paciente e explicar cada uma das etapas que o compõem. Inicialmente, esse profissional deve solicitar que a paciente coloque o avental e esvazie a bexiga.[2]

Para dar início ao exame da genitália, o enfermeiro precisa colocar a paciente na posição ginecológica (litotômica) para melhor exposição da genitália externa. Para que essa posição seja adotada, as coxas da paciente devem estar abduzidas e os pés e os joelhos, em suportes apropriados. As nádegas deverão ficar bem rentes à borda da mesa, para facilitar a manipulação dos instrumentos. O tórax precisará ficar elevado, de modo a favorecer o relaxamento da musculatura. Para que a paciente se sinta mais confortável, orienta-se a colocação de um travesseiro ou de uma almofada sob sua cabeça. A paciente deve ser orientada a manter os braços ao longo do corpo ou sobre o tórax.[1-3]

Para diminuir o constrangimento da paciente, um campo ou um lençol deve ser colocado a partir do abdome até os joelhos, de modo a oferecer-lhe mais privacidade e conforto.[2,4]

Deve-se providenciar uma boa iluminação local e um foco de luz adequado. É indispensável o uso de luvas para a proteção do examinador.

O material utilizado para a realização do exame da genitália feminina (Figura 22.1), incluindo a coleta do esfregaço cervical e o teste de Schiller, compreende:[3]

- 1 par de luvas plásticas
- 1 foco de luz com cabo flexível
- 1 lâmina de vidro com extremidade fosca
- 1 pacote de gaze
- 1 pinça de Foerster ou Cheron
- 1 almotolia com solução de Schiller
- 1 *spray* fixador
- 1 espelho
- 1 espéculo
- 1 espátula bífida
- 1 escova endocervical
- 1 avental ou 1 camisola, preferencialmente descartáveis.

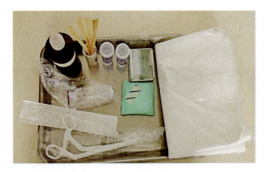

Figura 22.1 Material para o exame da genitália feminina, incluindo coleta do esfregaço cervical.

O exame da genitália feminina é composto por duas etapas sequenciais: exame da genitália externa e exame da genitália interna.

EXAME DA GENITÁLIA EXTERNA

Na genitália externa, ou vulva, encontram-se o monte pubiano (ou vênus), os grandes e pequenos lábios, o vestíbulo e o clitóris (Figura 22.2).[3,5]

Vestíbulo é o espaço em forma de fenda limitado pelos pequenos lábios, que se estende do clitóris à borda posterior do hímen, abrigando os orifícios da uretra (meato uretral), da vagina (óstio vaginal) e as glândulas de Bartholin.[1,3,5]

O clitóris apresenta dois corpos cavernosos que se inserem nos ramos isquiopúbicos. Sua porção visível chama-se glande e funciona como órgão sensitivo do coito.[1,3,5]

O óstio vaginal está localizado posteriormente ao meato uretral. Pode apresentar-se como uma fenda média delgada ou como uma abertura com bordas irregulares (dependendo da existência do hímen). Em ambos os lados, e posteriormente ao orifício vaginal, localizam-se as glândulas de Bartholin,[1,3,5] as quais secretam um muco lubrificante e claro, especialmente durante o ato sexual. Seus ductos não são visíveis, mas abrem-se no sulco entre os pequenos lábios e o hímen.[1]

O hímen é uma membrana pouco espessa de tecido conjuntivo, forrada por mucosa interna e externamente. Ele oclui parcialmente o orifício vaginal nas mulheres virgens. Após o coito, rompe-se, deixando vestígios (restos de fragmento após a ruptura do hímen), denominados carúnculas mirtiformes ou himenais.[6]

O hímen (Figura 22.3) pode ser dos seguintes tipos: anular (com uma membrana perfurada), septado (dentro do qual existe uma membrana perfurada, mas com um septo dividindo-a) ou cribiforme (caracterizado pela vigência de aberturas muito pequenas na membrana).[6]

Deve-se iniciar o exame da genitália externa inspecionando-a cuidadosamente quanto à distribuição dos pelos, à higiene íntima e à característica dos grandes e pequenos lábios, do vestíbulo, do óstio vaginal, do clitóris, da glândula de Bartholin e do hímen.

O examinador deve posicionar-se entre as pernas da paciente, sentado em um banco.[1,3]

Recomenda-se que o enfermeiro use a técnica de exame pélvico com espelho educativo, a fim de ensinar a paciente sobre a anatomia normal e mostrar alterações detectadas durante o exame.[3] Para tanto, a paciente pode, com uma das mãos, segurar um espelho entre as pernas, acima das mãos do examinador.[3]

Inspeção dos pelos e avaliação da higiene íntima

Na inspeção dos pelos, é importante avaliar higiene e distribuição. Alterações na distribuição podem estar relacionadas com desequilíbrios hormonais, como a produção aumentada de androgênios e a consequente produção excessiva de pelos (hirsutismo). Alguns medicamentos, como os corticosteroides, também podem ocasionar esse efeito. Deve-se ainda pesquisar se há parasitas nos pelos pubianos e avaliar se a higiene íntima está sendo eficaz ou se será necessária uma orientação para esse fim.[1,3,5]

Durante a inspeção da região vulvar, é preciso atentar-se ao odor da região e à ocorrência de corrimento vaginal (leucorreia).[4]

Espera-se encontrar a pele da região vulvar íntegra. Eritema, pústulas, abscessos sebáceos acompanhados de dor, sangramento local, odor fétido e queixa de prurido (coceira) podem estar associados a processos infecciosos e precisam ser investigados.[4]

Prurido intenso, hiperemia e leucorreia com aspecto esbranquiçado podem sugerir infecção por fungos.[1,4] Lesões papulares, vesículas, verrugas genitais, leucorreia com aspecto amarelado ou acinzentado e odor fétido podem decorrer de doenças sexualmente transmissíveis (DST).[1,4]

O enfermeiro deve atentar para a ocorrência de hematomas na vulva, que podem sugerir algum trauma ou violência sexual.[5]

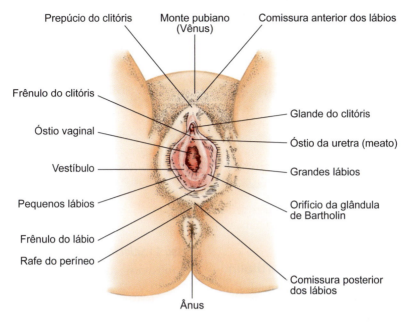

Figura 22.2 Genitália feminina.

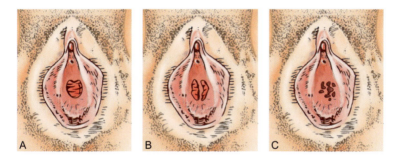

Figura 22.3 Tipos de hímen. **A.** Anular. **B.** Septado **C.** Cribiforme.

Inspeção dos grandes lábios

Ao inspecionar e palpar os grandes lábios, devem-se avaliar integridade, mobilidade, simetria, cor e umidade. Os grandes lábios costumam ser íntegros, carnudos, flexíveis e rosados. Quando edemaciados, tornam-se mais rígidos, o que aumenta a chance de uma ruptura da pele.[1,3,5]

A palpação deve ser realizada com um toque firme, mas suave. Durante todo o contato, o enfermeiro deve estar atento às expressões faciais da paciente.

A seguir, precisa abrir os grandes lábios utilizando os dedos polegar e indicador, a fim de visualizar e examinar os pequenos lábios (Figura 22.4).[1,3,5,7,8]

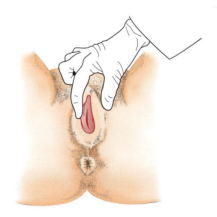

Figura 22.4 Inspeção dos grandes lábios.

Inspeção dos pequenos lábios

Nos pequenos lábios, devem ser observadas a integridade, a simetria, a cor e a umidade. Eles precisam estar íntegros, com coloração rosada, úmidos e simétricos.[1,3,5]

Para a inspeção, os pequenos lábios também devem ser afastados, utilizando o polegar e o indicador, a fim de se avaliar o vestíbulo vaginal, no qual se visualizam o clitóris, o meato uretral e o introito vaginal.[1,3,5]

O enfermeiro deve observar as características do clitóris (integridade e coloração da pele), da uretra (se há hiperemia local e secreção uretral) e do introito vaginal (integridade, coloração, umidade, característica do hímen e se há leucorreia e sangramento).[1,3,5]

Avaliação das glândulas de Bartholin

O enfermeiro deve palpar as glândulas de Bartholin utilizando o polegar e o indicador (Figura 22.5).[1]

As glândulas de Bartholin serão identificadas se houver obstrução do seu ducto excretor, o que poderá resultar na formação de um cisto ou de um abscesso. Quando isso ocorre, a paciente queixa-se de dor intensa.[1,3,5]

EXAME DA GENITÁLIA INTERNA

A genitália interna inclui a vagina, o útero, as tubas e os ovários.

A vagina, um canal tubular achatado, é o órgão feminino da cópula e a via da menstruação e de passagem do feto no momento do parto. Tem em torno de 9 cm de comprimento e suas paredes apresentam pregas transversais espessas, que possibilitam ampla dilatação durante o parto. No final do canal vaginal, está o colo do útero.[1,3,5]

Recomenda-se que a inspeção do colo uterino e das paredes vaginais pelo exame especular preceda o toque vaginal.

Para visualizar o colo do útero e o canal vaginal, deve-se realizar o exame especular.[1,3,5-9]

Exame especular

Torna possível a visualização das paredes vaginais e da ectocérvice, bem como a coleta de material para exames citopatológico e bacteriológico, teste pós-coito, cristalização do muco cervical, biopsia do colo do útero e do endométrio.[2]

Para a realização do exame especular, o profissional deve seguir os passos descritos adiante.[1-3,5,7-9]

Passo 1 | Selecionar o espéculo apropriado

O profissional deve selecionar o espéculo de tamanho apropriado, escolhido de acordo com as características perineais e vaginais da paciente a ser examinada.

Passo 2 | Mostrar o espéculo para a paciente

O enfermeiro deve mostrar o espéculo para a paciente, explicar por que será utilizado e pedir autorização para inseri-lo na vagina dela.

Passo 3 | Inserir o espéculo no introito vaginal

Nesse momento, o enfermeiro deve introduzir o espéculo obliquamente e com as lâminas fechadas (formando um ângulo de 45° para baixo) até o introito vaginal (Figura 22.6). Se estiver sendo usado o espéculo de metal, durante a introdução, o examinador deve girar o espéculo no sentido horário até que a manopla fique na direção do ânus.

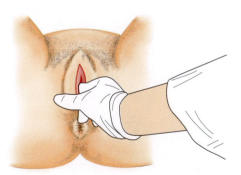

Figura 22.5 Avaliação das glândulas de Bartholin.

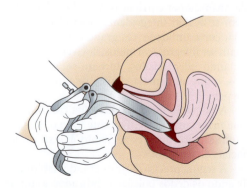

Figura 22.6 Introdução de espéculo no introito vaginal.

Passo 4 | Apertar a manopla do espéculo

O enfermeiro deve apertar a manopla do espéculo de metal para que as lâminas se abram. Ao abrir as lâminas, as paredes vaginais são "empurradas" e é possível visualizar o colo do útero (Figura 22.7).

Caso o espéculo seja descartável, com parafuso, devem-se abrir as lâminas enroscando-o.

Não se deve utilizar lubrificante durante o exame. Em casos de vaginas extremamente ressecadas, comum em mulheres idosas, o soro fisiológico pode ser utilizado para molhar o espéculo.

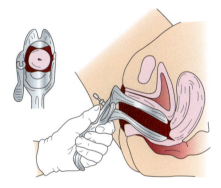

Figura 22.7 Após introduzir o espéculo de metal, o enfermeiro deve apertar a manopla para que as lâminas se abram.

Passo 5 | Avaliar se a cérvice uterina está evidente

O profissional deve olhar pelo espéculo (com as lâminas abertas) e avaliar se a cérvice uterina está evidente (o foco de luz direcionado para a área ajuda na visualização). Se conseguir visualizar o colo do útero, deve apertar o parafuso (quando se tratar de espéculos de metal), a fim de travar as lâminas.

Passo 6 | Inspecionar o colo do útero

O colo do útero, ou cérvice uterina, é a porção caudal do órgão e a região que se projeta na vagina. Trata-se de uma estrutura lisa, redonda e com uma abertura denominada óstio, que, em mulheres nulíparas (que nunca tiveram filhos), apresenta um pequeno orifício no meio e, nas multíparas, uma fenda horizontal (Figura 22.8).

Geralmente, a mucosa cervical é rosada, lisa e plana. Quando a mulher está grávida, a partir do 2º mês, mostra-se azulada e, após a menopausa, torna-se pálida.[1]

Todavia, quando a mulher está anêmica, a mucosa também costuma ficar pálida; quando há inflamação, fica avermelhada e, em casos de patologias que causem hipoxia e congestão venosa, pode apresentar-se azulada.

Quando a superfície se encontra granular e avermelhada, sem ulcerações (perda de tecido), com secreção cervical purulenta ou mucopurulenta, sugere um quadro de erosão (Figura 22.9).[1]

O crescimento verrucoso e o epitélio esbranquiçado sugerem a ocorrência do papilomavírus humano (HPV)/condiloma acuminado (Figura 22.10).[1]

O crescimento pedunculado com coloração vermelho-brilhante, a partir do orifício externo do colo do útero, com secreção mucoide ou sangramento, sugere pólipo (Figura 22.11).[1]

Após inspeção do colo do útero, deve-se realizar o esfregaço cervical.[1-3,5,7-9]

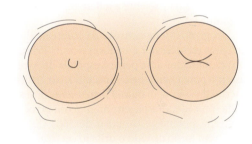

Figura 22.8 Óstio de mulheres nulíparas e multíparas, respectivamente.

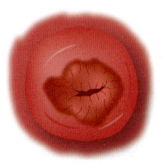

Figura 22.9 Colo do útero com erosão.

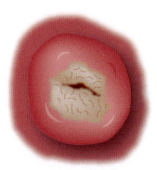

Figura 22.10 Colo do útero com crescimento verrucoso.

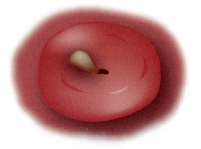

Figura 22.11 Colo do útero com crescimento pedunculado (pólipo).

Passo 7 | Realizar o esfregaço cervical

O esfregaço cervical, ou de exame de Papanicolau, é utilizado para rastrear o câncer de colo de útero, devendo ser obtido antes de qualquer outra amostra, para que não ocorra remoção ou ruptura de células.[1-3,5,7-9] Se a paciente estiver no período menstrual ou com corrimento infeccioso intenso, este exame não deve ser coletado.

Para realizar o esfregaço cervical, o enfermeiro deve, inicialmente, identificar a lâmina com o nome da paciente e a data da realização do exame.[1-3,5,7-10]

Em geral, o teste consiste na coleta de duas amostras (ectocérvice e endocérvice).[10] Primeiro, o examinador deve pegar a espátula de Ayre e inserir a ponta bífida pelo espéculo até o orifício externo do colo, apoiando-a firmemente. Em seguida, procede à raspagem na mucosa ectocervical, em movimento rotativo de 360° (Figura 22.12), em torno de todo o orifício cervical, para que toda a superfície do colo seja raspada e representada na lâmina. É importante exercer uma pressão firme, mas delicada, sem agredir o colo, para não prejudicar a qualidade da amostra.[10]

Em seguida, a espátula deve ser removida e o material espalhado de maneira uniforme, no sentido transversal, na metade superior da lâmina, próximo à região fosca, previamente identificada com as iniciais da paciente e o número do registro.[10]

Feito isso, passa-se então para a coleta da amostra endocervical. Para tanto, o enfermeiro deve inserir uma escova endocervical pelo espéculo até o canal endocervical (Figura 22.13).[10]

Ao inserir a escova no canal cervical, o enfermeiro deve fazer um movimento giratório de 360°, percorrendo todo o contorno do orifício cervical.[10] Em seguida, retira a escova e

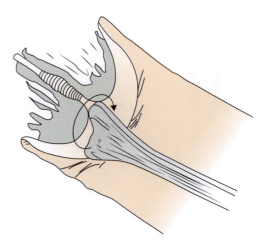

Figura 22.12 Raspagem da mucosa ectocervical, realizada em movimento rotativo de 360°.

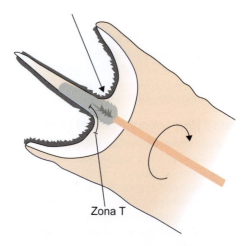

Figura 22.13 Coleta da amostra endocervical.

coloca o material coletado na metade inferior da lâmina, no sentido longitudinal, e distende todo o material sobre a lâmina, de maneira delicada, para a obtenção de um esfregaço uniformemente distribuído, fino e sem destruição celular.[10]

Após coletar os materiais, o enfermeiro deve fixá-los sobre a lâmina, utilizando álcool em imersão ou *spray* fixador.[10]

O material coletado deve ser encaminhado para o laboratório com os seguintes dados no pedido: nome da paciente, data da amostra, data de nascimento da paciente, data do último período menstrual, administração de hormônios (se houver), data estimada do parto (se gestante), infecções conhecidas, cirurgia anterior ou radiação, citologia anormal anterior e achados anormais ao exame físico.

O resultado do esfregaço cervical (Papanicolau) é analisado considerando-se as células coletadas, descritas em classes, de acordo com suas características:[10]

- Classe I: ausência de células atípicas ou anormais
- Classe II: citologia atípica, mas sem evidência de malignidade
- Classe III: citologia sugestiva, mas não conclusiva de malignidade
- Classe IV: citologia fortemente sugestiva de malignidade
- Classe V: citologia conclusiva de malignidade.

Passo 8 | Realizar o teste de Schiller

Após finalizar o esfregaço cervical, o enfermeiro deve realizar o teste de Schiller, que consiste em aplicar uma solução de lugol ou de Schiller (solução iodo-iodetada, com 5 g de iodo, 10 g de iodeto de potássio e 250 mℓ de água destilada) no colo do útero, a fim de avaliar as variações da coloração do colo.

Recomenda-se esse teste porque os resultados do exame de esfregaço cervical podem dar um resultado falso-negativo para processos neoplásicos, sendo sugerida a sua associação a outros exames, como o teste de Schiller.

O teste fundamenta-se na fixação do iodo pelo glicogênio existente no epitélio pavimentoso estratificado do colo do útero, tornando-o, em condições normais, de cor marrom-escura, variando a coloração segundo o teor de glicogênio aí existente.

O teste é positivo quando, após a aplicação da solução de Schiller, aparecem áreas iodo-negativas ou iodo-claras. E é considerado negativo quando ocorre a impregnação de todo o epitélio, apresentando-se marrom-escuro.

Passo 9 | Remover o espéculo

Após realizar a avaliação do colo do útero, coletar o esfregaço cervical e fazer o teste de Schiller, o enfermeiro deve remover o espéculo suavemente. Para isso, precisa, inicialmente, soltar o parafuso que havia apertado e deixar as lâminas se fecharem parcialmente.

Enquanto remove o espéculo obliquamente (com as lâminas parcialmente abertas), o enfermeiro tem condições de avaliar as paredes da vagina.

Passo 10 | Avaliar a parede vaginal

A parede vaginal deve ser avaliada quanto à integridade, à coloração, à umidade e à ocorrência de distopia (deslocamento dos órgãos genitais da sua posição anatômica decorrente do enfraquecimento ou de lesões das estruturas de sustentação de órgãos pélvicos).[1-3,5,7-9]

Geralmente, a parede se mostra rosada, úmida, lisa e sem lesões e sinais flogísticos. A detecção de secreção clara, viscosa e inodora é normal. Secreções de outras cores, fétidas e com consistência espessa ou espumosa sugerem inflamações vulvovaginais ou DST, devendo-se encaminhar a paciente à equipe médica para a prescrição do tratamento apropriado.[1-3,5,7-10]

Durante a avaliação da parede vaginal, o enfermeiro deve solicitar que a paciente faça um esforço abdominal (como tossir) para observar o sinal de eversão das paredes vaginais, acompanhadas ou não do colo uterino, o que denunciará se há cistocele (prolapso da bexiga; Figura 22.14) ou retocele (prolapso do reto; Figura 22.15), com ou sem prolapso uterino (Figura 22.16).[3]

Em casos de cistocele, o enfermeiro poderá evidenciar abaulamento na parede anterior da vagina e, quando há retocele, na parede posterior.[3]

Ao remover o espéculo, é importante deixar as lâminas se fecharem com cuidado, para evitar que pincem os grandes lábios e os pelos (o que desencadeia dor na paciente).

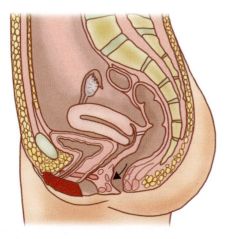

Figura 22.14 Ocorrência de cistocele.

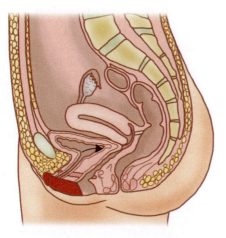

Figura 22.15 Ocorrência de retocele.

Passo 11 | Realizar o toque vaginal

Uma técnica muito utilizada para realizar o toque vaginal é o exame bimanual.

O examinador deve ficar em pé e aplicar algumas gotas de lubrificante nos dedos médio e indicador da mão enluvada, que será introduzida na vagina. A seguir, deve explicar à paciente o que será realizado e, após o seu consentimento, inserir os dedos na vagina dela. A outra mão deve ser posicionada na linha média do abdome, logo acima da região pubiana[1,3,5]

As mãos devem ser utilizadas para palpar a genitália interna, avaliando-se a localização das estruturas que a compõem, a mobilidade, a sensibilidade e se há massas.[1,3,5]

Com a mão que está sobre o abdome, o enfermeiro deve iniciar a palpação de cima para baixo, começando na altura da cicatriz umbilical, descendo em direção ao hipogastro. Enquanto uma das mãos palpa o hipogástrio e as fossas ilíacas, a outra realiza o toque vaginal (Figura 22.17).[1,3,5]

Durante a palpação, o examinador deve:[1,3,5]

- Palpar as paredes vaginais, pesquisando maciez, sensibilidade, lesões (cistos, nódulos ou massas)
- Palpar o colo uterino, observando consistência, contorno, mobilidade, sensibilidade (dolorosa ou não)
- Avaliar a consistência: a parede normalmente é lisa e firme; caso esteja dura e com nódulos, pode sugerir alguma patologia
- Avaliar o contorno: espera-se que seja uniformemente redondo; irregularidades na parede devem ser pesquisadas

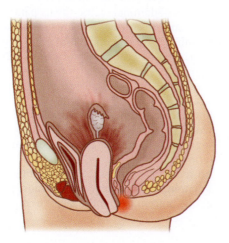

Figura 22.16 Prolapso uterino.

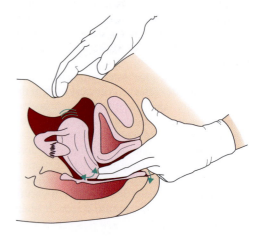

Figura 22.17 Toque vaginal com técnica bimanual.

- Avaliar a mobilidade: com o dedo em um dos lados, deve-se mover a cérvice suavemente de um lado para o outro. Geralmente, essa manobra é indolor. A imobilidade pode sugerir processos malignos e a queixa de dor indica processos inflamatórios ou gravidez ectópica
- Empurrar os órgãos pélvicos com a mão que está no abdome para perto dos dedos que estão introduzidos na vagina, para proceder à palpação.

Com os dedos intravaginais, o útero ainda deve ser avaliado quanto a:[1,3,5]

- Localização
- Posição (mediana, antevertida, retrovertida, desviada para a direita ou para a esquerda)
- Tamanho
- Forma e contorno
- Mobilidade
- Sensibilidade.

Os parâmetros de normalidade são:[1,3,5]

- Forma: firme e lisa (amolece durante a gravidez)
- Contorno: fundo arredondado
- Mobilidade: move-se livremente
- Sensibilidade: não há relato de dor durante a percussão direta do útero, que deve ser realizada suavemente.

Algumas condições que aumentam o tamanho do útero são gravidez, miomas, carcinoma de endométrio e endometriose.

O examinador deve também palpar os ovários, atentando-se para o tamanho, a forma, a consistência, a mobilidade e a sensibilidade.

Para palpar os ovários, deve-se mover as mãos para a direita, colocando a mão que está no abdome na fossa ilíaca direita, forçando-a para dentro, como uma tentativa de tentar capturar o ovário com a mão intravaginal. Com frequência, o ovário não é sentido. Se for, deve-se avaliar se está liso, firme, em forma de amêndoas, se é móvel e com pouca sensibilidade dolorosa (parâmetros de normalidade). O procedimento deve ser repetido do lado esquerdo.[1,3,5]

Geralmente, a tuba uterina não é palpável. Se for e se o enfermeiro sentir alguma pulsação, deve atentar-se à possibilidade de a paciente estar em uma gravidez ectópica, situação em que precisa ser imediatamente encaminhada ao médico.[1,3,5]

TÍTULOS DIAGNÓSTICOS DA NANDA-I[11] EVIDENCIADOS POR CARACTERÍSTICAS DEFINIDORAS E FATORES DE RISCO IDENTIFICADOS EM MULHERES COM COMPROMETIMENTOS NA GENITÁLIA

Durante a anamnese e o exame físico, o enfermeiro deve perguntar à paciente se ela está com algum incômodo relacionado com sua sexualidade e se deseja falar sobre ele. Algumas pacientes podem relatar diminuição/ausência de desejo, excitação e/ou orgasmo, que são características definidoras do título diagnóstico de:

- Disfunção sexual.

Outras mulheres podem se mostrar preocupadas quanto à própria sexualidade e relatar dificuldades e mudanças nos comportamentos sexuais, o que caracteriza um:

- Padrão de sexualidade ineficaz.

Ao identificar, durante a anamnese, que a paciente não faz uso de recursos capazes de diminuir as chances de adquirir uma DST, o enfermeiro deve considerar a formulação do diagnóstico de:

- Comportamento de saúde propenso a risco.

Durante o exame físico da genitália, o enfermeiro pode também constatar que a paciente apresenta sujidades nessa região, que evidenciam um:

- Déficit no autocuidado para higiene íntima.

Diante de evidências como leucorreia, vesículas, pápulas e verrugas geniturinárias, percebe-se que a paciente já apresenta:

- Proteção ineficaz.

Nessas condições, é necessário encaminhar a paciente para o tratamento medicamentoso com a equipe médica.

Mulheres com edema dos grandes ou pequenos lábios apresentam:

- Risco de integridade da pele prejudicada.

A presença de lesão no colo do útero ou na parede vaginal evidencia um quadro de:

- Integridade tissular prejudicada.

A evidência de hematoma geniturinário, associado a uma história de instabilidade emocional, apreensão ao exame e tristeza, pode servir como pista para a constatação (se confirmada a penetração sexual forçada, violenta, contra a vontade e sem o consentimento da vítima) de que a paciente/criança apresenta:

- Síndrome do trauma de estupro.

Contudo, é importante ressaltar que o enfermeiro também realiza diagnósticos de promoção da saúde e que, no momento do exame, com o espelho educativo, pode evidenciar que a paciente apresenta:

- Disposição para conhecimento aumentado.

REFERÊNCIAS BIBLIOGRÁFICAS

1. Jarvis C. Exame físico e avaliação de saúde. 3. ed. Rio de Janeiro: Guanabara Koogan; 2002.
2. Barros E, Albuquerque G de C, Pinheiro CTS, Czepielewski MA. Exame clínico: consulta rápida. 2. ed. Porto Alegre: Artmed; 2004.
3. Jensen S. Semiologia para enfermagem: conceitos e prática clínica. Rio de Janeiro: Guanabara Koogan; 2013.
4. Porto CC. Semiologia médica. 7. ed. Guanabara Koogan, Rio de Janeiro; 2014.
5. Bickley LS, Szilagyi PG. Propedêutica médica. Rio de Janeiro: Guanabara Koogan; 2010.
6. Netter FH. Atlas de anatomia humana. 6. ed. Rio de Janeiro: Elsevier; 2015.
7. Barros ALBL. Anamnese e exame físico: avaliação diagnóstica de enfermagem no adulto. Porto Alegre: Artmed; 2010.
8. Silva RMFL da. Tratado de semiologia médica. Rio de Janeiro: Guanabara Koogan; 2014.
9. Andris D. Semiologia: bases para a prática assistencial. Rio de Janeiro: Guanabara Koogan; 2006.
10. Brasil. Ministério da Saúde. Instituto Nacional de Câncer José Alencar Gomes da Silva (INCA). Diretrizes brasileiras para o rastreamento do câncer do colo do útero. Brasília: Ministério da Saúde; 2016.
11. NANDA-I. Diagnósticos de enfermagem: definições e classificação 2015-2017. Porto Alegre: Artmed; 2015.

23 Exame das Mamas

Meire Chucre Tannure e Denise Nascimento

INTRODUÇÃO

Durante o exame da mama, o enfermeiro deve avaliar número, tamanho, formato, simetria, relato de dor, características da pele, tipo de mamilo, ocorrência e característica de linfonodos palpáveis, cistos, abscessos e nódulos, bem como se há exteriorização de secreção papilar.

Deve ser realizado em mulheres e em homens. Porém, antes de iniciar o exame físico das mamas em mulheres, o enfermeiro deve considerar que o ambiente precisa ser reservado para esse fim, evitando, desse modo, a exposição da paciente.[1]

Para melhor comunicação e registro de anormalidades no exame, as mamas são divididas em quatro áreas/quadrantes (Figura 23.1):[1-3]

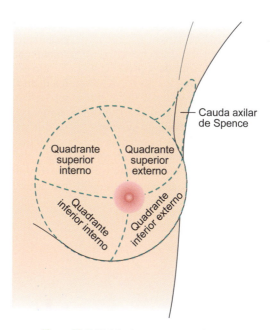

Figura 23.1 Divisão da mama em quadrantes.

- Mama esquerda: quadrante superior externo da mama esquerda, quadrante inferior externo da mama esquerda, quadrante superior interno da mama esquerda e quadrante inferior interno da mama esquerda
- Mama direita: quadrante superior externo da mama direita, quadrante inferior externo da mama direita, quadrante superior interno da mama direita e quadrante inferior interno da mama direita.

Para essa divisão, o enfermeiro deverá traçar duas linhas imaginárias, uma horizontal e outra vertical, que formarão ângulos retos entre si e que se cruzarão no mamilo.[1,3] Esses quadrantes não correspondem a unidades distintas, nem contêm a mesma quantidade de tecido mamário. A maior quantidade de tecido mamário encontra-se no quadrante superior externo, razão pela qual existem mais doenças nessa região.[4]

Para o exame, o paciente pode estar sentado, em pé ou deitado com os braços soltos ao longo do corpo (dependendo de sua condição clínica). O enfermeiro deve estar de pé e de frente para o paciente, estando o ambiente com iluminação adequada.[4]

O exame físico da mama envolve os seguintes passos: inspeção, palpação (incluindo a palpação dos linfonodos axilares, supra e infraclaviculares) e expressão papilar.

INSPEÇÃO

Durante o exame, o enfermeiro deve proceder à inspeção estática e à dinâmica.

A inspeção dinâmica deve se dar por meio de três manobras (quando a condição clínica do paciente permitir): levantamento dos braços, para aumentar a tensão dos ligamentos de Cooper, contração dos peitorais e inclinação para frente (Figura 23.2). O objetivo dessa técnica é verificar se há retrações, abaulamentos ou assimetria da mama e dos mamilos, bem como se há comprometimento muscular durante as mudanças de movimentos e de posições (nesse momento, as duas mamas devem estar expostas ao mesmo tempo).[1,2,4]

Diante do movimento executado, o profissional deve avaliar se há alguma alteração de mobilidade das mamas, repuxos ou enrugamento da pele, achatamento ou depressão mamilar. Dados que sugerem anormalidades incluem não haver elevação igual nas duas mamas, detecção de contorno assimétrico durante o movimento e retração da pele e desvio/retração do mamilo.[2,5,6]

Número de mamas

À inspeção, o enfermeiro deve avaliar o número de mamas. Espera-se que os pacientes apresentem duas mamas, porém deve-se considerar que a espécie humana, na fase do período embrionário, desenvolve uma linha, denominada crista mamária, que se estende da axila até a região inguinal, na qual se implantam diversas mamas, que, mais tarde, tendem a desaparecer (Figura 23.3). Por esse motivo, apesar de ser comum e esperado que o ser humano tenha apenas duas mamas, podem existir, ao longo dessa crista, mamas e mamilos supranumerários, como resultado de uma anomalia de desenvolvimento. Cabe ressaltar que esses mamilos estão sujeitos às doenças da mama, apesar de serem mais raros.[2,4]

Em geral, o mamilo supranumerário situa-se 5 a 6 cm abaixo da mama, próximo à linha hemiclavicular. O enfermeiro deve, portanto, ficar atento para diferenciá-lo de uma mancha na pele do paciente.[2,4]

Polimastia é o termo usado quando há a uma mama extranumerária, e politelia é o termo empregado quando existem mamilos supranumerários e ectópicos.

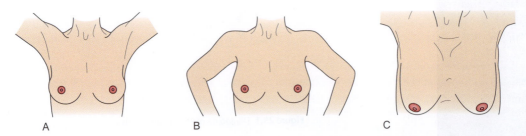

Figura 23.2 Inspeção dinâmica das mamas. **A.** Braços sobre a cabeça. **B.** Mãos na cintura. **C.** Inclinação para a frente.

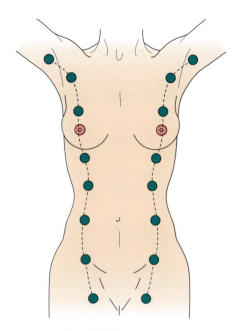

Figura 23.3 Crista mamária.

Cabe ressaltar que alguns pacientes podem já ter sido submetidos à exerese (retirada) de uma ou das duas mamas. O enfermeiro deve considerar que o paciente que já passou por uma intervenção cirúrgica e teve seus seios retirados (mastectomia), parcial ou totalmente, pode mostrar-se receoso diante de uma solicitação para a exposição mamária.

Tamanho, simetria e formato

Também faz parte da inspeção avaliar o tamanho (volume), a simetria e o formato das mamas. Uma leve assimetria de tamanho costuma ser comum.[2,5,6]

Na adolescência, a assimetria também é esperada, assim como o fato de elas se revelarem discoides e mais firmes. Além disso, a sensibilidade dolorosa pode se dar sem determinar nenhuma anormalidade.[7,8]

Em algumas situações específicas, a assimetria mamária pode ser secundária ao crescimento de nódulos mamários que, em alguns casos, são visualizados e mudam o formato da mama. Além disso, é importante esclarecer que, quando o tamanho de uma das mamas aumenta de maneira súbita, esse achado deve ser foco de atenção por parte do enfermeiro, pois pode ser um sinal relacionado a comprometimento patológico.

Hiper e hipomastia, respectivamente aumento exagerado e crescimento reduzido das mamas, são distúrbios do crescimento e do desenvolvimento mamário que também precisam ser avaliados. A hipermastia pode provocar desconforto quanto à exposição durante o exame físico e sintomatologia dolorosa relacionada com modificações posturais.[4]

Os homens mais obesos geralmente apresentam maior tamanho das mamas em relação aos de peso adequado, em virtude do grande depósito de gorduras na região mamária.[7,8] O aumento da glândula mamária masculina é denominado ginecomastia, que, na maioria das vezes, é detectada na puberdade e em homens idosos. Raramente está relacionado com neoplasia maligna. Pode ter como etiologia o uso de drogas anabolizantes, estrógenos, hormônios para tratamento de câncer de próstata, doenças sistêmicas do fígado e hipotireoidismo.[7,8]

Ao detectar alterações no contorno, na forma e no volume das mamas, o enfermeiro deve perguntar se o paciente observou algum aumento de suas mamas e, no caso das mulheres, se percebeu necessidade de aumentar o número do sutiã. Deve investigar se o contorno das mamas se tornou proeminente ou intumescido em alguma região e se tal alteração foi uni ou bilateral. Diante desses achados, o profissional deve avaliar se há alguma relação entre essas alterações com determinado período do ciclo menstrual, abortamento, gestação, lactação e fases especiais de vida, como puberdade e menopausa.[2,4,9,10]

Características da pele

Durante a inspeção, o enfermeiro também deve avaliar as características da pele das mamas que, normalmente, é lisa, íntegra, sem edema e tem a mesma cor do restante da pele do corpo (exceto a aréola e o mamilo).[2,5,6]

O enfermeiro deve ficar atento à vigência de áreas abauladas ou com depressão, hiperemiadas (avermelhadas), com lesões e dilatação de veias superficiais, sobretudo em não grávidas.[2,6]

Em geral, uma rede vascular azul em ambas as mamas e estrias lineares pálidas ou marcas de estiramento associam-se à gravidez.[2,5,6]

Mamas com pele grossa e poros evidentes (anormalmente dilatados) ou eventual ocorrência de edema cutâneo, sugerindo aparência de casca de laranja (*peau d'orange*), com achatamento em seu contorno ou enrugamento da pele, devem ser foco da atenção do enfermeiro, uma vez que esses achados costumam ser sugestivos de câncer mamário.[2,5,6]

Além disso, cabe ressaltar que edema nas mamas pode sugerir que a drenagem linfática é ineficaz ou que há algum processo inflamatório (mastite).

A mastite costuma ocorrer, com maior frequência, durante os primeiros meses de amamentação, como consequência da obstrução dos ductos lactíferos e da proliferação de agentes bacterianos. A mulher costuma relatar hipersensibilidade (dor) local, a pele fica eritematosa, espessa e quente. Sinais e sintomas gerais, como febre, mal-estar, calafrios, inapetência, cefaleia e sudorese podem estar associados à mastite. O tratamento com antibioticoterapia apresenta bons resultados em poucos dias[5] (sendo, dessa forma, necessário o encaminhamento da paciente para o profissional médico, a quem cabe a prescrição medicamentosa).

Lesões da pele das mamas podem decorrer do processo de amamentação, de outros traumas mamários e da evolução de tumores. Dermatites com eritema, edema ou prurido podem, facilmente, causar confusão entre uma grave dermatite de contato e a doença de Paget (forma rara de câncer dos ductos mamários), que inicia no mamilo e segue para a aréola, sendo considerada uma forma de afecção maligna das mamas.[2]

A fibrose causada por um tumor maligno nas mamas pode retrair o mamilo, fenômeno que aumenta com a invasão tumoral. A pele repuxada, apontando retração da pele, sugere malignidade, principalmente se o mamilo altera sua direção e, também, se estiver repuxado.[2,5,6]

Alguns sinais, conforme demonstrado no Quadro 23.1, como contorno anormal da mama, depressão da pele, retração e desvios mamilares, edema cutâneo e crostas na pele e erosão mamilar são sugestivos de câncer de mama.[6]

Durante a inspeção das mamas, também podem ser detectadas cicatrizes de cirurgias de exérese e/ou reconstrução mamária, em decorrência de um carcinoma prévio ou uma intervenção estética para diminuição ou aumento das mamas.

Formato dos mamilos

Durante o exame das mamas, também deve ser avaliado o formato dos mamilos. Eles são classificados como:[1]

- Protuso: eutrófico, saliente, exteriorizado, apresentando ângulo de 90° em relação à junção mamiloareolar
- Semiprotuso: exteriorizado, porém curto
- Hipertrófico: exteriorizado, de tamanho aumentado, com borda em forma que lembra um cogumelo. Mais frequente em indivíduos de pele negra
- Invertido ou umbilicado: invaginado, mesmo sob estímulo, por apresentar uma aderência interna que impede sua exteriorização
- Pseudoinvertido: invaginado à inspeção, mas que se exterioriza após estímulo tátil, voltando, em seguida, à posição original.

PALPAÇÃO

Antes de dar início à palpação das mamas, o enfermeiro deve considerar que essa técnica também deve ser empregada nas regiões supraclavicular, infraclavicular e axilar. A finalidade de estender a palpação para além da região mamária é palpar linfonodos ou gânglios linfáticos supraclaviculares, infraclaviculares e axilares além dos linfonodos mamários.

Para a palpação da mama, o(a) paciente deve estar deitado(a) em decúbito dorsal, com os braços sob a nuca e bem abertos. Colocar uma almofada debaixo da região torácica, do lado a ser palpado, pode favorecer a detecção de alterações durante o exame, pois faz com que a região fique mais nivelada, ressaltando qualquer nodulação significativa.

Durante a palpação, devem ser avaliados a consistência do tecido mamário, a temperatura da pele, o relato de dor à palpação, presença e característica de massas palpáveis que podem vir a ser linfonodos, cistos, abscessos e/ou nódulos.

Cabe ressaltar que, em mulheres, durante o período pré-menstrual, é normal o tecido glandular se mostrar mais firme e dolorido à palpação. Além disso, o tamanho e a consistência mamária dependerão da quantidade de gordura e de glândulas presentes, sendo variável de acordo com idade, ciclo menstrual, lactação ou menopausa.[2,4,6]

Para palpar as regiões supraclavicular, infraclavicular, axilar e mamária, o enfermeiro deve utilizar a técnica de palpação com as polpas digitais. Para tanto, deve estar em pé e usar as polpas dos dois primeiros dedos, ligeiramente fletidos com movimentos delicados e ordenados.[2,5,6]

Para palpar as mamas, podem ser usadas técnicas de palpação tipo raio de roda ou tipo círculos concêntricos.[2,5]

Na palpação tipo raio de roda, também chamada de faixas verticais, o examinador ini-

Quadro 23.1 Sinais sugestivos de câncer de mama.

Sinais de retração

O câncer de mama, à medida que evolui, causa fibrose (tecido cicatricial). O encurtamento desse tecido fibrótico produz enrugamento, alterações de contorno e retração ou desvios do mamilo. Outras causas de sinais de retração são necrose gordurosa e ectasia ductal mamária

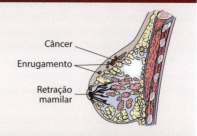

Depressão da pele

Deve-se pesquisar esse sinal com o braço da paciente em repouso, em posições especiais, e pelo deslocamento ou compressão da mama, conforme a ilustração

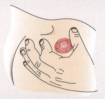

Edema cutâneo

Produzido por bloqueio linfático, assume a forma de pele espessada, com poros aumentados – o chamado sinal de *peau d'orange* (casca de laranja). Muitas vezes, é observado, inicialmente, na região inferior da mama ou da aréola

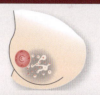

Contorno anormal

Devem-se pesquisar variações da convexidade normal das mamas individualmente e comparar um lado com o outro. As posições especiais podem ter utilidade. A ilustração mostra um achatamento acentuado do quadrante inferior externo da mama esquerda

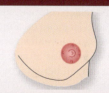

Retração e desvio mamilares

O mamilo retraído fica achatado e puxado para dentro, como mostra a ilustração. Pode, também, ficar alargado e espessado à palpação. Quando o comprometimento for assimétrico no sentido radial, pode haver desvio do mamilo, ou seja, ele aponta para uma direção diferente de seu equivalente normal, tipicamente na direção do câncer

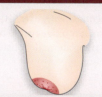

Doença de Paget mamária

Forma incomum de câncer de mama, que costuma iniciar com uma lesão descamativa, semelhante ao eczema. A pele pode também ficar úmida, com crostas ou erosões. Pode existir massa mamária. Suspeita-se da doença de Paget em qualqer dermatite persistente do mamilo e da aréola. Pode ocorrer com câncer de mama invasivo ou carcinoma ductal *in situ*

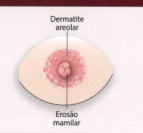

Adaptado de Bickley, Szilagyi, 2010.[6]

cia palpando o mamilo e desliza os dedos, em pequenos movimentos circulares, para as extremidades mamárias, como se estivesse orientado por raios de uma roda (Figura 23.4).[2,5]

Na palpação tipo círculos concêntricos, também conhecida como circular ou em cunha, o examinador também inicia palpando o mamilo, utilizando-se de círculos concêntricos, que vão aumentando seu raio à medida que se deslocam as polpas digitais para a periferia (Figura 23.5).[2,5]

Em ambos os tipos de palpação, as nodulações devem ser descritas como se as mamas fossem um mostrador de relógio, usando o ponteiro indicativo das horas e medindo a distância do nódulo, expressa em centímetros, a partir do mamilo. Deve-se também descrever a localização do nódulo no quadrante mamário onde ele se encontra, além da sua textura (lisa ou irregular), sua mobilidade (fixo ou móvel), seu tamanho e se há dor associada à palpação.[2,4,5]

Nódulos mamários precisam ser investigados pelo enfermeiro, que deve fazer perguntas ao paciente sobre quando percebeu o aparecimento, o número, o local, se o crescimento foi lento ou rápido, se houve reações de dor, rubor ou calor na pele adjacente ao nódulo, se sente que ele se desloca quando palpado e se percebeu sua consistência (duro ou mole) e sua textura (liso ou irregular) e, no caso das mulheres, se há alguma relação entre o seu surgimento e a menstruação, a lactação ou a menopausa. Essas informações são relevantes para serem comparadas com os achados atuais, bem como para investigar a origem benigna ou maligna desses sinais e sintomas.[2,4,6,8,9]

Nódulos decorrentes de carcinomas costumam apresentar consistência mais endurecida e rígida, formato irregular, aderência à pele e às estruturas circunjacentes, podendo ser doloridos ou não, além de costumarem crescer constantemente.[2,4,6,8,9]

Cistos e massas benignas costumam ser móveis, lisos e mais elásticos. Na doença benigna da mama é comum o paciente apresentar múltiplos nódulos bilaterais sensíveis à palpação.

Os abscessos mamários costumam ser consequentes de mastites tratadas incorretamente ou não tratadas. Em determinada área, foco do processo inflamatório prévio, a secreção purulenta fica armazenada, tornando a região extremamente dolorida. Quando a mulher está em processo de lactação, o leite pode conter pus e a amamentação deverá ficar restrita à mama não afetada, caso em que uma ordenha manual, cuidadosa, poderá trazer certo alívio à paciente. O tratamento com antibiótico específico pode ser necessário e deve ser prescrito pelo profissional médico; caso o abscesso seja muito grande ou não esteja respondendo à medicação, pode haver necessidade de drenagem cirúrgica.[2]

Havendo acometimento mamário que desencadeie uma resposta inflamatória/infecciosa, o enfermeiro poderá detectar, na área comprometida, hiperemia, calor local, edema e mastalgia (dor mamária).

A mastalgia deve ser descrita quanto ao local exato ou se é generalizada. É preciso pesquisar quando o paciente a sentiu pela primeira vez, se é constante ou esporádica, se existe sensação de queimação ou de ardência junto à dor e se ela está relacionada, em mulheres, com o período menstrual ou não. Deve-se pesquisar também qualquer relação da dor com toque, estimulação sexual, aleitamento, movimentos de membros do corpo (como tórax, braços, mãos, coluna) utilizados na movimentação diária, causadas pela estreita relação anatômica entre mamas e esses segmentos corpóreos, bem como episódios de tosse ou de respiração profunda, atividades físicas específicas ou em repouso e, finalmente, se a paciente percebe a dor quando usa determinado tipo de roupa ou de sutiã.[2,4,6]

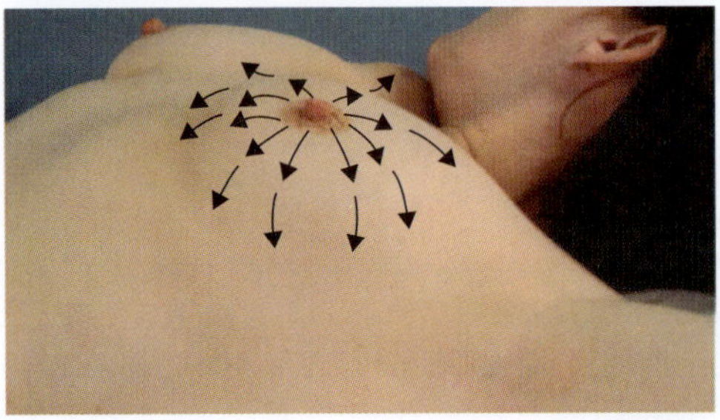

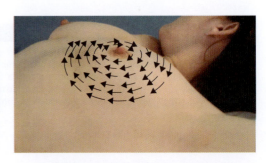

Figura 23.4 Palpação do tipo raio de roda.

Figura 23.5 Palpação tipo círculos concêntricos.

Quando o paciente apresentar uma cicatriz cirúrgica da mama e das axilas, o enfermeiro deve ter cuidado redobrado durante a palpação, uma vez que é comum haver hipersensibilidade local. Além disso, com frequência, observa-se linfedema na região das axilas e dos braços em pacientes mastectomizados.[6]

Durante a palpação da região axilar, o braço do paciente deve ser movido em algumas direções, a fim de ampliar a área que será palpada. Nessa região, são bastante comuns infecção das glândulas sudoríparas e folículos pilosos com pelos encarcerados, que podem causar nodulações.

Gânglios linfáticos bem pequenos (menores de 1 cm), indolores e amolecidos, com frequência são palpados em virtude dos processos inflamatórios ou imunológicos. Porém, gânglios linfáticos com 1 cm ou mais são considerados anormais e merecem melhor investigação, sobretudo quando fundidos ou fixados ao tecido adjacente ou à pele e quando forem descritos como indolores à palpação. Cabe destacar que um grande enfartamento ganglionar na região axilar, sem relato de dor, é achado sugestivo de metástase do câncer de mama.[2,4,6,8]

EXPRESSÃO MAMILAR (PAPILAR)

A finalidade da técnica de expressão mamilar é avaliar toda e qualquer secreção que sai dos mamilos e acrescentar esse achado aos múltiplos sinais que apontam para lesão maligna nas mamas.

Para realizar a expressão papilar, o enfermeiro deve fazer compressão da aréola em direção ao mamilo e observar se ocorre a exteriorização de alguma secreção; quando houver, precisa descrever suas características (coloração e consistência).[2,5,6]

Durante os períodos gestacional e puerperal imediato, esperam-se a presença e a exteriorização do colostro, e a secreção láctea é visualizada quando a mulher está em processo de lactação.[1,2,5,6]

Porém, o paciente pode apresentar quadro de galactorreia, que é saída de secreção leitosa em razão de distúrbios hormonais e de certas medicações (pílulas anticoncepcionais, hormônios, medicações neurolépticas e ansiolíticas, entre outros). Pode também referir quadros de galactorragia (saída de sangue pelos mamilos, na forma de secreção avermelhada) e exteriorização de secreção purulenta, que costuma ter estreita relação com afecções inflamatórias de ductos, consequentes a traumatismo na mama ou nos mamilos.[6]

Cabe ressaltar que qualquer secreção anormal deve ser encaminhada para exames bacteriológicos e de citologia. Além disso, o enfermeiro deve redobrar a atenção e encaminhar rapidamente o paciente para o profissional médico, sobretudo quando a exteriorização da secreção ocorre em apenas uma mama (o que costuma ter relação com um acometimento local, e não sistêmico).

Ao detectar a secreção nos mamilos ou derrame papilar, o enfermeiro deve também averiguar se a saída da secreção é espontânea ou apenas quando é provocada (em uma expressão mamilar manual/mecânica); se é constante ou esporádica e se é em uma mama ou nas duas. Além disso, é relevante averiguar, em mulheres, se a paciente já amamentou, se a secreção persistiu após cessar o período de lactação, se a secreção surgiu após abortos, se a paciente tem passado por períodos de amenorreia recentes, se a mama vem aumentando de tamanho a partir do aparecimento da secreção e se há dor correlacionada com essa evidência.[6] O enfermeiro deve, ainda, pesquisar coloração e volume aproximados da secreção drenada.

O aspecto branco e leitoso fora do período gravídico/puerperal pode caracterizar galactorreia, de caráter benigno e também costuma se dar nos distúrbios de hiperprolactinemia, hipotiroidismo e em quadros de insuficiência renal.[6] A ocorrência nas duas mamas costuma ter relação com alterações hormonais ou efeito medicamentoso.

O enfermeiro deve ficar atento à secreção serosa, serossanguinolenta, sanguinolenta ou purulenta, sobretudo quando verifica nódulos indolores na mama na qual o derrame papilar foi detectado. O examinador também deve avaliar se a secreção provém de um único ou de mais ductos excretores, conforme demonstrado na Figura 23.6.

Os derrames uniductais (de ducto lactífero único), espontâneos (sanguinolentos ou serosos), costumam estar relacionados com tumores mamários. Já os bilaterais, não espontâneos, multiductais (de ductos lactíferos múltiplos), de coloração amarronzada, esverdeada ou serosa costumam ter relação com afecções de alterações funcionais benignas das mamas.[6]

Logo, pacientes cujas mamas apresentam mamilos com alteração na aparência e direção original e nas características da pele que os reveste ou que passam a apresentar secreção fora do período gestacional/lactação, precisam ser encaminhadas para um profissional médico, a fim de que exames complementares específicos possam ser solicitados e, quando indicado, tratamentos instituídos.

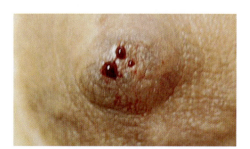

Figura 23.6 Secreção papilar de ductos lactíferos múltiplos.

TÍTULOS DIAGNÓSTICOS DA NANDA-I[10] EVIDENCIADOS POR CARACTERÍSTICAS DEFINIDORAS E FATORES DE RISCO IDENTIFICADOS EM PACIENTES COM COMPROMETIMENTOS MAMÁRIOS

A percepção de alterações nas características da pele das mamas e/ou a identificação de nódulos por parte do paciente comumente provoca a apreensão, transpiração aumentada, xerostomia (boca seca), taquicardia, taquipneia, entre outras manifestações clínicas durante o exame físico, que, por sua vez, são características definidoras de:

- Medo
- Ansiedade.

Algumas vezes, os pacientes retardam a ida a uma consulta especializada por terem receio do diagnóstico de câncer de mama. Ao se deparar com pacientes com tal dificuldade deve ser considerada a formulação do diagnóstico de:

- Enfrentamento ineficaz.

Enfermeiros podem também se deparar com pacientes com vergonha de mostrar a mama com contorno anormal, depressão da pele e erosão mamilar.

Ainda, é preciso lembrar que as mamas, além de terem, em mulheres, função e simbologia ligadas à maternidade e à segurança, associam-se à feminilidade e à sexualidade. Logo, pacientes com as alterações descritas e submetidas à mastectomia podem apresentar:

- Baixa autoestima situacional
- Distúrbio na imagem corporal.

Quadros de inflamação, infecção mamária e fissura dos mamilos comumente provocam:

- Dor aguda.

Se os processos anteriormente descritos ocorrem durante o período da amamentação, pode haver quebra na continuidade do oferecimento de leite a um lactente, o que configura:

- Amamentação interrompida.

O edema das mamas é um fator potencial para:

- Risco de integridade da pele prejudicada.

Também é preciso considerar que quando um paciente tem sua mama acometida por uma lesão, tem-se (de acordo com a extensão da ferida):

- Integridade tissular
- Integridade da pele prejudicada
- Risco de infecção.

Os enfermeiros também devem ficar atentos a que mulheres com neoplasias mamárias podem expressar raiva de si e de Deus, sentimento de abandono e culpa, evidências comumente identificadas em pacientes com quadro de:

- Sofrimento espiritual.

REFERÊNCIAS BIBLIOGRÁFICAS

1. Barros ALBL de. Anamnese e exame físico: avaliação diagnóstica de enfermagem no adulto. 2. ed. Porto Alegre: Artmed; 2009.
2. Jarvis C. Mamas e linfáticos regionais. In: Jarvis C. Exame físico e avaliação de saúde. 3. ed. Rio de Janeiro: Guanabara Koogan; 2002.
3. Porto CC, Porto AL. Semiologia médica. 7. ed. Rio de Janeiro: Guanabara Koogan; 2014.
4. Swartz MH. A mama. In: Swartz MH. Semiologia: anamnese e exame físico. Rio de Janeiro: Guanabara Koogan; 1992
5. Jensen S. Semiologia para enfermagem: conceitos e prática clínica. Rio de Janeiro: Guanabara Koogan; 2013.
6. Bickley LS, Szilagyi PG. Propedêutica médica. Rio de Janeiro: Guanabara Koogan; 2010.
7. Moore KL, Dalley AE. Anatomia orientada para a clínica. 4. ed. Rio de Janeiro: Guanabara Koogan; 2001.
8. Simões PM, Machado JA. In: Porto CC. Semiologia médica. 6. ed. Rio de Janeiro: Guanabara Koogan; 2009.
9. López M, Laurentys-Medeiros J de. Semiologia médica: as bases do diagnóstico clínico. 5. ed. Rio de Janeiro: Revinter; 2004.
10. NANDA-I. Diagnósticos de enfermagem: definições e classificação 2015-2017. Porto Alegre: Artmed; 2015.

24 Exame do Sistema Locomotor

Meire Chucre Tannure, Ana Maria Pinheiro,
Aline Patrícia Rodrigues Silva e Flávia Falci Ercole

INTRODUÇÃO

O sistema locomotor, também denominado sistema musculoesquelético ou osteomuscular, envolve várias estruturas, como articulações, ossos, ligamentos, bolsas (bursa), músculos, tendões, nervos e pele, ou seja, está em todo o corpo humano.[1]

Articulações são áreas de união entre dois ou mais ossos, classificadas em dois grandes grupos: não sinoviais e sinoviais. As articulações não sinoviais podem ser categorizadas em sinatroses (articulações imóveis por serem compostas de tecido fibroso) e anfidiartroses (articulações com movimento limitado) e também são denominadas articulações cartilaginosas. As articulações sinoviais (diartroses) estão presentes na maior parte do sistema musculoesquelético e são aquelas que permitem graus variáveis de movimento articular (Quadro 24.1).[2,3]

Os ligamentos são faixas fibrosas que passam diretamente de um osso para o outro, fortalecendo as articulações e ajudando a prevenir movimentos em direções indesejáveis.[3]

As bursas são "sacos fechados" cheios de líquido sinovial viscoso, localizadas em áreas de potencial atrito (como os joelhos). Elas favorecem o deslizamento de músculos e de tendões sobre os ossos.[3]

Os músculos correspondem entre 40 e 50% do peso do corpo. Podem ser esqueléticos, lisos e cardíacos e, quando se contraem, produzem movimento.[3]

Os músculos do tipo esquelético, ou voluntários, apresentados neste capítulo, são unidos aos ossos pelos tendões (cordão fibroso resistente), produzindo uma diversidade de movimentos, como demonstrado no Quadro 24.2.[2,3]

Quadro 24.1 Tipos de articulações, mobilidade e áreas nas quais são encontradas.

Articulação	Mobilidade	Área
Diartroses	Grande mobilidade	Joelho e ombro
Anfidiartroses	Pequena mobilidade	Corpos vertebrais da coluna
Sinatroses	Imóvel	Suturas cranianas

Quadro 24.2 Movimentos das articulações e músculos esqueléticos.

Movimento	Descrição	Imagem
Flexão	Movimento que reduz o ângulo entre os ossos e os mantem unidos no movimento.	Flexão / Extensão
Extensão	Movimento que aumenta o ângulo entre os ossos ou partes do corpo	
Abdução	Movimento no qual um membro se afasta da linha média do corpo	Abdução / Adução
Adução	Movimento no qual um membro se aproxima da linha média do corpo	
Pronação	Movimento do antebraço de forma que a palma fique para baixo	Pronação / Supinação
Supinação	Movimento do antebraço de forma que a palma fique para cima	
Circundação	Movimento do braço em círculo ao redor do ombro	Circundução
Inversão	Movimento de elevação da borda medial do pé	Eversão / Inversão
Eversão	Movimento de elevação da borda lateral do pé	

(continua)

Quadro 24.2 *(Continuação)* Movimentos das articulações e músculos esqueléticos.

Movimento	Descrição	Imagem
Rotação	Movimento da cabeça ao redor de um eixo central	
Protração	Movimento de uma parte do corpo para frente e paralelamente ao solo	
Retração	Movimento de uma parte do corpo para trás e paralelamente ao solo	
Elevação	Movimento de levantamento de uma parte do corpo	
Depressão	Movimento de abaixamento de uma parte do corpo	

Em conjunto, o sistema locomotor se torna responsável pela movimentação do corpo humano, desde o caminhar até ações menores (como segurar objetos). Isso ocorre por conta da interação de ações que envolvem o sistema nervoso e todas as estruturas do sistema musculoesquelético, possibilitando esses diferentes tipos de movimentos. [2,4]

Como existe uma superposição entre os exames dos sistemas locomotor e o neurológico[3], algumas das técnicas utilizadas nesse segmento, sobretudo com neonatos e crianças, já foram descritas nos Capítulos 7, 8 e 11.

Na avaliação do sistema locomotor são utilizadas as técnicas de inspeção e palpação (descritas no Capítulo 6) e também são verificadas a amplitude de movimento (ADM) e a força muscular.

A ADM de cada grande articulação e o teste de força muscular dos seus grupos musculares relacionados podem ser testados de forma ativa e passiva.[5]

Os grupos musculares devem ser avaliados em conjunto com suas respectivas articulações, com o intuito de testar a força muscular e a ADM. Essa avaliação conjunta também torna possível identificar ou diferenciar comprometimentos extra-articulares, ou seja, aqueles que envolvem tendões, ligamentos, nervos ou músculos.[2,3]

Sempre que a condição clínica permitir, o paciente deve ser avaliado nas posições em pé (faces anterior, posterior e lateral), sentado, deitado e em movimento. É importante que segmentos homólogos sejam avaliados conjuntamente, para efeito de comparação.[4]

Durante a inspeção, devem ser observados o tipo de postura, a marcha (ver Capítulo 7), o equilíbrio, a coordenação (ver Capítulo 11), as características da pele (ver Capítulo 9), a força, o tônus e o tamanho dos músculos, a simetria e o contorno das articulações e dos ossos.[2,4,6]

Durante o exame, é importante considerar a realização das inspeções estática e dinâmica. A palpação deve incluir os tecidos adjacentes aos ossos, por tornar possível uma análise mais detalhada dos dados obtidos durante a inspeção.[4]

Com a realização dessas técnicas, pode-se detectar, entre outros sinais e sintomas, dor, aumento de volume, eritema, deformidades, rigidez, fraqueza, estalidos e crepitação articular (sugestivo de atrito ósseo) e crepitação óssea (sugestivo de fraturas).[4]

Cabe ressaltar que deformidades ósseas são sinais comuns nos quadros de luxações (perda total de contato entre dois ossos de uma articulação), fraturas, sequelas de fraturas mal consolidadas e em processos crônicos de alterações degenerativas.[4]

O funcionamento inadequado de estruturas que envolvem o sistema locomotor pode produzir alterações locais e difusas[2,4], além de comprometer a realização de atividades temporária ou permanentemente, levando a incapacidades para a realização de atividades laborais e de autocuidado e até mesmo de atividades simples do cotidiano, o que pode ocasionar angústia e sofrimento.[4]

Alguns sintomas podem ser comuns nos distúrbios musculares, ósseos, articulares e de estruturas adjacentes (pele, tendões, ligamentos e bolsas), porém todos os sintomas apresentam especificidades relacionadas com as estruturas envolvidas.[4] A dor, por exemplo, pode estar associada a distúrbios nas articulações ou em estruturas extra-articulares, recebendo denominações específicas de acordo com as áreas acometidas e o tempo de duração.[1]

▶ **Dor articular (atralgia).** Dor em uma ou várias articulações.[1,4] Pode ser agravada ou amenizada no decorrer do dia, além de comprometer gravemente a capacidade de realização das atividades de vida diária (AVD) e as atividades laborais.[1]

▶ **Dor cervical (cervicalgia).** Pode ocorrer isoladamente ou estar associada a sintomas como espasmos musculares, fraquezas, parestesias, rigidez e irradiação para membros. Pode decorrer da compressão do nervo espinhal (C7 seguido de C6) e da compressão do forame em virtude de alterações degenerativas e traumas.[1]

▶ **Dor nas costas (lombalgia).** Aproximadamente 85% dos pacientes apresentam lombalgia idiopática (sem uma causa subjacente estabelecida).[1] Deve-se determinar se a dor é na região vertebral ou paravertebral. Quando localizada na região vertebral, a dor pode ser relacionada com lesões musculoligamentosas, hérnias de disco, entre outras causas; em outras localizações, pode ser decorrente de quadros de bursite ou artrite de quadril.[1] Geralmente, esse evento tem curta duração, porém pode haver recorrência, principalmente se estiver relacionado com sobrecargas ou esforços repetitivos, como situações relacionadas com atividades laborais.[1]

▶ **Dor óssea.** Proveniente de lesões ósseas, pode ou não estar relacionada com o movimento[4], ser intensa e, por vezes, impedir o paciente de dormir, além de ser um fator que impossibilita ou dificulta a realização do exame físico. A dor óssea de grande intensidade é comum nos processos traumáticos e infecciosos e geralmente é contínua e sem irradiação. Pode ser agravada ou atenuada pelo movimento. A dor óssea decorrente de fratura é agravada pela movimentação, ao passo que aquela provocada por processos inflamatórios da coluna vertebral se atenua quando o paciente se movimenta. Já as dores decorrentes de doenças degenerativas são mais intensas no início dos movimentos e melhoram com o seu decorrer.[3]

▶ **Dor muscular.** Denominada cãibras e mialgias, pode ser desencadeada por diversos fatores, como infecções virais, traumas, fadiga da musculatura e ferimentos. Quando detectada, devem-se observar a localização específica e determinar o envolvimento de estruturas, como nervos, ligamentos ou tendões. Algumas dores são bastante específicas, como a ciática, representada por hipersensibilidade no nervo ciático.[4,7]

Neste capítulo, serão apresentadas técnicas comumente utilizadas para a avaliação do sistema locomotor, considerando a articulação temporomandibular (ATM), a coluna cervical, os ombros, os cotovelos, os punhos, as mãos, a coluna vertebral, o quadril, o joelho, o tornozelo e os pés.

ARTICULAÇÃO TEMPOROMANDIBULAR

A ATM (junção da mandíbula e do osso temporal)[2,3] é a articulação mais ativa do corpo, localizando-se entre o meato acústico externo e o arco zigomático (Figura 24.1). Ela torna possível a realização de três movimentos que facilitam a mastigação, a trituração e a fala:[3]

- Ação de dobradiça: para abrir e fechar os maxilares
- Ação de deslizamento: para a protusão e retração
- Deslizamento: para o movimento laterolateral do maxilar inferior.

Para localizar e palpar a ATM, o enfermeiro deve colocar a ponta dos dedos indicadores à frente do trago de cada orelha do paciente e pedir a ele para abrir a boca (Figura 24.2). Espera-se que a ponta dos dedos deslize para os espaços articulares quando o paciente fizer o movimento solicitado.[1]

O examinador deve verificar se a amplitude do movimento da mandíbula é uniforme.[1] Um estalido audível e palpável normal se dá em muitas pessoas quando a boca é aberta, porém, quando são detectadas crepitações e dor ao realizar essa ação, pode ser um indicativo de disfunção da ATM.[3]

O enfermeiro também deve pedir ao paciente para abrir a boca ao máximo e avaliar quantos

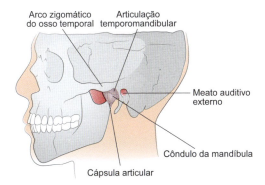

Figura 24.1 Articulação temporomadibular.

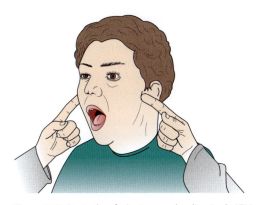

Figura 24.2 Ponto de referência para a localização da ATM.

dedos consegue colocar entre os seus dentes incisivos, uma vez que, quando a boca fica aberta, normalmente, é possível a inserção de três dedos.[1] O próximo passo é solicitar ao paciente que realize o movimento de protração e retração com o maxilar inferior e, na sequência, que o movimento de um lado para o outro (a extensão normal é de 1 a 2 cm). A ação deve ser realizada enquanto o profissional utiliza a mão para fazer uma resistência contrária ao movimento.[3]

COLUNA CERVICAL

A coluna vertebral é uma estrutura complexa, interligada anatômica e funcionalmente ao crânio e ao cóccix, cujo exame, portanto, deve envolver todas as suas regiões (cervical, torácica e lombar).[6] A avaliação das colunas torácica e lombar será discutida mais adiante.

A coluna cervical deve ser inspecionada observando-se o paciente anterior, posterior e lateralmente.[1] O enfermeiro deve avaliar o posicionamento da cabeça e do pescoço do paciente. A cabeça, em condições normais, encontra-se ereta e sem espasmos. Deve-se ter atenção para inclinação da cabeça para um dos lados, assimetrias, hipersensibilidade e espasmos musculares.[3]

Assimetrias locais podem ser secundárias à postura antálgica a deformidades decorrentes do torcicolo muscular, que pode ser congênito ou antálgico. Aumentos de volume podem decorrer de processos neoplásicos ou inflamatórios.[6]

A palpação da coluna cervical possibilita a identificação de pontos dolorosos e de espasmos musculares.[6]

Os movimentos da coluna cervical compreendem flexão, extensão, inclinação lateral e rotação (Figura 24.3), os quais devem ser, inicialmente, realizados pelo paciente e, em seguida, explorados pelo enfermeiro.[6]

Normalmente, pacientes sem limitação quanto à ADM da coluna cervical conseguem encostar o queixo no peito e erguê-lo na direção do teto (instruções que o enfermeiro deve fornecer enquanto realiza o exame). Também deve ser solicitado ao paciente que, sem erguer os ombros, encoste cada orelha na direção do ombro correspondente e gire o queixo para os lados direito e esquerdo. Espera-se que o paciente realize essas ações e que não haja relato de dor ao executá-las.[3] Essas manobras devem ser repetidas enquanto o enfermeiro realiza força contrária ao movimento.[3]

Alguns testes especiais também podem ser realizados durante a avaliação da coluna cervical, entre eles o de Spurling, o da tração cervical, o de Brudzinski e o de Romberg (estes dois últimos descritos no Capítulo 11).

O Teste de Spurling consiste na compressão da cabeça com o pescoço inclinado para o lado (Figura 24.4).

O aparecimento ou a exacerbação da queixa de dor com irradiação para a cintura escapular ou para o ombro (do lado em que a cabeça se encontra inclinada) sugerem compressão nervosa no forame intervertebral cervical. A resposta pode ser potencializada quando a cabeça do paciente é rodada para o lado da queixa.[6]

O teste da tração cervical trata da tração passiva da cabeça e do pescoço (Figura 24.5). Se, com a manobra, houver relato de alívio da dor, é provável que esteja ocorrendo uma compressão radicular no forame intervertebral. Esse teste pode ser útil na diferenciação entre a dor de origem articular do ombro e a de origem cervical.[5]

OMBROS

Há três articulações entre as estruturas ósseas dos ombros (úmero, clavícula e escápula) que formam a cintura escapular:[1]

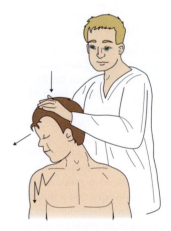

Figura 24.4 Teste de Spurling.

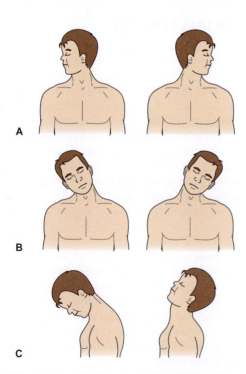

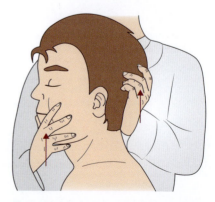

Figura 24.3 Amplitude dos movimentos da coluna cervical. **A.** Rotações laterais. **B.** Inclinações laterais. **C.** Flexão e extensão.

Figura 24.5 Teste de tração da coluna cervical.

- Articulação glenoumeral: localiza-se na região na qual o úmero se articula com a fossa glenoide da escápula[2]
- Articulação esternoclavicular: encontra-se entre a extremidade medial convexa da clavícula e o processo acromial da escápula[1]
- Articulação acromioclavicular: situa-se entre a extremidade lateral da clavícula e o processo acromial da escápula.[1]

No exame dos ombros, o enfermeiro deve, em frente ao paciente, inspecioná-los e compará-los, posterior e anteriormente, quanto a simetria, ocorrência de deformidades, edemas, mudança de cor, atrofia e fasciculações musculares (tremores).[1] Em seguida, deve palpar e comparar os ombros quanto à igualdade dos pontos de referência óssea (proeminência do acrômio, tubérculo maior e processo coracoide), conforme mostra a Figura 24.6.

Para localizar esses pontos de referência, o profissional deve identificar, na parte mais alta do ombro (ao movimentar os dedos formando um pequeno círculo), a proeminência do acrômio da escápula. A próxima proeminência que deve ser percebida, poucos centímetros abaixo e lateralmente, é o tubérculo maior do úmero. A seguir, deslizando os dedos poucos centímetros medialmente, será possível detectar o processo coracoide.[3]

O enfermeiro deve solicitar, então, ao paciente que realize algumas ações enquanto avalia a amplitude dos movimentos executados, conforme demonstrado no Quadro 24.3.[1]

Durante a execução dos movimentos, o enfermeiro deve avaliar a simetria, se a ADM está diminuída e se há relato de dor ou crepitações com a movimentação.[3]

Caso o paciente relate dor no ombro, o examinador deve solicitar a ele que aponte o local com a mão do lado não afetado. É importante considerar que a dor pode estar relacionada com causas locais ou ser uma dor irradiada.[3]

A seguir, é preciso realizar o teste de força dos músculos dos ombros, solicitando ao paciente que eleve os ombros enquanto o profissional executa uma força contrária ao movimento.[3]

COTOVELO

O cotovelo é a articulação do úmero, do rádio e da ulna. Sua ação de dobradiça possibilita a flexão e a extensão da mão.[1,3] Ele ajuda a posicionar a mão no espaço e estabiliza a ação de alavanca do antebraço.[1]

Durante a inspeção do cotovelo, o enfermeiro deve avaliar o tamanho e o contorno nas posições flexionada e estendida, buscando identificar deformidades, rubor e edema. Em seguida, precisa realizar a palpação em cerca de 70° de flexão, utilizando sua mão oposta para apoiar o antebraço do paciente e, usando a outra mão, palpar o cotovelo, buscando identificar áreas de hipersensibilidade, edema, nódulos e calor local.[3]

Para testar a ADM, deve-se solicitar ao paciente que realize os movimentos de flexão (dobrar o cotovelo), extensão (estender o cotove-

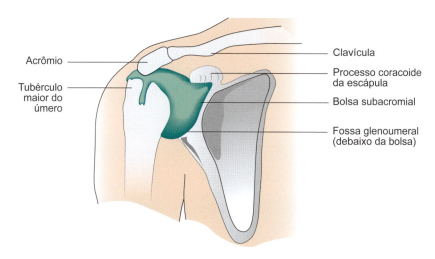

Figura 24.6 Pontos de referência óssea dos ombros.

Quadro 24.3 Manobras para exame dos ombros.

Instrução ao paciente	Movimento avaliado	Imagem
Levante seus braços para frente	Flexão	180°, 90°, 0°
Leve seus braços para trás	Extensão	180°, 80°, 0°
Levante seus braços para o lado, ao nível do ombro e com a mão voltada para baixo	Abdução	

(*continua*)

Capítulo 24 ❖ Exame do Sistema Locomotor 227

Quadro 24.3 (*Continuação*) Manobras para exame dos ombros

Instrução ao paciente	Movimento avaliado	Imagem
Cruze os braços (um de cada vez) à frente de seu corpo (teste do cruzamento)	Adução	
Coloque uma das mãos nas costas e toque a escápula do lado contrário à sua mão	Rotação interna	
Levante os braços até o nível do ombro, dobre o cotovelo e rode seu antebraço em direção ao teto	Rotação externa	

lo), supinação (virar as palmas das mãos para cima) e pronação (virar as palmas das mãos para baixo).[1] Em condições normais, espera-se uma flexão de 150° a 160° (Figura 24.7) e uma extensão de zero (Figura 24.8).

Em seguida, deve-se realizar o teste de força muscular do cotovelo. Para tanto, o enfermeiro solicita ao paciente que flexione o cotovelo contra uma força que deverá aplicar imediatamente acima do punho (Figura 24.9). Essa mesma ação deve ser feita pedindo ao paciente que realize a extensão do cotovelo.[3]

PUNHO E MÃO

Formam uma unidade complexa de articulações pequenas e muito ativas. Eles estão vulneráveis aos traumatismos e às incapacidades funcionais, por serem pouco protegidos pelos tecidos moles subjacentes.[1]

O punho é formado por porções distais do rádio e da ulna, além de oito pequenos ossos do carpo e de articulações. Os tendões (que totalizam seis extensores e dois flexores) são as estruturas responsáveis por grande parte dos movimentos realizados pelo punho.[1]

Os pacientes com queixas relacionadas ao punho podem deixar objetos cair com frequência e apresentar dificuldade ou incapacidade para abrir tampas, além de relatar dor no punho e no antebraço, bem como dormência nos três primeiros dedos (nesses casos, deve-se suspeitar de síndrome do túnel do carpo).[1] Essas alterações podem estar relacionadas com a realização de movimentos repetidos com os punhos flexionados, artrite reumatoide, diabetes e hipotireoidismo.[1]

Na inspeção do punho e das mãos, o enfermeiro deve observar se os dedos, quando em repouso, ficam ligeiramente flexionados em paralelo e se as superfícies palmar e dorsal das mãos apresentam-se edemaciadas ou com alguma lesão ou deformidade.[6]

Fazem parte do exame das mãos a observação do formato e do número dos dedos, das pregas palmares e a pesquisa de baqueteameto dos dedos. A presença de dedos extras é denominada polidactilia (Figura 24.10).

Sindactilia (Figura 24.11) é presença de uma membrana entre os dedos.

Prega simiesca (Figura 24.12) é uma única prega palmar que ocorre na síndrome de Down.[3]

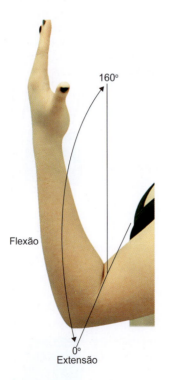

Figura 24.7 Flexão e extensão do cotovelo.

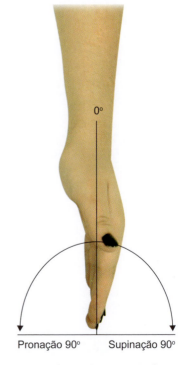

Figura 24.8 Supinação e pronação do cotovelo.

Capítulo 24 ❖ Exame do Sistema Locomotor   229

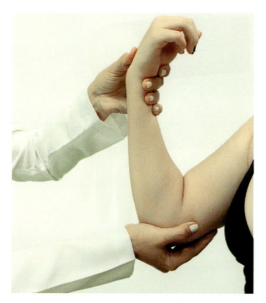

Figura 24.9 Teste da força muscular do cotovelo em flexão.

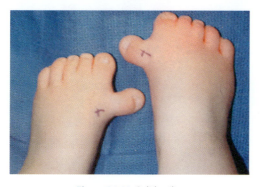

Figura 24.10 Polidactilia.

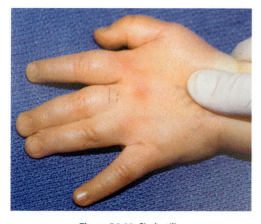

Figura 24.11 Sindactilia.

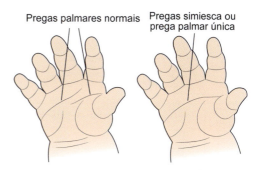

Figura 24.12 Prega simiesca.

Para realizar a palpação do punho, o enfermeiro deve segurar a mão do paciente com as duas mãos e usar seus polegares para palpar cada articulação do punho e da mão, à procura de sensibilidade, nódulos e edema.[2] Normalmente, as superfícies articulares parecem lisas, sem nódulos, depressões ou hipersensibilidade.[3]

Em seguida, o enfermeiro deve solicitar ao paciente que realize os seguintes movimentos:

- Flexão (90°): dobrar a mão para baixo, na direção do punho (Figura 24.13)
- Extensão: retornar com o punho a 0° (Figura 24.13)
- Hiperextensão (70°): dobrar a mão para cima, no nível do punho (Figura 24.13)
- Circundação: movimento de círculo pela articulação do punho (Figura 24.14).

A flexão, a extensão, a abdução e a adução dos dedos das mãos (quirodáctilos) e a abdução e oposição do polegar também devem ser verificadas pelos enfermeiros. Para tanto, esses profissionais devem solicitar ao paciente que realize as seguintes ações:

- Flexão dos quirodáctilos: com a face da mão voltada para baixo, fechar totalmente a mão (Figura 24.15)
- Abdução e adução dos quirodáctilos: com a face da mão voltada para baixo, afastar e juntar os dedos (Figura 24.16)
- Abdução e oposição do polegar: com a mão em posição neutra (estendida com face voltada para baixo), afastar o polegar do segundo quirodáctilo e, em seguida, tocar cada ponta dos quirodáctilos com o polegar (Figura 24.17).

Cabe lembrar que processos inflamatórios no punho e nas mãos costumam reduzir a ADM e ocasionar dor.[2,3]

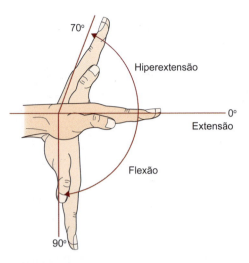

Figura 24.13 Flexão e extensão do punho e da mão.

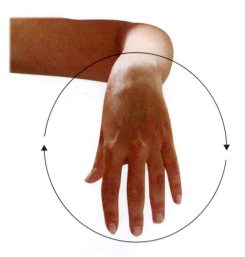

Figura 24.14 Circundação do punho.

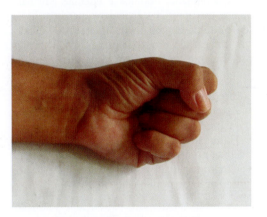

Figura 24.15 Flexão dos quirodáctilos.

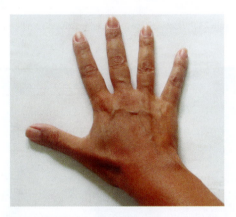

Figura 24.16 Abdução e adução dos quirodáctilos.

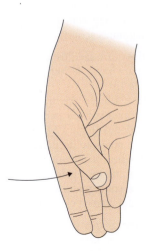

Figura 24.17 Abdução e oposição do polegar.

Para testar os músculos, o enfermeiro deve posicionar o braço do paciente sobre uma mesa, com a palma da mão voltada para cima. Em seguida, é preciso estabilizar o braço do paciente, mantendo a mão no nível da parte média do antebraço, e solicitar a ele que flexione o punho contra a resistência que o examinador está aplicando na palma da sua mão (Figura 24.18).

Outros testes podem ser realizados durante a avaliação dos punhos e das mãos, como:

- Teste de Phalen: o examinador deve solicitar ao paciente que mantenha as mãos encostadas por suas superfícies dorsais, enquanto flexiona os punhos a 90° por 60 s (tempo no qual não se espera queixa), conforme demonstrado na Figura 24.19. O teste é posi-

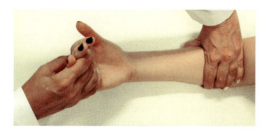

Figura 24.18 Teste da força muscular do punho.

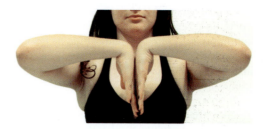

Figura 24.19 Teste de Phalen.

tivo quando resulta em paresia nos dedos, sugerindo uma neuropatia compressiva do nervo mediano.[3,5]

- Teste de Tinel: o enfermeiro deve realizar uma percussão direta na área do nervo mediano, no nível do punho (Figura 24.20). Em condições normais, o paciente não se queixará de dor. Caso relate desconforto, suspeita-se de sinal de Tinel positivo (relato de dor, queimação ou formigamento nos primeiros dedos).[3,5]

COLUNAS TORÁCICA E LOMBAR

Como visto anteriormente, a coluna vertebral é uma estrutura complexa, cujo exame deve envolver todas as suas regiões (cervical, torácica e lombar).[6] Ela representa a estrutura de sustentação mais importante do tronco e do dorso, apresentando articulações cartilaginosas, ligeiramente móveis, entre os corpos vertebrais e as faces articulares.[1]

Durante a inspeção das colunas torácica e lombar, o enfermeiro deve observar algumas características da pele (ver Capítulo 9), a caixa torácica, a pelve, os membros e o equilíbrio.[6]

Na região posterior, com o paciente em posição ortostática, deve ser traçada uma linha imaginária reta (linha vertebral média), desde a sétima vertebra cervical até o sulco intraglúteo. Alterações de simetria podem ser indicativas de escoliose.[6]

A escoliose é a curvatura lateral da coluna que geralmente acomete as partes torácica e lombar, com desvio em uma direção da coluna torácica e na outra direção na coluna lombar.[2] Pode estar relacionada com hábitos inadequados de postura ou decorrer de fatores funcionais.[2] A altura dos ombros deve ser avaliada, pois a diferença acentuada no seu nivelamento (simetria) também é um indicativo de escoliose torácica.[6]

Quanto ao exame dos lactentes, é preciso estar atento à existência de qualquer tufo de

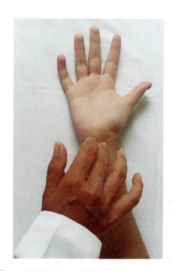

Figura 24.20 Teste de Tinel no nervo médio.

pelos sobre uma depressão na linha vertebral média ou de massa, o que pode indicar, no primeiro caso, a existência de espinha bífida e, no segundo, meningocele.[3] A avaliação da altura e da simetria das escápulas, bem como do equilíbrio do paciente, também é um item importante do exame desse segmento corporal.[6]

Nos períodos pré-escolar e escolar, em condições normais, os ombros podem apresentar um desnível de, no máximo, 1 cm, porém as escápulas devem permanecer simétricas.[3] A cifose é comum na adolescência em razão da adoção de uma postura inadequada. Já a escoliose é mais evidente durante o estirão de crescimento.[3]

Após realizar a inspeção da região dorsal com o paciente na posição ortostática, deve-se fazê-la também com o paciente com a coluna flexionada. Para tanto, solicita-se ao paciente que se incline para a frente e tente tocar os dedos dos pés. Com o paciente nessa posição, deve-se avaliar se há assimetria na coluna durante a flexão e a amplitude da flexão.

Para avaliar a ADM da coluna, o enfermeiro pode fazer uma marcação na articulação lombossacral, com o paciente ainda na posição ortostática. A seguir, 10 cm acima e, posteriormente, 5 cm abaixo deste ponto. Quando o paciente flexionar a coluna, o examinador deve monitorar esses pontos. Um aumento de até 6 cm entre as marcas superiores indica que a mobilidade da coluna lombar é normal. A distância entre as marcas inferiores não deve se alterar. Essa manobra é conhecida como Teste de Schöber (Figura 24.21). A limitação da flexão da coluna lombar sugere patologias passíveis de investigação.

Na posição lateral, deve-se pesquisar o aumento excessivo das curvaturas ou a inversão no seu padrão de normalidade.[6] Uma curva torácica acentuada (cifose) é comum em indivíduos em processo de envelhecimento. Uma curva lombar pronunciada (lordose) é comum em obesos.[3]

Na região anterior, o enfermeiro deve avaliar se há simetria mamária, deformidades na parede torácica (peito de pombo e *pectus* escavado) e fraqueza da musculatura abdominal.[6]

Cabe ressaltar que o comprimento dos membros também faz parte do exame e que as alterações do alinhamento na pelve ou no quadril podem alterar o equilíbrio. Um membro mais curto costuma ocasionar, na posição em pé, uma obliquidade na pelve, que acarreta, em geral, uma curva compensatória da coluna para manter a cabeça alinhada com o eixo gravitacional.[6]

Havendo suspeita de diferença entre os membros, o enfermeiro deve medir o comprimento deles a partir das espinhas ilíacas anterossuperiores até um ponto fixo, como os maléolos mediais dos tornozelos, cruzando os joelhos pelas faces mediais (Figura 24.22). A diferença no tamanho obtido, nesse ponto de medida, refere-se a uma discrepância real e não deve ultrapassar 1 cm.[5,6]

A avaliação do equilíbrio deve começar com o paciente na posição lateral. As alterações mais comuns são o aumento das curvaturas torácica (hipercifose) e lombar (hiperlordose). Quanto mais inferior a localização do ápice da cifose torácica, maior o seu impacto sobre o equilíbrio geral da coluna e sobre a região lombar. Quando a hipercifose não é muito acentuada, mantém-se o equilíbrio pelo aumento compensatório da lordose lombar e cervical. Contudo, se o paciente faz flexão dos quadris e joelhos para se manter em pé, o desequilíbrio é compensado por essas estruturas, e não pela lordose.[6]

Também faz parte do exame das colunas torácica e lombar a observação da marcha (ver Capítulo 7), que fornece informações importantes sobre a força muscular e o equilíbrio do paciente.[2,6]

Além do movimento de flexão, o enfermeiro deve avaliar inclinação lateral e rotação do tronco e da coluna toracolombar. Esses movimentos devem ser realizados inicialmente pelo paciente e posteriormente pelo examinador, respeitando-se as limitações e a dor.[6]

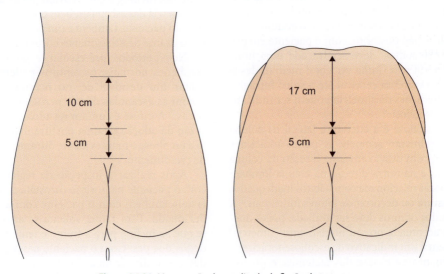

Figura 24.21 Mensuração da amplitude de flexão do tronco.

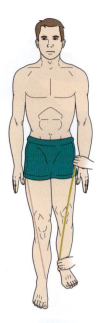

Figura 24.22 Avaliação do comprimento dos membros inferiores.

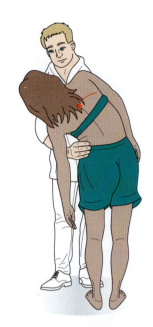

Figura 24.23 Avaliação do movimento de inclinação lateral.

Para avaliar a ADM durante a lateralização e a rotação, o enfermeiro deve solicitar ao paciente que se incline lateralmente (a inclinação esperada é em torno de 35°, conforme demonstrado na Figura 24.23) e que incline a parte superior do tronco para os lados (a amplitude esperada é de 30°, conforme mostrado na Figura 24.24). A ADM limitada e o relato de dor com a movimentação são achados anormais que precisam ser investigados.[3]

O examinador ainda deve palpar os processos espinhosos, que, normalmente, são retos e sem hipersensibilidade, e os músculos paravertebrais. Espera-se que esses músculos sejam firmes, indolores e não apresentem espasmos.[3]

Os achados anormais nos discos intervertebrais incluem rigidez, esforço muscular excessivo, desvio, hipersensibilidade, fratura, luxação, inflamação, espasmos, endurecimento, nodularidade, dor, dormência e comprometimento da movimentação.[3]

QUADRIL

Profundamente incrustado na pele, o quadril tem como atributos mais notáveis a força, a estabilidade e a grande amplitude de movimento, responsáveis pela sustentação do peso.[1]

Faz parte do exame do quadril a avaliação da marcha do paciente (descrita no Capítulo 7).

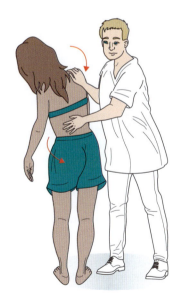

Figura 24.24 Avaliação do movimento de rotação.

A marcha anserina costuma ser identificada em indivíduos com artrose, fraqueza dos abdutores e luxação do quadril.[1] Todavia, a alteração mais comumente observada é a claudicação, identificada quando o paciente apresenta alguma dificuldade para deambular.[6]

Em condições normais, movimentos de flexão, extensão, hiperextensão, rotação interna, rotação externa, circundação, abdução e adução podem ser realizados pelo quadril. Esses movimentos podem ser avaliados com o paciente em pé e deitado, em decúbito dorsal. Cabe ressaltar que o movimento de hiperextensão do quadril também pode ser realizado com o paciente em decúbito ventral.[5,6]

Para avaliar esse segmento corporal, o enfermeiro deve, inicialmente, inspecionar, com o paciente na posição ortostática (nas perspectivas anterior e posterior) e as pernas retas, a simetria das cristas ilíacas e o número de pregas cutâneas. Pregas desiguais e assimetria podem sugerir comprimento desigual da perna ou da escoliose.[2]

Em seguida, deve-se solicitar ao paciente que deite em decúbito dorsal e inspecionar e palpar o quadril, pesquisando deformidades, áreas de sensibilidade, crepitações e nódulos. Uma perna mais longa do que a outra, em decúbito dorsal, pode indicar uma fratura ou um deslocamento do quadril. Relato de desconforto ao toque e detecção de crepitações ao movimento costumam estar relacionados com inflamação do quadril e doença articular degenerativa.[2]

A avaliação da ADM é realizada da seguinte maneira:

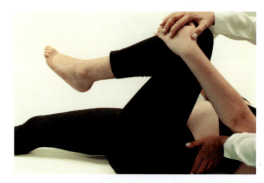

Figura 24.25 Avaliação da flexão do quadril.

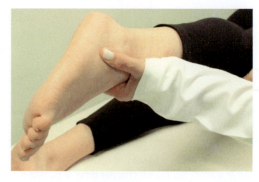

Figura 24.26 Avaliação da extensão do membro inferior.

- Flexão: o enfermeiro deve colocar a mão sobre a coluna lombar do paciente em decúbito dorsal e solicitar a ele que flexione um joelho de cada vez, em direção ao tórax, além de pressioná-lo firmemente contra o abdome. A seguir, deve-se observar o grau de flexão do quadril e do joelho, enquanto a coxa é mantida flexionada contra o abdome (Figura 24.25).[1] A amplitude, em graus, entre a mesa do exame e a posição atingida pela coxa é de 120°.[6] A coxa oposta, em condições normais, mantém-se estendida e repousando sobre a cama ou mesa de exame[1]
- Extensão: com o paciente em decúbito ventral, o enfermeiro deve realizar a extensão da coxa na sua direção (Figura 24.26). A amplitude, em graus, entre a mesa do exame e o membro inferior examinado deve ser de 30°[6]
- Rotação interna: com o paciente em decúbito dorsal, o enfermeiro deve flexionar a perna do paciente em 90°, na altura do quadril, e estabilizar a coxa com uma das mãos. A seguir, deve segurar o tornozelo com a outra mão e girar a parte inferior da perna lateralmente para a rotação interna do quadril (Figura 24.27).[1,6] A ADM esperada é de 50°
- Rotação externa: na mesma posição descrita para a avaliação da rotação externa, procede-se à avaliação da rotação externa. Entretanto, nesse caso, o tornozelo é girado medialmente (Figura 24.28).[1,6] A ADM esperada é de 40°[1,5]
- Abdução: com o paciente em decúbito dorsal, o enfermeiro deve realizar o afastamento do membro inferior da linha mediana (Figura 24.29). A ADM esperada é de 50°.[6] Dor durante a manobra sugere frouxidão ligamentar ou ruptura parcial do ligamento colateral medial. Cabe ressaltar que a maioria das lesões incide no lado medial[1]
- Adução: com o paciente em decúbito dorsal, o enfermeiro deve levantar o membro inferior na altura da linha mediana, ultrapassando-o para o lado oposto (Figura 24.30).[1,6] A ADM esperada é de 30°.[6] Dor durante a manobra sugere frouxidão ligamentar ou ruptura parcial do ligamento colateral lateral[1]
- Circundação: com o paciente em pé e apoiado sob o membro inferior oposto, o enfermeiro deve solicitar que ele realize o movimento circular de forma ativa (Figura 24.31).[5]

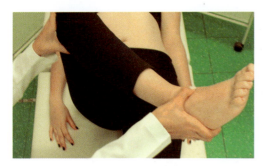

Figura 24.27 Avaliação da rotação interna do quadril.

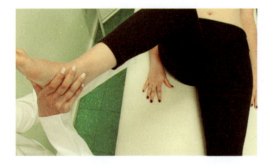

Figura 24.28 Avaliação da rotação externa do quadril.

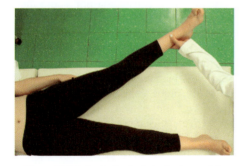

Figura 24.29 Avaliação da abdução do quadril.

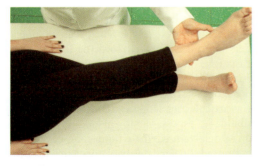

Figura 24.30 Avaliação da adução do quadril.

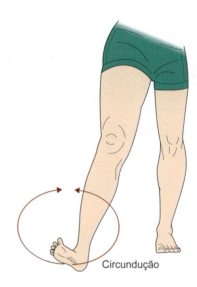

Figura 24.31 Avaliação da circundação do quadril.

Ao nascimento, os recém-nascidos devem ser avaliados pelos enfermeiros à procura de deslocamento congênito de quadril, por meio de testes como os de Barlow-Ortolani e de Allis.[2,5]

Para realizar o teste de Barlow-Ortolani, o enfermeiro deve posicionar o lactente em decúbito dorsal e flexionar os joelhos dele, colocando os polegares nas partes média e interna da coxa e os outros dedos por fora, sobre os quadris, tocando os trocânteres maiores. Em seguida, precisa realizar a adução das pernas do lactente, até seus polegares se tocarem. Na sequência, deve abduzir as pernas do bebê, com delicadeza, movendo os joelhos para fora e para baixo, até suas superfícies laterais tocarem a mesa (Figura 24.32). Normalmente, essa manobra transmite uma sensação de regularidade, pois o movimento é suave, sem som de clique. Caso esse som seja identificado, o que corresponde ao deslocamento da epífise femoral proximal para o interior da cavidade acetabular, o enfermeiro deve encaminhar esse bebê para uma avaliação especializada, pois essas evidências aparecem quando há deslocamento congênito de quadril.[2,3,5]

O teste de Allis consiste na comparação do comprimento das extremidades inferiores. Para tanto, o enfermeiro deve colocar o bebê com os pés planos sobre a mesa e flexionar os joelhos (Figura 24.33). Quando os pontos mais altos dos joelhos apresentam alturas iguais, o sinal de Allis é negativo. Quando um joelho é mais baixo do que o outro, sugere-se uma luxação no quadril que precisa ser investigada.[3]

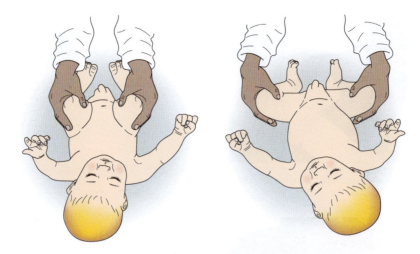

Figura 24.32 Teste de Barlow-Ortolani.

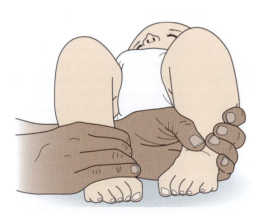

Figura 24.33 Teste de Allis.

O enfermeiro também precisa ficar atento à ocorrência de assimetria nas pregas glúteas, bem como dos membros inferiores, que também podem acompanhar a luxação do quadril.[3]

JOELHOS

A articulação do joelho é a maior do corpo humano e envolve três ossos: o fêmur, a tíbia e a patela, com três superfícies articulares, duas entre o fêmur e a tíbia e uma entre o fêmur e a patela.[1]

A inspeção do joelho inicia-se durante a avaliação da marcha do paciente. Em condições normais, os joelhos encontram-se estendidos quando o calcanhar toca o solo, e flexionados na fase de oscilação.[1]

Também se deve observar o formato, o alinhamento e o contorno dos joelhos, se há edema, bem como atrofia e relato de dor com o movimento.[1,3] Normalmente, existem depressões em ambos os lados da patela. A atrofia pode estar associada ao desuso ou a distúrbios crônicos.[2,3]

Quando o enfermeiro aproxima ou pede para o paciente aproximar seus maléolos mediais e detecta um espaço persistente superior a 2,5 cm entre os joelhos, denomina-se joelho varo (Figura 24.34). Em condições normais, essa evidência é constatada por 1 ano depois que a criança começa a andar. A persistência precisa ser investigada.[3]

As pernas em X (joelho valgo) ocorrem quando os joelhos estão juntos e existe uma distância superior a 2,5 cm entre os maléolos mediais (Figura 24.35), o que, em condições normais, se dá entre os 2 e 3 anos e meio. Sua persistência pode ter origem genética ou ser decorrente de doença óssea metabólica. O esforço sobre o joelho (uma vez que o paciente pode precisar balançar cada perna enquanto anda, para evitar golpear o outro membro) pode causar dor.[2]

Para palpar os joelhos, deve-se solicitar ao paciente que se sente com os joelhos flexionados na borda da mesa de exame ou da cama.[1] O enfermeiro deve iniciar a palpação na superfície anterior da coxa, em torno de 10 cm acima da patela, na direção do joelho, observando a consistência dos tecidos. Os músculos e os tecidos moles, normalmente, encontram-se sólidos e as articulações são lisas, sem calor, hipersensibilidade, espessamento ou nódulos.[3] Quando se detectam edema e flutuações, devem ser pesquisados o sinal de abaulamento e o teste de rechaço da patela.

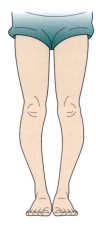

Figura 24.34 Joelho varo.

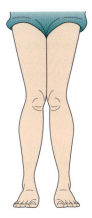

Figura 24.35 Joelho valgo.

Para identificar se há sinal de abaulamento, o enfermeiro deve golpear firmemente a superfície medial do joelho, duas ou três vezes, na tentativa de deslocar qualquer líquido que conste nessa área. A seguir, golpeia a superfície lateral e observa se haverá um abaulamento decorrente da onda líquida produzida com a manobra. Em condições normais, esse abaulamento não é detectado. Havendo abaulamento, sugere-se a existência de derrame.[1,3]

Para realizar o teste de rechaço da patela (confiável quando há maiores quantidades de líquido), o enfermeiro deve utilizar uma das mãos para comprimir a bolsa suprapatelar e, com a outra, empurrar a patela vigorosamente contra o fêmur. Quando há acúmulo de líquido (em grande quantidade), essa manobra o desloca e, no momento da colisão da patela com o fêmur, um estalido patelar será perceptível.[3]

A ADM dos joelhos também deve ser pesquisada, devendo o enfermeiro, para tanto, solicitar ao paciente que, em posição ortostática, dobre cada joelho e, a seguir, observar se ele consegue obter uma flexão entre 130° e 150°, uma extensão de 0° ao retornar com o membro para a linha reta e uma hiperextensão de 15° (Figura 24.36).[3]

A força muscular deve ser avaliada pedindo-se ao paciente para manter a flexão do joelho enquanto o examinador se opõe a esse movimento.[3]

TORNOZELOS E PÉS

Os tornozelos e os pés são locais frequentes de entorses e lesões ósseas.[1]

Sua inspeção deve ser realizada com o paciente em pé, caminhando e sentado. Também devem ser avaliados os sapatos quanto à existência de áreas de desgaste e de acomodação.[3]

Com o paciente na posição ortostática, o enfermeiro deve traçar uma linha imaginária a partir da metade da patela até entre o primeiro e o segundo pododáctilos, e avaliar se os pés encontram-se alinhados com o eixo longitudinal da perna.[3]

Deve-se avaliar se os pododáctilos apontam diretamente para a frente e se adotam uma posição horizontal (plana).[3]

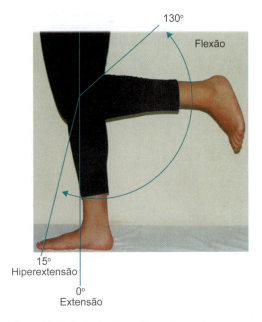

Figura 24.36 Avaliação da amplitude dos movimentos dos joelhos.

Os movimentos realizados pelas articulações do tornozelo consistem em dorsiflexão, flexão plantar[1,3], eversão, inversão e circundação (Figura 24.37).[3]

A dorsiflexão é avaliada solicitando ao paciente que eleve seus dedos. Uma ADM normal é de 20°. A amplitude da flexão plantar (45°) é pesquisada pedindo ao paciente que aponte os artelhos na direção do chão.

Ao solicitar ao paciente que gire a sola dos pés para fora e, a seguir, para dentro, são avaliadas a eversão e a inversão, sendo as ADM esperadas de 20° e 30°, respectivamente. A circundação é avaliada solicitando que o paciente realize movimentação circular do pé.

Uma amplitude limitada e o relato de dor durante a movimentação são achados que precisam ser investigados.[3]

A força muscular é avaliada solicitando ao paciente que faça a dorsiflexão e a flexão contra uma resistência realizada pelo enfermeiro.[3]

Durante a palpação, do tornozelo do paciente, o enfermeiro deve segurar o calcanhar com os dedos enquanto realiza a palpação com os polegares (Figura 24.38). Os espaços articulares, normalmente, estão lisos e deprimidos, sem nódulos e sem hipersensibilidade.[3]

Durante o exame dos pés, o enfermeiro deve avaliar se há evidências de comprometimentos que precisam ser solucionados ou minimizados, como unha encravada (que pode lesar a prega ungueal lateral e ocasionar inflamação e infecção), calosidade (área com grande espessamento de pele, que se forma em uma região de compressão recorrente), calos (espessamento doloroso da pele, em formato de cone, resultante da compressão repetida sobre a pele), verruga plantar e úlcera neuropática (comum na neuropatia diabética).[1-3] Também devem ser verificados o tempos de enchimento capilar e os pulsos pedioso e tibial posterior.

TÍTULOS DIAGNÓSTICOS DA NANDA-I[8] EVIDENCIADOS POR CARACTERÍSTICAS DEFINIDORAS E FATORES DE RISCO IDENTIFICADOS EM PACIENTES COM COMPROMETIMENTOS NO SISTEMA LOCOMOTOR

As reações frente ao adoecimento e/ou à lesão das estruturas do sistema locomotor, independentemente da etiologia e do mecanismo fisiopatológico, podem ocasionar desequilíbrios biológicos e sociais.

Comprometimentos na amplitude do movimento da ATM podem aumentar a probabilidade de o paciente apresentar:

- Deglutição prejudicada
- Comunicação prejudicada
- Risco de aspiração.

Ao avaliar articulações, estruturas ósseas e segmentos, o enfermeiro deve monitorar se há relato de:

- Dor aguda
- Dor crônica.

Nos casos de desalinhamento ósseo ou articular, fraqueza muscular, fraturas, processos inflamatórios e cãibras, pode-se identificar ainda:

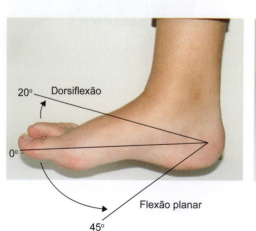
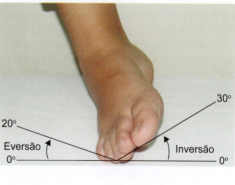

Figura 24.37 Avaliação da ADM dos tornozelos e dos pés.

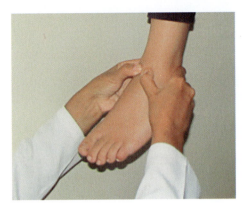

Figura 24.38 Palpação do tornozelo.

- Mobilidade física prejudicada
- Mobilidade no leito prejudicada
- Capacidade de transferência prejudicada
- Intolerância à atividade
- Sentar-se prejudicado
- Deambulação prejudicada
- Risco de queda
- Déficit no autocuidado para banho
- Déficit no autocuidado para vestir-se
- Risco de síndrome do desuso

Situações que afetam a mobilidade do paciente e favorecem sua restrição ao leito acabam por colocá-lo em uma condição de:

- Risco de integridade da pele prejudicada
- Risco de lesão
- Risco de úlcera por pressão.

É preciso considerar ainda que casos de comprometimento do sistema locomotor podem afastar o paciente de suas atividades laborais e atividades de lazer, o que, por sua vez, pode desencadear quadros de:

- Ansiedade
- Interação social prejudicada
- Atividade de recreação deficiente
- Risco de sentimento de impotência
- Risco de solidão
- Risco de religiosidade prejudicada
- Risco de resiliência comprometida.

Também é preciso considerar que pacientes com comprometimentos no sistema locomotor que necessitem ser submetidos a implantes de próteses apresentarão:

- Risco de infecção.

REFERÊNCIAS BIBLIOGRÁFICAS

1. Bickley LS, Szilagyi PG. Propedêutica médica. Rio de Janeiro: Guanabara Koogan; 2010.
2. Jensen S. Semiologia para a enfermagem. Rio de Janeiro: Guanabara Koogan; 2013.
3. Jarvis C. Exame físico e avaliação de saúde para enfermagem. 6. ed. Rio de Janeiro: Elsevier; 2012.
4. Porto CS. Semiologia médica. 7. ed. Guanabara Koogan: Rio de Janeiro; 2014.
5. Seidel HM, Ball, JW, Dains, JE, Benedict GW. Mosby guia de exame físico. 6. ed. Elsevier: Rio de Janeiro; 2007.
6. Silva RMFL da. Tratado de semiologia médica. Rio de Janeiro: Guanabara Koogan; 2014.
7. Guerra SD, Hermeto MV, Moura AD, Ferreira FL. Manual de emergências. 2. ed. Belo Horizonte: Folium; 2010.
8. North American Nursing Association (NANDA-I). Diagnósticos de enfermagem: definições e classificação 2015-2017. Porto Alegre: Artmed; 2015.

25 Exames Laboratoriais

Meire Chucre Tannure, Fernanda Savoi Mendes e Karina Lemos Guedes

RESULTADOS DE EXAMES LABORATORIAIS | CARACTERÍSTICAS DEFINIDORAS PARA DIAGNÓSTICOS

Quando os resultados dos exames complementares, entre eles os laboratoriais, estão fora do padrão de normalidade, indicam estados de desequilíbrio e tornam-se características definidoras (CD) de diagnósticos de enfermagem (DE).

Por isso, além de realizar anamnese e exame físico completos, considerando todas as esferas cuidativas (biológica, psíquica, social e espiritual), para compreender quais são as necessidades apresentadas pelos pacientes, os enfermeiros precisam avaliar os resultados dos exames laboratoriais, a fim de detectar evidências de comprometimentos que precisam ser foco da atenção da equipe de saúde.

Neste capítulo, serão abordados alguns desses exames, como hemograma, coagulograma, leucograma, eletrólitos, gasometria, prova de função renal e marcadores cardíacos.

Hemograma e coagulograma

O hemograma consiste em um teste de rastreamento de rotina, no qual é realizada a contagem das hemácias, da hemoglobina, dos hematócritos, dos índices hematológicos e das plaquetas.[1-3]

A partir dos dados do hemograma podem-se obter informações diagnósticas úteis sobre o sistema hematológico (e outros sistemas orgânicos) e pistas sobre o prognóstico dos pacientes, sua evolução clínica e resposta ao tratamento instituído.[1,3]

Hemácias

Hemácias ou eritrócitos estão em maior quantidade no sangue. São responsáveis pela condução do oxigênio (O_2) dos pulmões para os tecidos sanguíneos, bem como do dióxido de carbono (CO_2) dos tecidos para os pulmões. A hemoglobina é o principal componente das hemácias, sendo responsável pela cor vermelha do sangue. Cada grama de hemoglobina pode transportar 1,34 mℓ de oxigênio por 100 mℓ de sangue.[1,3]

Hematócritos

Fornecem informações sobre a quantidade de hemácias (eritrócitos), em relação ao resto do sangue. Os resultados apresentados, como porcentagem de hemácias por volume no sangue total, são importantes para a identificação de casos de anemia (diminuição das células vermelhas no sangue) e de policitemia (aumento das células vermelhas sangue).[1-3]

Índices hematológicos

No hemograma também são apresentados os índices hematológicos, que indicam tamanhos e conteúdo de hemoglobina das hemácias, incluindo:

- Volume globular médio (VGM): teste utilizado para avaliar anemias e o tamanho das hemácias (tamanho eritrocítico); apresenta-se nos estados de normocitose (normal), macrocitose (maior que o normal) e microcitose (menor que o normal)[1,3]
- Concentração de hemoglobina globular média (CHGM): mede a concentração média de hemoglobina nas hemácias, sendo importante para monitorar anemias[1,3]
- Medida de hemoglobina globular média (HGM): medida do peso médio de hemoglobina por hemácias, utilizada para o diagnóstico de anemias graves.[1,3]

Plaquetas

As plaquetas ou os trombócitos, menores células do sangue, formam os coágulos pelo processo denominado hemostasia primária. A hemostasia primária decorre da aderência das plaquetas no local de uma lesão formando um tampão instável. Elas apresentam tempo médio de vida de 7,5 dias. Sua análise é útil para avaliação de distúrbios hemorrágicos e monitoramento de doenças associadas à insuficiência da medula óssea.[1,4]

A diminuição das plaquetas (trombocitopenia – abaixo de 150.000/mm³) pode levar a sangramentos, e seu aumento (trombocitose – acima de 400.000/mm³) é capaz de elevar o risco de trombose; logo, o monitoramento dessas células é útil para avaliar os distúrbios hemorrágicos e monitorar as doenças associadas à insuficiência da medula óssea.[2]

Em algumas situações, solicita-se no hemograma o volume plaquetário médio (VPM), que indica a uniformidade de tamanho das plaquetas, importante para o diagnóstico diferencial da trombocitopenia.[1,3]

O Quadro 25.1 apresenta os valores de referência das células vermelhas no hemograma.

Quadro 25.1 Valores de referência de células vermelhas no hemograma.

Células	Homem	Mulher
Hemácias (× 10³/mm³)	4,5 a 5,5	4,0 a 5,0
Hb (mmol/ℓ)	8,5 a 11,0	7,5 a 10
Ht (%)	42 a 52	36 a 48
VGM (fℓ)	84 a 96	84 a 96
CHGM (g/dℓ)	32 a 36	32 a 36
HGM (pg/célula)	28 a 34	28 a 34
Plaquetas (× 10³/mm³)	150 a 400	150 a 400
VPM (fℓ)	7,4 a 10,4	7,4 a 10,4

Além da contagem das plaquetas, outros exames laboratoriais tradicionalmente utilizados para o monitoramento de alterações da coagulação são: tempo de protrombina (TP), também denominado tempo de atividade de protrombina (TAP); tempo de tromboplastina parcial ativada (PTTA); e o cálculo do *International Normalized Ratio* (RNI), um índice de medida de coagulação derivado do TP.[1,3]

Sabe-se que, em resposta à ruptura de um vaso ou em decorrência de danos ao próprio sangue, ocorre uma complexa cascata de reações químicas no sangue, envolvendo diversos fatores de coagulação, e, como resultado final, tem-se um complexo de substâncias ativadas coletivamente, denominado ativador de protrombina, que catalisa a conversão da protrombina em trombina, responsável por atuar como uma enzima que converte o fibrinogênio em filamentos de fibrina, aprisionando células sanguíneas, plaquetas e plasma, formando, dessa maneira, o coágulo (hemostasia secundária).[1,3,4]

O TP e o PTTA medem o tempo necessário para a formação de um coágulo constituído apenas de fibrina, sem influência de plaquetas ou hemácias.[1]

E, uma vez que, de acordo com o reagente utilizado nos laboratórios, o TP apresenta-se com valores diferentes, foi criado o RNI, na tentativa de padronizar diferentes resultados de medida.[1,3]

O TP detecta deficiências nas vias extrínseca e comum da coagulação, e o PTTA nas vias comum e intrínseca.[1,3]

O Quadro 25.2 apresenta os valores de referência de TP, PTTA e RNI.

Quadro 25.2 Tempo dos fatores de coagulação.

Marcadores de coagulação	Valores de referência
Tempo de ativação da protrombina (TP)	10 a 15 s
Tempo de tromboplastina parcial ativada (PTTA)	25 a 45 s
International Normalized Ratio (RNI)	1 a 1,4 s

Formada pelo fígado, a protrombina é usada em todo o corpo para a coagulação do sangue. Para que ela seja formada regularmente, o fígado precisa de vitamina K e de outros fatores de coagulação. A falta dessa vitamina ou em hepatopatias, que impeçam a formação normal de protrombina, podem fazer cair o nível dessa proteína plasmática e favorecer a ocorrência de sangramentos.[1,3]

Pacientes com deficiência isolada ou múltipla dos fatores de coagulação apresentam prolongamento do tempo de coagulação e, consequentemente, maior risco de sangramentos.[2]

Um tempo de coagulação diminuído serve como alerta para a formação/liberação de trombos na corrente sanguínea e complicações deles decorrentes.[1,3]

Leucograma

Os leucócitos, células brancas do sangue, têm tempo médio de vida de 13 a 20 dias e a função de defender o organismo contra infecções, por meio da fagocitose.[1-3]

Quando se verifica um valor de leucócitos superior a 11.000/mm³, pode-se dizer que eles estão aumentados (leucocitose), o que indica aumento das células de defesa do organismo em resposta a alguma infecção. Valores menores que 4.000/mm³ demonstram haver leucopenia (baixa de leucócitos) e defesa do organismo comprometida.[1,3]

O grau de aumento dos leucócitos está relacionado com a gravidade da infecção, a resistência, a idade do indivíduo e a reserva e eficiência da medula óssea. Há leucopenia sobretudo em casos de depressão da medula óssea por intoxicação com fármacos (quimioterápicos, antitireoidianos, alguns analgésicos e anti-inflamatórios) ou radiação ionizante.[1,3]

Os leucócitos são classificados como polimorfonucleares ou granulócitos (neutrófilos, eosinófilos e basófilos) e mononucleares (linfócitos e monócitos).[1]

Os granulócitos e os monócitos protegem o corpo contra mecanismos invasores por meio da fagocitose. Já os linfócitos funcionam em conjunto com o sistema imunológico.[2]

Os leucócitos são transportados da medula óssea ou dos tecidos linfoides (linfonodos, baço, timo, tonsilas, tubo digestivo, entre outros) para as áreas nas quais são necessários.[1,3]

Neutrófilos

Células maduras que atacam os agentes infecciosos, especialmente as bactérias, representam, aproximadamente, 45 a 75% dos leucócitos circulantes.[1,3]

Quando ainda estão imaturos, os neutrófilos são desprovidos de lóbulos e o seu núcleo se assemelha a um bastão, sendo, por isso, denominados bastonetes.[1,3]

Quando o paciente está infectado, a medula óssea aumenta rapidamente a produção de leucócitos e acaba por lançar, na corrente sanguínea, neutrófilos jovens recém-produzidos (os bastonetes). Isso ocorre porque não há tempo para esperar que essas células amadureçam para combater a infecção em curso.[1,3]

Normalmente, apenas 4 a 5% dos neutrófilos circulantes são bastonetes. Logo, ao ser detectado um percentual maior de células jovens, fica evidente que há um processo infeccioso. E como no hemograma os bastonetes costumam ficar à esquerda da lista de resultados apresentada pelo laboratório, quando se encontram em número aumentado, tal achado é denominado "desvio à esquerda", ou seja, aumento da produção de neutrófilos jovens.[1,2]

Os neutrófilos maduros são designados segmentados, por disporem de citoplasma com grânulos finos e núcleo com cromatina, dividida em dois a cinco grumos, ligados por filamentos. Quando o paciente não está doente ou já está em fase final de doença, praticamente todos os neutrófilos são segmentados, ou seja, as células estão maduras.[1,3]

Eosinófilos

Constituem de 2 a 3% de todos os leucócitos sanguíneos, sendo em geral produzidos em número muito elevado em indivíduos com infestações parasitárias, migrando para os tecidos acometidos pelos parasitas. Também têm propensão especial a se acumular em tecidos em que ocorrem reações alérgicas.[1,2]

Basófilos

Constituem cerca de 1% dos leucócitos sanguíneos e costumam elevar-se em processos alergênicos.[1,3]

Linfócitos

São o segundo tipo mais comum de glóbulos brancos, representam de 25 a 45% dos leucócitos no sangue e são as principais linhas de defesa contra infecções virais e contra o surgimento de tumores. Responsabilizam-se também pela produção dos anticorpos.[2]

Monócitos

Células imaturas que constituem, em média, 5% do total de leucócitos do sangue e têm pouca capacidade para combater agentes infecciosos, quando ainda presentes no sangue. Contudo, ao passarem para os tecidos pelas membranas capilares, aumentam de tamanho, transformando-se em macrófagos teciduais e, sob esse formato, podem viver e atacar invasores infecciosos durante meses ou anos, a menos que sejam destruídos ao realizarem a fagocitose.[1,3]

O Quadro 25.3 apresenta os valores de referência das células brancas no hemograma.

Quadro 25.3 Valores de referência de células brancas no hemograma.

Células	Contagem absoluta	Contagem diferencial (%)
Leucócitos/mm³	4.500 a 10.500	–
Neutrófilos/mm³	3.000 a 7.000	–
Linfócitos/mm³	1.500 a 4.000	25 a 40
Monócitos/mm³	100 a 500	3 a 7
Eosinófilos/mm³	0 a 0,7	0 a 3
Basófilos/mm³	15 a 50	0 a 1

Eletrólitos

Trata-se de substâncias capazes de se quebrar em partículas chamadas íons (átomo ou molécula com uma carga elétrica).[4]

Alguns íons são carregados positivamente (cátions) e outros, negativamente (ânions). Essas partículas carregadas são base das interações químicas do corpo humano e essenciais, entre outras finalidades, para a transmissão do impulso nervoso, do equilíbrio hídrico e da contração muscular.[2]

Sódio (Na^+), potássio (K^+), cálcio (Ca^{++}), magnésio (Mg^{++}) e hidrogênio (H^+) são os principais cátions (íons carregados positivamente) do líquido corporal. Os principais ânions (íons carregados negativamente) são bicarbonato (HCO_3^-), cloreto (Cl^-) e fosfato (PO_4^-).[2]

A deficiência de qualquer um desses íons pode acarretar complicações graves, sendo necessária uma interpretação correta dos resultados laboratoriais pelos profissionais da saúde, com consequente intervenção apropriada, a fim de que o equilíbrio hidroeletrolítico seja restabelecido.[2,5]

Os eletrólitos são medidos em termos de seu poder de combinação química, sendo o miliequivalente (mEq) a unidade de medida que descreve sua atividade química.[4]

Anormalidades no nível de eletrólitos podem indicar desequilíbrio hídrico ou acidobásico, ou disfunções neuromuscular, cardíaca, endócrina, renal ou esquelética.[4]

Achados no sangue venoso fornecerão informações importantes relacionadas com os possíveis desequilíbrios eletrolíticos.

Neste tópico, serão tratados os desequilíbrios relacionados com os íons sódio (Na^+), potássio (K^+), cálcio (Ca^{++}), magnésio (Mg^{++}), cloreto (Cl^-) e fosfato (PO_4^-). A seguir, serão apresentados o desequilíbrio acidobásico e a análise dos íons H^+ e HCO_3^-.

Sódio (Na^+)

- Valor de referência: 135 a 145 mEq/ℓ.

O Na^+ é o eletrólito mais abundante no líquido extracelular. É essencial para reações químicas celulares, transmissão de impulsos nervosos e contração muscular, além de ser o principal preditor do volume hídrico de um indivíduo. Sua análise torna possível estimar a osmolaridade sérica, por ter maior concentração no plasma, em relação ao interstício, interferindo na pressão osmótica.[5]

A hiponatremia ($Na^+ < 135$ mEq/ℓ) é ocasionada pela perda de sódio ou pelo ganho de água. O sódio pode ser perdido em decorrência de episódios de vômitos, diarreia, sudorese profusa e uso de diuréticos. Essa diminuição no nível de sódio faz com que o líquido se desloque do compartimento extracelular (menos concentrado) para o espaço intracelular, o que provoca inchaço das células e, consequentemente, desencadeia edema, hipotensão, cãibras musculares, fraqueza, pele seca e confusão mental.

Episódios de crises convulsivas e coma estão associados aos valores inferiores a 120 mEq/ℓ.[5,6]

A hipernatremia (Na$^+$ > 145 mEq/ℓ), elevação dos níveis de sódio sérico, pode resultar da perda excessiva de água (por privação ou ingesta reduzida de líquidos, diarreia e perdas insensíveis de água de maneira excessiva, como na hiperventilação e em decorrência de queimaduras) e por ingesta excessiva de sódio. Quando isso ocorre, os líquidos intracelulares tendem a se deslocar para o espaço extracelular (por pressão osmótica extracelular aumentada) e as células podem encolher de tamanho por estarem com uma quantidade insuficiente de líquido intracelular. As células do sistema nervoso central costumam ser as mais afetadas, provocando, no paciente, evidências de comprometimento neurológico, a saber: desorientação, agitação, fraqueza e até alucinações.[1,5-7]

Potássio (K$^+$)

- Valor de referência: 3,5 a 5,2 mEq/ℓ.

O K$^+$ é o principal eletrólito intracelular existente. Ele é o cátion mais abundante no espaço celular (98%) e desempenha importantes funções, como controle da pressão osmótica, condução do impulso nervoso e contração muscular. Sua regulação é feita por via renal.[5,6]

Valores de K$^+$ inferiores a 3,5 mEq/ℓ são chamados de hipopotassemia e costumam estar associados a vômitos, diarreia, distúrbios acidobásicos (alcalose) e como decorrência do uso de diuréticos.[2,5,6]

Quando o nível do potássio extracelular cai, ele se desloca do líquido intracelular para o extracelular, criando uma deficiência de K$^+$ intracelular. Em consequência, os íons H$^+$ e Na$^+$ passam a ser retidos pelas células, na tentativa de manter o equilíbrio. Essas alterações acarretam alterações no pH e na maioria dos sistemas, sendo o musculoesquelético o primeiro que costuma apresentar a deficiência, com manifestações de fraqueza e cãibras. Arritmias, fraqueza, confusão mental, parestesias, cólicas intestinais, náuseas e distensão abdominal também podem ser evidenciadas.[5,6]

A hiperpotassemia refere-se ao excesso de K$^+$ sérico (> 5 mEq/ℓ). Isso ocorre quando o organismo apresenta falhas nos mecanismos regulatórios, decorrentes da insuficiência renal e do uso de medicamentos, como cloreto de potássio e diuréticos poupadores de potássio. Qualquer comprometimento que leve a uma lise celular libera o potássio da célula para o sangue. Vale ressaltar que o potássio sérico é baixo e o seu mínimo aumento no plasma pode causar complicações, pois a condução nervosa e a contratilidade muscular podem ficar comprometidas, ocorrendo fraqueza e paralisia dos músculos, arritmias, distensão abdominal, cãibras, ocasionando, inclusive, paradas respiratória e cardiorrespiratória.[5,8,9]

Cálcio (Ca^{++})

- Valor de referência | cálcio total: 8,9 a 10,1 mg/dℓ.
- Valor de referência | cálcio ionizado: 4,5 a 5,1 mg/dℓ.

A maior concentração de cálcio está nos ossos (99%), ficando o restante no plasma ligado às proteínas plasmáticas (albumina 40%) ou ionizado (livres). O cálcio iônico é o que mais se reflete na situação clínica de um paciente, por ser responsável por contração muscular, função cardíaca, coagulação sanguínea e transmissão do impulso nervoso.[2,4,5,10]

A interpretação do cálcio remete também à análise concomitante das proteínas totais e da albumina sérica, cujas alterações repercutem nos níveis de cálcio.[1]

A hipocalcemia refere-se a um déficit de cálcio no líquido extracelular (cálcio sérico < 8,9 mg/dℓ ou ionizado < 4,5 mg/dℓ), o que costuma estar associado à ingestão inadequada, à absorção prejudicada (intestino curto e síndrome de má-absorção) e à perda excessiva (por alcoolismo, insuficiência renal crônica e uso de diuréticos). As manifestações clínicas mais comuns são dormência, parestesia dos dedos das mãos e cãibras. Também pode haver comprometimento das funções respiratória (laringo e broncoespasmo) e cardiovascular (hipotensão arterial e arritmias), além de convulsões e tetania.[2,4,6]

O valor elevado de cálcio no líquido extracelular é denominado hipercalcemia (cálcio sérico > 10,1 mg/dℓ ou ionizado > 5,1 mg/dℓ), cujas principais causas são o câncer e o hiperparatireoidismo. As manifestações incluem náuseas, vômitos, fraqueza, micção excessiva, sede, letargia, fala arrastada e confusão. A hipercalcemia grave pode resultar em parada cardiorrespiratória.[4,6,11]

A função renal pode ficar prejudicada em virtude da precipitação de cálcio no parênquima e da redução do fluxo sanguíneo.

Magnésio (Mg++)

- Valor de referência: 1,8 a 2,6 mg/dℓ.

O magnésio, segundo cátion mais abundante no espaço intracelular (o primeiro é o K+) e o quarto no espaço extracelular, está armazenado, em maior parte, nos ossos.[5,8] Apresenta papel fundamental em mais de 300 reações enzimáticas, como na atividade neuronal, na excitabilidade cardíaca, na ligação do cálcio, na liberação de neurotransmissores, no tônus vasomotor e na contração muscular.[12] É regulado por mecanismos renais e gastrintestinais. A detecção da eliminação renal de magnésio pode ser feita pelo exame de urina de 24 h.[5]

A hipomagnesia (Mg++ < 1,8 mg/dℓ), diminuição dos níveis de magnésio sérico, é um achado constante nas unidades de clínica médica e, principalmente, nos centros de terapia intensiva, e costuma estar associada a diarreia, abstinência alcóolica, uso de dietas enteral e parenteral, sepse e queimaduras. As sintomatologias mais comuns são fraqueza, alteração do estado mental, tremores, arritmia cardíaca (bloqueio), tetania e parada respiratória.[4,6,8]

A hipermagnesia (Mg++ > 2,6 mg/dℓ) geralmente é rara, e a causa habitual é a insuficiência renal (quando os rins não conseguem excretar o magnésio) ou a ingestão excessiva de laxantes e antiácidos contendo magnésio. As manifestações clínicas incluem depressão do sistema nervoso central, náuseas, vômito e fadiga. Paralisia respiratória, coma e alterações do eletrocardiograma e parada cardiorrespiratória podem ocorrer em casos mais graves.[6,8]

Cabe ressaltar que existe uma relação íntima entre os íons Mg++ e Ca++, e Mg++ e K+ e alterações nos níveis do magnésio repercutirão na concentração desses outros íons. O magnésio é um antagonista fisiológico do cálcio e, em altas concentrações, inibe a enzima Ca++ATPase. Em relação ao K+, percebe-se que uma redução dos níveis de magnésio bloqueia a capacidade celular em manter o gradiente de potássio. Hipomagnesia pode levar à hipocalcemia e à hipopotassemia refratária. Assim, faz-se necessária uma avaliação concomitante desses íons.[2,12]

Cloreto (Cl-)

- Valores de referência: 96 a 106 mEq/ℓ.

Ânion mais importante no espaço extracelular, o cloreto participa do controle do equilíbrio hídrico e acidobásico, influencia a pressão osmótica e mantém a eletroneutralidade celular. Grandes quantidades são encontradas na mucosa gástrica, na forma de ácido clorídrico.[4,5]

A hipocloremia (Cl- < 96 mEq/ℓ) pode decorrer de vômitos, diarreias, tratamento com diuréticos, queimaduras e alcalose metabólica. As sintomatologias mais comuns são hiperexcitabilidade dos músculos, cãibras, fraqueza e tetania.[2,4]

A hipercloremia (Cl- > 106 mEq/ℓ) pode resultar de aumento da transpiração, traumatismo cranioencefálico, acidose metabólica (em decorrência da concentração diminuída do bicarbonato), produção do hormônio adrenocortical em excesso, e das doenças tubulares renais (pela diminuição da excreção do hidrogênio e redução da absorção do bicarbonato). Entre as evidências, podem-se citar fraqueza, hiperventilação, diminuição da capacidade cognitiva, arritmias, podendo ocorrer, inclusive, o coma.[4,13]

Cabe ressaltar que suas alterações, geralmente, refletem-se em alterações dos íons sódio no mesmo sentido.[4]

Fosfato

- Valores de referência: 2,5 a 4,5 mg/dℓ.

O fosfato é um ânion que concentra sua maior parte (85%) combinada ao cálcio nos ossos e o restante no espaço intracelular. É responsável pela formação do tecido ósseo, pelo metabolismo da glicose (acompanha a glicose para dentro da célula) e dos lipídios, pelo armazenamento e pela transferência de energia, e pelo controle acidobásico.[2,6]

Tem uma relação inversa ao íon cálcio – em níveis baixos de fosfato, percebem-se níveis aumentados de cálcio – e, quando os níveis de fosfato estão elevados, os do cálcio se encontram reduzidos.[2,14]

A diminuição da concentração do fosfato sérico (hipofosfatemia – PO_4^- < 2,5 mg/dℓ) pode decorrer de menor absorção pelo trato gastrintestinal, anorexia, patologias que reduzem a reabsorção do fosfato nos túbulos renais, abstinência alcóolica e uso de diuréticos. A sintomatologia inclui fraqueza muscular generalizada, convulsões, confusão mental, coma.[4,6,14]

A hiperfosfatemia (PO_4^- > 4,5 mg/dℓ) é mais comum na insuficiência renal aguda ou crônica (redução da taxa de filtração glomerular) e hipoparatireoidismo. Pode resultar em náuseas, fraqueza muscular, taquicardia e tetania. Contudo, costuma ser assintomática. Os sintomas dependem mais da hipocalcemia que, frequentemente, encontra-se associada à hiperfosfatemia.[1,4]

Gasometria

O exame de gasometria é necessário para identificar distúrbio acidobásico, o desequilíbrio da concentração sérica (sanguínea) do íon hidrogênio (H^+).[4,5,15]

O estado acidobásico pode ser quantificado pelo potencial de hidrogênio (pH), um indicador da concentração sérica dos íons de hidrogênio e da consequente acidez ou alcalinidade do meio.[5,15]

Em condições de equilíbrio acidobásico, indivíduos adultos apresentam pH variando entre 7,35 e 7,45.[2,4]

A manutenção de um pH constante depende de uma perfeita integração entre pulmões e rins, com o auxílio de sistemas-tampões que controlam as variações do pH.[5]

Um tampão é uma substância que impede que os líquidos do corpo se tornem excessivamente ácidos ou básicos.[5]

A análise do sistema-tampão do ácido carbônico (H_2CO_3), que compreende o bicarbonato (HCO_3^-) e o dióxido de carbono (CO_2), é muito útil para o diagnóstico dos distúrbios acidobásicos.[16]

Quando o pH está abaixo de 7,35, tem-se um quadro de acidose não compensada, e, quando acima de 7,45, há um quadro de alcalose não compensada.[2]

Os distúrbios acidobásicos primários podem ser classificados em:

- Acidose respiratória
- Acidose metabólica
- Alcalose respiratória
- Alcalose metabólica.

Porém, frequentemente, pacientes críticos apresentam mais de um distúrbio primário, podendo ocorrer desequilíbrios simultâneos, o que é caracterizado como quadro de distúrbio misto.[15]

Para analisar se o desequilíbrio tem como origem um fator metabólico ou respiratório, é preciso avaliar, conjuntamente com o valor do pH, a concentração sérica do bicarbonato (HCO_3^-) e da pressão parcial do dióxido de carbono arterial ($PaCO_2$), dados que são obtidos a partir de uma amostra de sangue arterial (gasometria).[17]

O Quadro 25.4 apresenta os valores de referência da gasometria.

Quadro 25.4 Valores de referência da gasometria.

Indicador	Valores
pH	7,35 a 7,45
$PaCO_2$	35 a 45 mmHg
PaO_2	80 a 100 mmHg
HCO_3	22 a 26 mEq/ℓ
BE	–3,0 a +3,0
SaO_2	Acima de 94%

Acidoses (redução do pH)

Como mencionado, a acidose pode decorrer de uma alteração metabólica ou respiratória.

Acidose metabólica

Para realizar essa diferenciação, o enfermeiro deve considerar que a acidose metabólica ocorre quando há ganho de H^+ ou perda de HCO_3^- com consequente redução do pH.[5]

O mecanismo compensatório desse desequilíbrio é a hiperventilação, com consequente reduções da $PaCO_2$ e do H^+ circulante.[4,5]

Isso ocorre porque o dióxido de carbono (CO_2), constantemente produzido pelo metabolismo celular (uma vez que o H_2CO_3 produz CO_2 e H_2O), é excretado pela expiração. E, quando a quantidade de CO_2 no sangue aumenta, os quimiorreceptores dos centros respiratórios são estimulados a aumentar a frequência e a profundidade da respiração, na tentativa de eliminar o CO_2.[5]

Logo, em quadros de acidose metabólica, constatam-se, na gasometria, pH e HCO_3^- baixos. E, na tentativa de compensação respiratória, também poderá haver redução da $PaCO_2$:

- pH baixo
- HCO_3^- baixo
- $PaCO_2$ normal ou baixo (na tentativa de compensação respiratória).

Acidose respiratória

Na acidose respiratória, o que se identificam na gasometria são o pH baixo e a elevação da $PaCO_2$, ou seja, elevação do CO_2 que acidificou o meio. E, na tentativa de compensação metabólica, os rins poderão reter íons de HCO_3^- e, como consequência, aumentar a sua quantidade:[2,4,5]

- pH baixo
- PaCO$_2$ alto
- HCO$_3^-$ normal ou alto (na tentativa de compensação metabólica).

Alcaloses (aumento do pH)

Se o pH se encontra elevado, sabe-se que o meio está alcalinizado. As alcaloses também podem ser desencadeadas por fatores metabólicos ou respiratórios.[2]

Alcalose metabólica

Para fazer uma correta diferenciação, deve-se considerar que, na alcalose metabólica, há elevação do pH decorrente do aumento da concentração do HCO$_3^-$ ou perda excessiva do H$^+$. Um dos mecanismos compensatórios que entram em ação quando isso acontece é a hipoventilação, com consequente elevação da PaCO$_2$ como tentativa de aumentar o H$^+$ circulante:[2,4,5]

- pH alto
- HCO$_3^-$ alto
- PaCO$_2$ normal ou alta (na tentativa de compensação respiratória).

Alcalose respiratória

Na alcalose respiratória, o que se nota é a diminuição da PaCO$_2$ ou seja, é a diminuição do CO$_2$ que deixou o meio básico. E, havendo tentativa de compensação metabólica, os rins eliminarão mais bicarbonato e, consequentemente, haverá redução do HCO$_3^-$:[2,4,5]

- pH alto
- PaCO$_2$ baixo
- HCO$_3^-$ normal ou baixo (na tentativa de compensação metabólica).

A Figura 25.1 apresenta uma sequência para a verificação do desequilíbrio acidobásico.

Cabe ressaltar que, na gasometria, ainda há dados sobre o excesso de base (BE, do inglês *base excess*), componente metabólico que possibilita a avaliação da quantidade de base necessária para fazer com que o pH sérico retorne ao estado fisiológico que, em condições normais, se mantém neutro. Quando há excesso de base (aumento do HCO$_3^-$), ele fica positivo, mas, quando se tem um déficit de base (diminuição do HCO$_3^-$), ele fica negativo.[2]

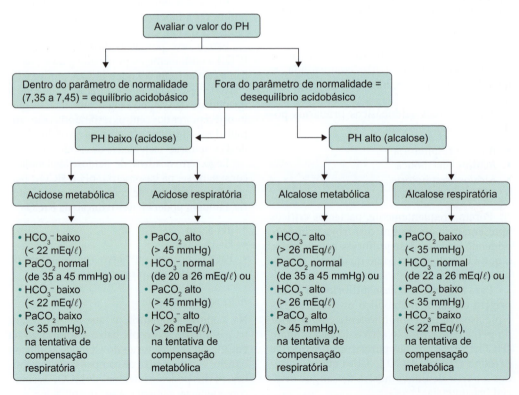

Figura 25.1 Sequência para a constatação do desequilíbrio acidobásico.

A pressão parcial de oxigênio no sangue arterial (PaO_2) e a saturação de oxigênio (SaO_2) devem ser avaliadas com os demais achados e, quando alteradas, podem identificar um estado hipoxêmico.

Prova da função renal

O rim é um órgão com diversas funções, das quais se destacam a capacidade de excreção das escórias e o controle da homeostase corporal.[1,3,18]

A análise da função renal compreende perceber a capacidade de controle da eliminação dos líquidos corpóreos (função glomerular), perfusão renal preservada e as funções específicas dos túbulos renais.[18]

O volume de líquido plasmático filtrado pelos néfrons, em uma unidade de tempo, é denominado taxa de filtração glomerular (TFG).[1]

A TFG pode ser estimada pela depuração (*clearance*) da creatinina, pela depuração da ureia e pela análise da cistatina C, sendo a creatinina e a ureia as técnicas mais utilizadas na prática clínica.[1,18]

Existem vários marcadores clínicos comumente utilizados para diagnóstico da lesão glomerular, entre eles a proteinúria e a hematúria, que serão tratados neste tópico.[2]

Creatinina

A creatinina é derivada do metabolismo energético muscular, sendo produzida constantemente para o sangue. Sua excreção pelos rins ocorre livremente, possibilitando a análise estimada da capacidade e da velocidade de filtração glomerular.[18]

A coleta da urina de 24 h é o procedimento indicado para avaliar a depuração da creatinina. Em casos de urgência, pode ser utilizada a equação de Cockcroft-Gault para calcular a TFG, conforme mostra o Quadro 25.5.[2,18,19]

A creatinina não deve ser avaliada isoladamente, por se tratar de um marcador de baixa especificidade e sensibilidade. É importante que sejam correlacionados os achados laboratoriais com a clínica do paciente.[18,19]

A diminuição da depuração de creatinina pode indicar comprometimento da função renal (decorrente de nefrites, amiloidose, síndrome nefrótica, pielonefrite), mas também decorrer de má perfusão renal (choque, desidratação ou uso de drogas vasoativas).[2,18,19]

A depuração pode estar elevada em casos de gravidez, uso de algumas drogas, ingesta excessiva de proteínas, queimaduras e elevação do débito cardíaco. Os indivíduos diabéticos com descontrole glicêmico têm maior risco de desenvolver uma nefropatia consequente a uma TFG aumentada.[2,19]

Os valores de referência da creatinina são apresentados no Quadro 25.6.

Ureia

A ureia é sintetizada pelo fígado a partir do produto final do metabolismo das proteínas, sendo considerada o principal metabólito nitrogenado do metabolismo proteico. Sua análise é indicada no diagnóstico de hepatopatias (níveis séricos diminuídos) e de insuficiência renal (níveis séricos aumentados).[1]

Sua interpretação torna-se vantajosa quando avaliada concomitantemente com a creatinina.[18]

Quadro 25.5 Equação de Cockcroft-Gault para calcular a TFG.

Homem	Mulher
TFG = $\dfrac{(140 - \text{idade em anos}) \times (\text{peso em kg})}{72 \times \text{creatinina sérica em mg/d}\ell}$	TFG = $\dfrac{(140 - \text{idade em anos}) \times (\text{peso em kg})}{72 \times \text{creatinina sérica em mg/d}\ell} \times 0{,}85$

Quadro 25.6 Valores de referência da creatinina.

Substância	Valores de referência (homem)	Valores de referência (mulher)
Creatinina sérica	0,6 a 1,2 mg/dℓ	0,4 a 1 mg/dℓ
Creatinina urinária	14 a 26 mg/kg/24h	11 a 20 mg/kg/24h

A concentração sérica normal da ureia é de 10 a 20 mg/dℓ. Um valor de ureia plasmática acima de 50 mg/dℓ demonstra disfunção renal grave. Concentração inferior a 8 mg/dℓ pode indicar patologia hepática, ingesta reduzida de proteínas ou estado de hipervolemia.[1,2,19]

Proteinúria

Proteínas são moléculas grandes e, em condições normais, não são capazes de penetrar na cápsula de Bowman e ser excretadas na urina. Na ausência de um comprometimento glomerular, as proteínas de baixo peso molecular são filtradas e reabsorvidas para o plasma.[1,19] Os valores urinários normais de proteinúria variam de 10 a 140 mg/dia, para o homens e de 30 a 100 mg/dia, para a mulheres.

A presença de proteinúria pode indicar um comprometimento da membrana glomerular (glomerulonefrite) e ser uma das primeiras manifestações de comprometimento renal grave.[18,19]

O exame padrão ouro para o diagnóstico de proteinúria é a urina de 24 h, e, para validar o exame, a técnica de coleta deve ser respeitada.[18,19]

Hematúria

Hematúria é definida como presença de hemácias intactas na urina. A etiologia pode ser glomerular (lesões na membrana glomerular e não glomerular), traumatismo, patologias do trato geniturinário e hemoglobinopatias.[19]

Quanto à intensidade, a hematúria é classificada como macroscópica (urina vermelho-vivo ou castanho-escura), que é percepção do sangue na urina, e microscópica, quando as hemácias são percebidas somente por análise laboratorial.[19]

A análise da hematúria é indicada no diagnóstico e no acompanhamento das patologias geniturinárias, bem como na triagem da dosagem de anticoagulantes.[18,20]

A diferenciação das hematúrias glomerular e não glomerular pode ser realizada pela pesquisa de hemácias disfórmicas. O dismorfismo eritrocitário permite analisar alterações estruturais das hemácias, como em forma, cor, volume e conteúdo de hemoglobina. Essas alterações, se presentes, sugerem comprometimento de origem glomerular, que resulta na deformação da hemácia. Na hematúria não glomerular, as hemácias presentes na urina têm características normais (isomórficas).[1,2,18,20]

Marcadores cardíacos

A avaliação e o acompanhamento da lesão cardíaca são essenciais para um diagnóstico diferencial e para triagem da dor torácica. Alterações seriadas e combinação de marcadores cardíacos séricos podem ser mais efetivas devido à incerteza quanto à duração verdadeira do dano miocárdico.[1,21,22]

Quando há necrose miocárdica, as células do músculo cardíaco perdem a integridade e permitem a passagem de moléculas intracelulares para o interstício, para os capilares linfáticos e para a microvasculatura do coração, atingindo a circulação periférica e sendo detectadas por meio da análise laboratorial.[21]

Os marcadores cardíacos que serão tratados neste tópico são a creatinoquinase (CK), a troponina e a mioglobina.[21,23]

Creatinoquinase e CK-MB

Creatinoquinase é uma enzima que fornece energia para os músculos, encontrada, sobretudo, na musculatura lisa e no coração.[22]

Quando ocorrem danos às células musculares, a concentração de CK aumenta no sangue. Assim, a avaliação da CK fornece informações sobre danos nas células musculares em geral.[23]

Porém, uma de suas isoenzimas (uma vez que a CK pode ser dividida em três isoenzimas) é especialmente encontrada no músculo cardíaco (CK-MB) e, por isso, é comumente utilizada como marcador de infarto agudo do miocárdio (IAM).[21,23]

Dessa forma, pode-se compreender que, enquanto um valor total de CK alto indica algum dano muscular, um valor elevado da CK-MB indica dano no músculo do coração.[23] O Quadro 25.7 apresenta os valores de referência de CK e CK-MB.

Cabe ressaltar que a CK-MB altera-se 4 a 6 h após o IAM, tem seu pico entre 12 e 20 h e tende a se normalizar em 48 h.[22]

Troponina

As troponinas são proteínas do complexo de regulação miofibrilar, não presentes no mús-

Quadro 25.7 Valores de referência de CK e CK-MB.

Marcador	Valores
CK total	< 120 ng/mℓ
CK-MB	< 3 ng/mℓ

culo liso. Existem três subunidades: troponina T (TnTc), troponina I (TnIc) e troponina C. A troponina C é coexpressa nas fibras musculares esqueléticas de contração lenta e não é considerada um marcador específico cardíaco. Porém, a TnTc pode estar elevada em pacientes com lesão no músculo esquelético e a TnIc não é encontrada em nenhum outro tecido humano além do coração. Portanto, não ocorre sua liberação quando não há lesão miocárdica. TnTc e TnIc têm sensibilidade e especificidade clínica para o diagnóstico de IAM na ordem de 90 e 97%, respectivamente.[23,24] Os valores de referência dos marcadores cardíacos estão listados no Quadro 25.8.

Quadro 25.8 Valores de referência dos marcadores cardíacos.

Marcador	Valores
Troponina I	< 0,35 ng/mℓ
Troponina T	< 0,2 ng/mℓ

As troponinas alteram-se entre 3 e 6 h após o IAM e têm seu pico entre 14 e 18 h, tendendo a se normalizar de 5 a 7 dias, por isso são úteis para diagnósticos precoce e tardio da lesão miocárdica.[23,25,26]

Mioglobina

A mioglobina é um marcador muito precoce de necrose miocárdica, precedendo a liberação de CK-MB em 2 a 5 horas. Por não ser um marcador cardioespecífico, a sua principal vantagem é na detecção de IAM nas primeiras horas de evolução.[25,26]

TÍTULOS DIAGNÓSTICOS DA NANDA-I[27] EVIDENCIADOS POR CARACTERÍSTICAS DEFINIDORAS E FATORES DE RISCO IDENTIFICADOS EM PACIENTES COM COMPROMETIMENTOS SANGUÍNEOS, HIDROELETROLÍTICOS, DISTÚRBIOS ACIDOBÁSICOS, DISFUNÇÕES RENAIS E COM NECROSE MIOCÁRDICA

Os enfermeiros devem sempre estar atentos às alterações dos resultados do hemograma e do coagulograma, pois pacientes com plaquetopenia e com prolongamento do tempo dos fatores de coagulação apresentam:

- Risco de sangramento.

A queda da hemoglobina culminará em transporte prejudicado do oxigênio e, em decorrência, os pacientes podem apresentar:

- Troca de gases prejudicada
- Confusão aguda.

Outro aspecto que precisa ser ressaltado é que pacientes com leucopenia, trombocitopenia, queda de hemoglobina e com fatores de coagulação alterados terão sua capacidade de proteger-se de agentes internos e externos diminuída e consequentemente apresentarão:

- Proteção ineficaz.

Pacientes com distúrbios hidroeletrolíticos, seja por uma ingesta excessiva de líquido ou de sódio, seja por uma falha nos mecanismos compensadores, podem apresentar:

- Volume excessivo de líquidos.

Já aqueles com perda ativa de volume (diarreia e vômitos em decorrência de diuréticos), falhas nos mecanismos reguladores ou ingestão deficiente de líquidos podem ser diagnosticados com:

- Risco de volume de líquidos desequilibrado
- Risco de volume de líquidos deficiente.

É importante ressaltar que a perda de volume e a perda de sangue promovem quadros de hipovolemia que, por sua vez, pode ser um fator relacionado ao diagnóstico de:

- Débito cardíaco diminuído.

Além disso, é muito comum que pacientes com distúrbios hidroeletrolíticos apresentem também distúrbios acidobásicos, ocasionando:

- Troca de gases prejudicada
- Padrão respiratório ineficaz.

E, quando os pacientes necessitam de recursos de oxigenoterapia, é preciso considerar a identificação do diagnóstico de:

- Ventilação espontânea prejudicada.

Cabe ressaltar que, se os pacientes apresentarem um estilo de vida sedentário, forem tabagistas, diabéticos, não controlarem seus níveis de colesterol, tiverem histórico familiar positivo para síndromes coronarianas ou já tiverem sido submetidos à colocação de enxertos e de próteses coronarianas, haverá risco de perfusão tissular cardíaca diminuída.

Também é preciso considerar que o comprometimento isquêmico comumente desencadeia um quadro de:

- Dor aguda.

REFERÊNCIAS BIBLIOGRÁFICAS

1. Wallach J, Williamson MA, Snyder LM. Interpretação de exames laboratoriais. 9. ed. Rio de Janeiro: Guanabara Koogan; 2013.
2. Fischbach F, Dunning III MB. Manual de enfermagem: exames laboratoriais e diagnósticos. 8. ed. Rio de Janeiro: Guanabara Koogan; 2010.
3. McPherson RA, Pincus MR. Diagnósticos clínicos e tratamento por métodos laboratoriais de Henry. 21. ed. São Paulo: Manole; 2013.
4. Hinkle JL, Cheever KH. Brunner & Suddarth: tratado de enfermagem médico-cirúrgica. 13. ed. v. 1. Rio de Janeiro: Guanabara Koogan; 2016.
5. Hall JE, Guyton AC. Guyton & Hall – Tratado de fisiologia médica. 12. ed. Rio de Janeiro: Elsevier; 2011.
6. Dutra V de F, Tallo FS, Rodrigues FT, Vendrame LS, Lopes RD, Lopes AC. Desequilíbrios hidroeletrolíticos na sala de emergência. Revista Brasileira de Clínica Médica. 2012;10(5):410-9.
7. Sterns RH. Disorders of plasma sodium. The New England Journal of Medicine. 2015; 372(13):1267-69.
8. Francisco ALM, Rodriguez M. Magnesio y enfermedad renal crónica. Revista Nefrologia. 2014;33(3):389-99.
9. Tallo FS, Vendrame LS, Lopes RD, Lopes AC. Síndrome da lise tumoral: uma revisão para o clínico. Revista Brasileira de Clínica Médica. 2013;11(2):150-4.
10. Oliveira MAB et al. Modalidades de parada cardíaca induzida: hipercalcemia e hipocalcemia – revisão de literatura. Revista Brasileira de Cirurgia Cardiovascular. 2014;29(3):432-6.
11. Madrazo SM, Herrera OA, Pérez EG, Arjona EL, Soto VV, García JS. Hiperplasia paratireóidea em un adolescente. Rev Cubana Endocrinol. 2015;26(2):172-81.
12. Barbosa AL, Cardoso MVLML. Alterações nos parâmetros fisiológicos dos recém-nascidos sob oxigenoterapia na coleta de gasometria. Acta Paul Enferm. 2014;27(4):367-72.
13. Sejas VC, Crespo CG, Bustamante CR, Clavijo JMS. Cambios electrolíticos y ácido-basico en el paciente sometido a nefrectomía para donación renal en el Centro Médico Quirúrgico Boliviano-Belga. Gac Med Bol. 2010;33(1):12-6.
14. Palit S, Kendrick J. Vascular calcification in chronic kidney disease: role of disordered mineral metabolism. Curr Pharm Des. 2014; 20(37):5829-33.
15. Shettino G, Cardoso LF, Mattar Jr J, Torggler Filho F. Paciente crítico: diagnóstico e tratamento. Hospital Sírio-Libanês. 2. ed. São Paulo: Manole; 2013.
16. Mota IL, Queiroz RS. Distúrbios do equilíbrio acidobásico e gasometria arterial: uma revisão crítica. Revista Digital – Buenos Aires. 2010;14(141).
17. Barbosa FT, Barbosa LT, Jucá MJ, Cunha RM da. Usos do sulfato de magnésio em obstetrícia e em anestesia. Revista Brasileira de Anestesiologia. 2010;60(1):104-10.
18. Peres LAB, Cunha Jr AD da, Schafer AJ, Silva AL da, Gaspar AD, Scarpari DF et al. Biomarcadores da injuria renal aguda. Jornal Brasileiro de Nefrologia. 2013;35(3):229-36.
19. Duran AM. Tratamiento de la hipertensión arterial en presencia de enfermedad renal crónica. Rev. Fac. Med. 2013;56(3):12-20.
20. Araújo NC, Rioja LS, Rebelo MAP. Um índice clínico preditor de sobrevida renal. Jornal Brasileiro de Nefrologia. 2010;32(1):9-34.
21. Pitthan E, Martins OMO, Barbisan JN. Novos biomarcadores inflamatórios e de disfunção endotelial: predição de risco cardiovascular. Revista da AMRIGS. 2014;58(1):69-77.
22. Hafe AV. Novos biomarcadores da insuficiência cardíaca. Revista da Faculdade de Medicina da Universidade do Porto. 2015:1-12.
23. Oliveira MDC, Álvares J, Moreira MCV. Dosagem única de troponina cardíaca T prediz risco adverso na insuficiência cardíaca descompensada. Arquivos Brasileiros de Cardiologia. 2010;94(4).
24. Aguirre P, Reyes G, Blanchet J, Nacke L, Coronel ML, Macín SM et al. Valor en la práctica diaria de latroponina T ultrasensible para el diagnóstico de infarto de miocardio. Insuficiência Cardíaca. 2014;9(1):2-7.
25. Santos ES dos, Baltar VT, Pereira MP, Minuzzo L, Timerman A, Avezum A. Comparação entre troponina I cardíaca e CK-MB massa em síndrome coronariana aguda sem supradesnivelamento de ST. Arq. Bras. Cardiologia. 2011; 96(3):179-87.
26. Schierenbeck F, Nijsten MW, Franco-Cerecada A, Liska J. Introducing intravascular microdialysis for continuous lactate monitoring in patients undergoing cardiac surgery: a prospective observational study. Critical Care. 2014;18(56):1-8.
27. NANDA-I. Diagnósticos de enfermagem: definições e classificação 2015-2017. Porto Alegre: Artmed; 2015.

26 Exames de Imagem

Meire Chucre Tannure

RESULTADOS DOS EXAMES DE IMAGEM | CARACTERÍSTICAS DEFINIDORAS PARA DIAGNÓSTICOS DE ENFERMAGEM

Como descrito no Capítulo 25, resultados de exames complementares fora do padrão de normalidade tornam-se características definidoras (CD) de diagnósticos de enfermagem (DE).

Por isso, o monitoramento de exames de imagem também é fundamental para os enfermeiros compreenderem os fatores que podem estar relacionados com as manifestações clínicas apresentadas pelos pacientes.

Neste capítulo, será abordada a radiografia simples de tórax, com foco nos achados pulmonares, um exame de imagem muito utilizado na prática clínica.

A radiografia simples é o método no qual feixes de raios X passam pelo paciente e atingem uma placa fotográfica (chassis).[1]

Antes de inspecionar a imagem radiológica, o enfermeiro precisa examinar o paciente, pois o exame de imagem é complementar ao exame físico, que deverá direcionar a interpretação das imagens.

Incidências solicitadas com maior frequência

Entre as incidências solicitadas com maior frequência, destacam-se a posteroanterior, a anteroposterior e a de perfil.

Posteroanterior (PA)

O paciente é colocado em posição ortostática, a placa fotográfica é colocada em frente ao seu tórax e os feixes de raios X são dirigidos horizontalmente, atravessando o corpo no sentido posteroanterior, ou seja, de trás para a frente. Nessa incidência, a imagem é mais nítida, apresenta menor magnificação das estruturas (principalmente do coração).[2]

Anteroposterior (AP)

A placa fotográfica é colocada no dorso do tórax do paciente e os feixes de raios X penetram no tórax no sentido anteroposterior. Nessa incidência, a silhueta cardíaca poderá estar falsamente aumentada.[2] A incidência AP é, geralmente, obtida com uma unidade de raios X portátil, em pacientes acamados ou em crianças.[3]

Perfil

A placa fotográfica é comumente colocada na parede lateral esquerda e os feixes de raios X penetram no tórax do paciente da direita para a esquerda.[2,3]

Parâmetros técnicos para avaliação da imagem

Ao inspecionar uma radiografia simples de tórax, é preciso observar os padrões de normalidade e as anormalidades detectadas nos pulmões, no coração, no mediastino, no diafragma e nos ossos torácicos.[1]

Porém, a visualização das imagens pode ficar comprometida caso a qualidade da imagem radiológica não seja a esperada. Por isso, antes de interpretar os achados radiológicos, deve-se avaliar a rotação das clavículas, se a dose de radiação aplicada foi adequada (grau de radiação) e se o paciente estava em inspiração máxima (grau de penetração).[3]

▶ **Rotação das clavículas.** O enfermeiro deve avaliar se a placa fotográfica foi posicionada no centro do tórax, informação que pode ser obtida verificando se as clavículas encontram-se simétricas, ou seja, se suas bordas mediais estão equidistantes do centro da coluna.[3,4]

▶ **Grau de inspiração.** Para monitorar se a inspiração do paciente estava adequada (o ideal é que o exame seja realizado em apneia inspiratória máxima), deve-se avaliar se é possível visualizar 9 a 11 costelas posteriores projetadas sobre os campos pulmonares.[3,4]

▶ **Grau de penetração.** O parâmetro utilizado para avaliar o grau de penetração ótimo é a visualização apenas nos primeiros corpos vertebrais (até dois corpos vertebrais abaixo da projeção da clavícula). Além disso, os vasos do hilo pulmonar devem ser facilmente identificáveis.[3,4]

Também é importante considerar que, para avaliar os achados clínicos, é preciso compreender que tecidos e estruturas densas absorvem os feixes de raios X e, consequentemente, aparecem como imagens esbranquiçadas (hipotransparentes) na placa fotográfica.[5]

Em contrapartida, os pulmões que, em condições normais, estão cheios de ar não absorvem os feixes de raios X e, consequentemente, uma vez que a placa fotográfica é escura, aparecem negros na radiografia (imagens hipertransparentes).[5]

Além disso, como já discutido no Capítulo 18, em condições normais, os dois hemitórax se expandem de maneira simétrica, pois o volume pulmonar de cada lado é similar, fato que determina a manutenção do mediastino (espaço compreendido pelos dois pulmões), na região mediana do tórax (Figura 26.1).[2,6]

Logo, na imagem projetada na placa fotográfica, após a aplicação dos feixes de raios X no tórax de um paciente sem anormalidades intratorácicas, visualizam-se o mediastino centralizado, a área pulmonar escura e com volume similar e as demais estruturas como ossos, diafragma, vasos e coração encontram-se esbranquiçadas (Figura 26.2).[5]

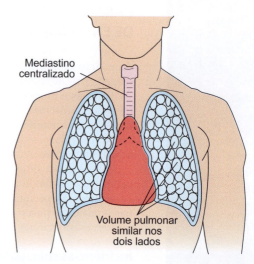

Figura 26.1 Volume pulmonar similar e mediastino centralizado.

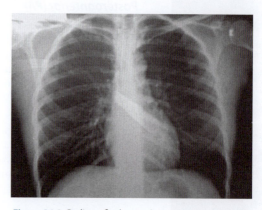

Figura 26.2 Radiografia de um tórax sem anormalidades.

Acometimentos pulmonares | Alterações nas imagens

Como já discutido no Capítulo 18, um paciente sem anormalidades pulmonares apresenta, ao exame físico, expansão torácica simétrica, produção do som claro pulmonar durante a percussão desse órgão e murmúrio vesicular fisiológico (MVF) à ausculta pulmonar.[2,5-10] Além disso, diante do exposto, fica evidente que a radiografia apresentará as áreas pulmonares escuras e o mediastino centralizado.[3-5]

Contudo, em determinados casos, o paciente pode apresentar acometimentos pulmonares capazes de ocasionar variações clínicas, bem como nas imagens projetadas nas placas radiológicas. Entre eles estão as consolidações, as atelectasias, os derrames pleurais e o pneumotórax.

Consolidação

Trata-se da substituição do conteúdo aéreo por conteúdos não aéreos (exsudatos, transudatos ou células). Quando isso ocorre, a área comprometida torna-se densa e, consequentemente, hipotransparente na imagem radiológica (Figura 26.3).[2]

Por haver simplesmente uma troca do ar por outro componente, o volume dos espaços aéreos é preservado, o que mantém a expansibilidade torácica simétrica, embora promova um som de macicez durante a percussão da área comprometida e a constatação, no momento da ausculta, de MVF diminuídos nessa região.

Na imagem projetada na placa fotográfica, após a aplicação dos feixes de raios X no tórax de um paciente com consolidação, visualizam-se uma área hipotransparente na área acometida e a manutenção do mediastino centralizado (Figura 26.4).[2]

Quando o local que deveria estar preenchido por ar está ocupado por secreção, são detectados também roncos durante a ausculta pulmonar.

É importante avaliar se há broncograma aéreo na imagem projetada na placa fotográfica. A árvore brônquica intrapulmonar não é visualizada habitualmente em uma radiografia simples, por apresentar paredes finas e estar preenchida por ar e circundada pelo ar alveolar, porém, quando o brônquio se encontra cercado por estruturas de densidade diferente, ela pode ser visualizada. Quando isso ocorre, diz-se que há broncograma aéreo na imagem (Figura 26.5).

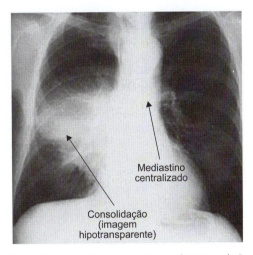

Figura 26.4 Consolidação na região mediana no pulmão direito.

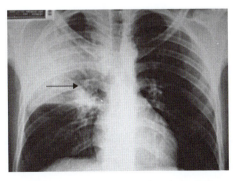

Figura 26.5 Consolidação no ápice do pulmão direito com ocorrência de broncograma aéreo.

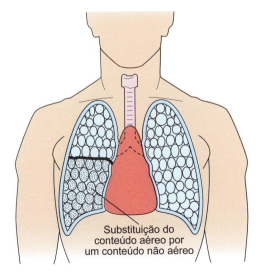

Figura 26.3 Consolidação.

A visualização do broncograma aéreo demonstra lesão alveolar com substituição do ar por outro material de densidade diferente (líquido, pus, sangue). O broncograma aéreo não estará presente em situações em que o brônquio está repleto de secreção, destruído ou congenitamente ausente.[3,11]

Quando há processo de substituição do conteúdo aéreo por líquido e este se acumula no interstício pulmonar, a imagem comumente projetada é descrita como infiltrativa (Figura 26.6).

Nessa condição, é comum detectar crepitação durante a ausculta pulmonar, uma vez que, para haver abertura das pequenas vias respiratórias contra um gradiente de pressão externa (líquido no interstício pulmonar), será necessário um tensionamento maior que, por sua vez, provoca um som crepitante.[2]

Atelectasias

Por atelectasia compreende-se colabamento ou colapso alveolar decorrente da saída do ar dos alvéolos sem nenhuma substituição.[2,6] Pode ser total ou parcial, e a sua característica principal é a perda de volume pulmonar, com consequente retração do hemitórax comprometido (Figura 26.7).[2,3]

Uma vez que o ar dos alvéolos desaparece, sem que o espaço alveolar seja substituído por células, transudato ou exsudato, o pulmão comprometido tende a expandir menos. Como não há ar na área atelectasiada, o som produzido durante à sua percussão é maciço e, na ausculta, detecta-se que o murmúrio vesicular encontra-se diminuído ou até mesmo abolido (dependendo da extensão da atelectasia).[2,6] Quanto maior a área comprometida, mais intensas essas e outras manifestações clínicas, como taquidispneia, uso de musculatura acessória para respirar, tiragens instercostais, batimento de aletas nasais e queda de saturação de oxigênio.[6]

Na imagem projetada na placa fotográfica, após a aplicação dos feixes de raios X no tórax de um paciente com atelectasia, visualizam-se uma área hipotransparente na região de colabamento alveolar e o mediastino desviado para o lado comprometido (Figura 26.8).[2,3]

Derrame pleural

Por derrame pleural compreende-se a ocorrência de líquido na cavidade pleural.[5] Esse líquido exerce uma pressão sobre o pulmão, comprometendo

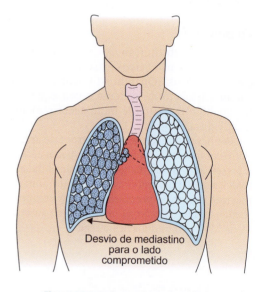

Figura 26.7 Atelectasia no pulmão direito.

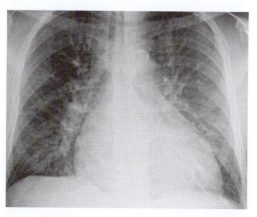

Figura 26.6 Infiltrados bilaterais difusos.

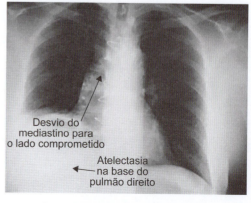

Figura 26.8 Atelectasia no pulmão direito.

a sua expansibilidade, sobretudo quando se trata de derrames volumosos. Esse líquido funciona como uma barreira à propagação do som que, à percussão, torna-se maciço. A ausculta, constata-se MVF diminuído ou até mesmo abolido na área acometida pelo derrame (Figura 26.9).[2]

O derrame aparece na placa fotográfica como uma imagem hipotransparente (esbranquiçada) e, sobretudo quando volumoso, exerce uma pressão capaz de desviar o mediastino para o lado não comprometido (Figura 26.10).[2,3]

Pneumotórax

Por pneumotórax compreende-se presença de ar na cavidade pleural (Figura 26.11).[5] Este ar exerce pressão sobre o pulmão, comprometendo a sua expansibilidade. Durante a percussão do pulmão acometido, constata-se som hipersonoro ou timpânico. À ausculta, verifica-se MVF diminuído ou até mesmo abolido.[2]

O pneumotórax aparece na placa fotográfica como uma imagem hipertransparente (escura) e exerce uma pressão capaz de desviar o mediastino para o lado não comprometido (Figura 26.12).[2]

É importante considerar que quando o exame radiológico é realizado com pacientes em posição ortostática e há pneumotórax, o ar pleural ocupa, preferencialmente, as regiões superiores e laterais do hemitórax acometido, facilitando sua visualização. No entanto, pacientes em decúbito dorsal têm o ar desviado para regiões mais basais e mediais, dificultando a visualização do pneumotórax.[3]

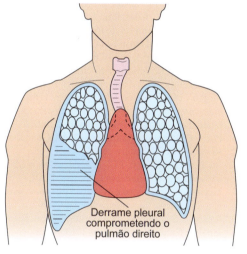

Figura 26.9 Derrame pleural comprometendo o pulmão direito.

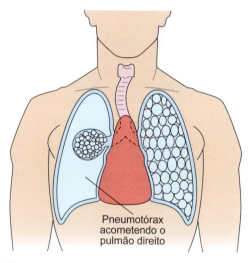

Figura 26.11 Pneumotórax acometendo o pulmão direito.

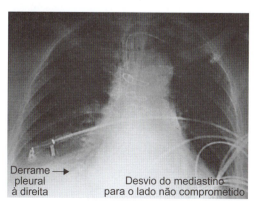

Figura 26.10 Derrame pleural.

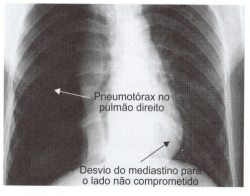

Figura 26.12 Pneumotórax no pulmão direito.

TÍTULOS DIAGNÓSTICOS DA NANDA-I[11] EVIDENCIADOS POR CARACTERÍSTICAS DEFINIDORAS E FATORES DE RISCO IDENTIFICADOS NA RADIOGRAFIA SIMPLES DO TÓRAX (COM FOCO NAS ESTRUTURAS PULMONARES)

Pacientes com atelectasia, consolidação, derrame pleural ou pneumotórax comumente apresentam uma inspiração e/ou expiração que não proporcionam uma ventilação adequada ou seja:

- Padrão respiratório ineficaz.

Durante o exame físico, as manifestações mais comumente identificadas conjuntamente com esses achados radiológicos são taquipneia, dispneia, uso de musculatura acessória e ocorrência de tiragens. Pode-se detectar também assimetria torácica e queda na saturação de oxigênio.

Além disso, é possível ocorrer uma incapacidade por parte do paciente em manter uma respiração independente e adequada para a sustentação da vida, ou seja, o enfermeiro passa a identificar que esse paciente apresenta:

- Ventilação espontânea prejudicada.

Também é preciso ficar atento, pois condições como desenvolvimento de derrame pleural, pneumotórax ou atelectasia costumam comprometer a capacidade de o paciente ajustar-se aos níveis diminuídos de suporte ventilatório mecânico, comprometendo o processo de desmame, o que pode ocasionar:

- Resposta disfuncional ao desmame ventilatório.

Pacientes com consolidações podem também apresentar roncos e/ou crepitações na ausculta pulmonar, características definidoras que evidenciam que o paciente apresenta:

- Desobstrução ineficaz de vias aéreas.

E, quando os comprometimentos ocasionam mudanças nos níveis de pressão parcial de oxigênio (PO_2) e/ou gás carbônico (PCO_2) na membrana alveolocapilar, o enfermeiro passa a detectar uma condição de:

- Troca de gases prejudicada.

REFERÊNCIAS BIBLIOGRÁFICAS

1. Sutton D. Radiologia e diagnóstico por imagem para estudantes de medicina. 6. ed. São Paulo: Roca; 1996.
2. Lopez M, Medeiros JL. Semiologia médica: as bases para o diagnóstico clínico. 3. ed. Rio de Janeiro: Atheneu;1990.
3. Lauand L de SL, Souza Jr EB de, Andrade BJ, Sprovieri SRS. Contribuição da interpretação da radiografia simples de tórax na sala de emergência. Arq Med Hosp Fac Cien Med Santa Casa São Paulo. 2008;53(2):84-78.
4. Goodman LR. Felson's Principles of Chest Roentgenology. 4. ed. Toronto: Elsevier; 2014.
5. Morton PG, Fontaine DK. Cuidados críticos de enfermagem: uma abordagem holística. 8. ed. Guanabara Koogan: Rio de Janeiro; 2007.
6. Porto CS. Semiologia médica. 7. ed. Guanabara Koogan: Rio de Janeiro; 2014.
7. Bickley LS, Szilagyi PG. Propedêutica médica. Rio de Janeiro: Guanabara Koogan; 2010.
8. Jarvis C. Exame físico e avaliação de saúde. 3. ed. Rio de Janeiro: Guanabara Koogan; 2002.
9. Jensen S. Semiologia para a enfermagem. Rio de Janeiro: Guanabara Koogan; 2013.
10. Silva RMFL da. Tratado de semiologia médica. Rio de Janeiro: Guanabara Koogan; 2014.
11. NANDA-I. Diagnósticos de enfermagem: definições e classificação 2015-2017. Porto Alegre: Artmed; 2015.

Índice Alfabético

A

Abaulamentos, 158, 173
Abdome, 183, 184
Abdução, 220, 234
- do polegar, 230
- dos quirodáctilos, 230
Abertura ocular, 90
Abscesso(s), 71
- mamários, 216
Abulia, 86
Acidose(s), 247
- metabólica, 247
- respiratória, 247
Acometimentos pulmonares, 254
Acuidade
- olfatória, 135
- visual, 121
Adução, 220, 234
- dos quirodáctilos, 230
Afetividade, 80, 85
Afeto, 85
Afrouxamento das associações, 84
Alcalose(s), 248
- metabólica, 248
- respiratória, 248
Alergias, 29
Altura, 47
Alucinação, 83
Amígdalas, 146
Amplitude
- de movimento, 149
- respiratória, 160
Anacusia, 130, 132
Analgesias, 83
Anamnese, 5, 27
- focada na integralidade, 27
Anedonia, 85
Anestesias, 83
Ângulo de Charpy, 43
Apatia, 85
Aprosexia, 82
Arqueamento do tronco, 100
Artérias carótidas, 150
Articulação(ões), 219
- acromioclavicular, 225
- do joelho, 236
- esternoclavicular, 225
- glenoumeral, 224

- temporomandibular, 223
Ataxia cerebelar, 53
Atelectasias, 256
Atenção, 80, 82
Atitude no leito, 50
Atividade(s)
- de lazer e de recreação, 30
- de vida diária, 41
- física, 29
Atralgia, 222
Atrito
- pericárdico, 180
- pleural, 168
Ausculta, 38
- cardíaca, 175
- do abdome, 185
- pulmonar, 165
Avaliação
- da conjuntiva, 123
- da esclera, 124
- da estatura, 59
- da imagem, 254
- das funções mentais, 79
- de edema e flutuações, 164
- do biotipo, 42
- do desenvolvimento, 62
- do estado geral, 41
- do nível de consciência, 89
- do perímetro cefálico, 61
- do peso, 58
- dos pares de nervos cranianos, 105
- funcional da orelha, 130

B

Basófilos, 244
Batimentos visuais, 173
Bimanual combinada, 36
Bioética, 23
Biotipo, 42
Boca, 139
Bolha, 71
Bolsa escrotal, 194
Bradifasia, 86
Bradpsiquismo, 84
Brevilíneo, 42
Bulhas
- acessórias, 178
- cardíacas, 175

- desdobramento de, 176
- primeira, 176
- segunda, 176
Bursas, 219

C

Cabeça
- movimentação da, 119
- posição da, 119
Cabelo, 119
- características, 119
- higienização, 119
- implantação, 119
Cãibras, 222
Cálcio, 245
Campo visual, 121
Características definidoras, 241, 253
Cavidade nasal, 135
Cerume, 129
Cervicalgia, 222
Cérvice uterina, 204, 205
Cianose, 65, 66
Cicatriz, 71
Ciclo cardíaco, 175
Ciência da enfermagem, 1
Cifoescoliótico, 160
Cifótico, 159
Circundação, 220, 229, 234
Circunferência abdominal, 48
Clitóris, 202
Cloreto, 246
Coagulograma, 241
Código de Ética de Enfermagem, 23
Cofose, 130
Colo do útero, 205
Coluna
- cervical, 223
- lombar, 230
- torácica, 230
Coma, 90
Comunicação, 22
- não verbal, 23
- terapêutica, 23
- verbal, 23
Conjuntiva, 123
Consciência, 42, 80, 81, 89
Contração isovolumétrica, 175
Coordenação motora, 95
Córnea, 125
Cotovelo, 225
Couro cabeludo, 119
- coloração da pele do, 119
- integridade, 119
- sensibilidade, 119
Crânio, 117
- contorno do, 117
- tamanho do, 117
Creatinina, 249

Creatinoquinase, 250
Crenças, 30
Crepitações, 167
Crescimento e desenvolvimento, 57
Criptomnésias, 83
Crosta, 71
Cuidado, 21
- paliativo, 24

D

Dados
- antropométricos, 47
- biográficos, 28
- vitais, 44
Débito cardíaco, 47
Decúbito
- dorsal, 52
- preferidos no leito, 50
- ventral, 52
Déficit
- de memória, 81
- intelectual, 82
Delírio, 85
- ciumento, 85
- erotomaníaco, 85
- grandeza ou megalomaníaco, 85
- místico ou religioso, 85
- persecutório, 85
- somático, 85
Dentes, 141
Depressão, 221
Derme, 65
Derrame pleural, 257
Desagregação, 82, 84
Desenvolvimento
- adaptativo, 62
- da linguagem, 62
- humano, 57
- motor, 62
- pessoal/social, 62
Desidratação, 49
- hipertônica, 49
- hipotônica, 49
- isotônica, 49
Digitodigital indireta ou mediata, 38
Digitopressão, 35
Diretrizes Curriculares Nacionais, 9
Disacusia, 130
Discriminação tátil de dois pontos, 104
Disestesias, 83
Dispositivos de assistência, 160
- na cavidade oral, 146
- no abdome, 185
Dissociação, 82
- da consciência, 81
- do pensamento, 84
Distimia, 85
Dor

- articular, 222
- cervical, 222
- muscular, 222
- nas costas, 222
- óssea, 222
Dorso das mãos ou dos dedos, 35
Ductos deferentes, 196

E

Ecolalia, 86
Edema, 69
- escrotal, 194
Elação, 85
Elasticidade, 68
- da parede dos vasos, 47
Eletrólitos, 244
Elevação, 221
Embotamento afetivo, 85
Enchimento
- lento, 175
- rápido, 175
Endoftalmia, 122
Enunciado diagnóstico, 3
Eosinófilos, 243
Epiderme, 65
Epidídimos, 196
Equimose, 67
Eritema, 67
Eritrócitos, 241
Escala
- de coma de Glasgow, 91, 92
- de Ramsay, 91, 93
- de Richmond de agitação-sedação, 91
- RASS, 92, 93
Escama, 71
Esclera, 123
Escoliose, 230
Escroto, 194
Esfregaço cervical, 205
Espiritualidade, 30
Estado(s)
- crepusculares, 81
- de hidratação, 48
- hipnótico, 81
- nutricional, 49
Estalidos, 167
Estereognosia, 104
Estereotipias, 86
Estertores, 167
Estímulo
- tátil, 90
- verbal com tom de voz, 90
Estridor laríngeo, 168
Estupor, 86, 90
Euforia, 85
Eversão, 220
Evocação, 82
Exame(s)
- da boca, 139
- da cabeça, 117
- da cavidade nasal, 135
- da genitália, 191, 201, 202, 204
- das mamas, 211
- das orelhas, 127
- de acuidade olfatória, 135
- de imagem, 253
- do abdome, 183
- do estado mental, 79
- do nariz, 133
- do pescoço, 149
- do sistema
- - cardiovascular, 171
- - locomotor, 219
- - respiratório, 157
- - tegumentar, 65
- do tórax, 157
- dos olhos, 121
- dos seios paranasais, 133, 135
- dos vasos cervicais, 150
- especular, 204
- físico, 5, 33, 41
- geral, 41
- indicador do estado mental, 80
- laboratoriais, 241
- neurológico, 89
- prévios, 29
Exoftalmia, 122
Expansibilidade
- das bases pulmonares, 164
- dos ápices pulmonares, 164
Expressão(ões)
- faciais, 44
- mamilar, 217
- papilar, 217
Extensão, 220, 229, 234
Extinção, 104

F

Face, 43
Fâneros, 54
Febre, 45
Fibrose, 214
Fissura, 71
Flexão, 220, 229, 234
- dos quirodáctilos, 230
Força motora, 92
Fosfato, 246
Frêmito
- cardiovascular, 174
- toracovocal, 163
Frênulo lingual, 142
Frequência
- de pulso, 45
- respiratória, 47, 160
Fricção, 36
Fuga de ideias, 84
Funções psíquicas, 80

G

Gasometria, 247
Gengivas, 141
Glândula(s)
- de Bartholin, 204
- tireoide, 152
Globo ocular, 121
Glossite, 144
Grafestesia, 104
Grandes lábios, 203
Granulócitos, 243

H

Habilidade(s)
- de linguagem, 63
- motoras, 62
- sociais/pessoais, 63
Hábito(s)
- alimentar, 29
- de eliminação, 29
- de higiene do paciente, 29
- de sono, 29
Hemácias, 241
Hematócritos, 242
Hematoma, 67
Hematúria, 250
Hemoglobina globular média, 242
Hemograma, 241
Hérnia escrotal, 194
Hidrocele, 194
Hímen, 202
Hiperemia, 67
Hiperestesias, 83
Hiperextensão, 229
Hipermnésias, 83
Hipernatremia, 245
Hiperpigmentação, 67
Hiperpotassemia, 245
Hiperprosexia, 82
Hipertimia, 85
Hipoacusia, 130, 132
Hipobulia, 86
Hipoestesias, 83
Hiponatremia, 244
Hipopigmentação, 67
Hipoprosexia, 82
Hipotermia, 45
Hipotimia, 85
Humanização, 22
Humor, 80, 85

I

Icterícia, 67
Ictus cardíaco, 172
Ilusão, 83
Incidências, 253
- anteroposterior, 253
- perfil, 254
- posteroanterior, 253
Índice(s)
- de massa corporal, 47
- hematológicos, 242
Infância, 57
Inflamação testicular, 196
Inspeção, 34
- de mamas, 212
- do abdome, 184
- do tórax, 158, 172
- dos grandes lábios, 203
- dos pequenos lábios, 203
Inspiração, grau de, 254
Integralidade, 6
Integridade, 70
- da pele, 29
- das mucosas, 29, 54
Inteligência, 80, 86
Intimidade dos pacientes, 18
Inversão, 220

J

Joelho(s), 236
- valgo, 237

K

Kwashiorkor, 50

L

Lábios, 140
Lágrimas, 122
Lei do Exercício Profissional da Enfermagem, 16
Lembrança obsessiva, 83
Lesão(ões)
- contendo líquidos, 71
- cutâneas, 70
- da pele das mamas, 214
- por pressão, 74
- primárias
- - sem relevo, 70
- secundárias, 71
- - tecidual profunda, 75
- *Skin Tears*, 75, 77
- sólidas, 70
Letargia, 89
Leucócitos, 243
Leucograma, 243
Ligamentos, 219
Linfócitos, 244
Língua, 142
Língua geográfica, 144
Linguagem, 44, 80, 86
Localização de pontos, 104
Locomoção, 29
Logorreia, 86
Lombalgia, 222
Longilíneo, 43

M

Macroglossia, 144
Mácula, 70
Magnésio, 246
Mamas, 211, 213
- formato, 213
- número de, 212
- simetria, 213
- tamanho, 213
Mamilos, 214
Mancha, 70
Maneirismo, 86
Mão(s), 228
- espalmadas, 35
- sobrepostas, 35
Marasmo, 50
Marcadores cardíacos, 250
Marcha, 52
- anserina, 52
- atáxica, 53
- claudicante, 53
- com pé caído, 53
- em tesoura, 53
- escarvante, 53
- espástica, 53
- hemiplégica, 52
- normal, 52
- parkinsoniana, 52
- tipo de, 52, 97
Mastalgia, 216
Mastite, 214
Mecanicismo, 5
Medicação, uso de, 29
Mediolíneo, 42
Melhor resposta
- motora, 91
- verbal, 91
Memória, 80, 82
- conservação da, 82
- episódica, 82
- explícita, 82
- implícita, 82
- recente, 82
- registro, 82
- remota, 82
- semântica, 83
- trabalho, 82
Mialgias, 222
Mioglobina, 251
Modelo(s)
- alternativos, 8
- assistencial, 7
- privatista, 7
- de atenção, 7
- sanitarista, 8
Monócitos, 243, 244
Movimentação, 149
- do globo ocular, 121

Movimento(s)
- da Medicina Social, 8
- visuais, 173
Mucosa(s), 54
- auricular, 129
- cianóticas, 54
- coloração, 54
- coradas, 54
- descoradas, 54
- hipercoradas, 54
- hipocoradas, 54
- ictéricas, 54
- normocoradas, 54
- oral, 144
Murmúrio vesicular, 166
Musculatura acessória, 163
Músculos do tipo esquelético, 219
Mutismo, 86

N

NANDA International, 3
Nanismo, 42
Nariz externo, 133
Negativismo, 86
Nervo
- abducente, 109
- acessório, 113
- facial, 111
- glossofaríngeo, 112
- hipoglosso, 113
- oculomotor, 109
- olfatório, 107
- óptico, 107
- trigêmeo, 110
- troclear, 109
- vago, 112
- vestibulococlear, 111
Neutrófilos, 243
Nightingale, Florence, 1, 5
Nível de consciência, 42
Nódulo(s), 70
- mamários, 216
Normolíneo, 42

O

Obediência automática, 86
Obesidade, 63
Obnubilação, 90
Olfação, 139
Ombros, 224
Oposição do polegar, 230
Orelhas, 127
Orientação, 80, 81
Óstio vaginal, 202
Ostomias, 185
Otorragia, 128
Ouvidos, 127

P

Padrão respiratório, 163
Palato
- duro, 145
- mole, 145
Palpação, 34
- abdominal, 187
- das mamas, 214
- do pulso periférico, 45
- do tórax, 163, 172
Pálpebras, 122
Pápula, 70
Parestesias, 83
Passado recente, 82
Pavilhão auditivo, 127
Pele, 65
- áspera e ressecada, 68
- características da, 53
- cor da, 65
- das mamas, 213
- do abdome, 185
- do tórax, 158
- enrugada, 68
- fina, 68
- textura da, 68
Penetração, grau de, 254
Pênis, 192
Pensamento, 80, 84
- aceleração do, 84
- alentecimento do, 84
- bloqueio do, 84
- descarrilhamento do, 84
- dissociação do, 84
- interceptação do, 84
Pequenos lábios, 203
Percepção
- discriminatória, 103
- dos órgãos dos sentidos, 29
Percussão, 36, 164
- cardíaca, 174
- com a borda da mão, 38
- contusa, 38
- do abdome, 185
Perímetro cefálico, 61
Pernas em X, 237
Pés, 238
Pescoço, 149
Peso, 47
PET-Saúde, 10
pH
- aumento do, 248
- redução do, 247
Plaquetas, 242
Pneumotórax, 257
Pobreza de conteúdo, 85
Polpas digitais, 35
Potássio, 245
PQRST, método mnemônico, 28

Práticas religiosas, 30
Preensão
- palmar, 102
- plantar, 102
Prega simiesca, 229
Pressão
- arterial, 46
- sistólica, 46
Princípio
- da beneficência, 23
- de equidade, 6
Privacidade dos dados, 18
Pró-Saúde, 10
Processo de enfermagem, 2
Projeção do globo ocular, 121
Pronação, 220
Prontuário eletrônico, 19
Próstata, 192
Proteinúria, 250
Protração, 221
Protrombina, 243
Prova da função renal, 249
Psicomotricidade, 80, 86
Puerilidade, 85
Pulsações visuais, 185
Pulso, 45
- periférico, 45
Punho, 228
Punho-percussão, 38
Puntipressão, 36
Pupilas, 104, 125
Pústula, 71

Q

Quadril, 233
Quadro de Snellen, 107
Quebra na continuidade da superfície, 71
Queratose, 71

R

Radiografia simples do tórax, 254
Rafe palatina, 145
Recuperação, 82
Reflexo(s), 98
- bicipital, 98
- braquiorradial, 98
- córneo-palpebral, 125
- cutâneo-plantar, 98
- de apoio plantar, 101
- de Aquileu, 98
- de Babinski, 101
- de Galant, 100
- De Kleijn, 102
- de marcha, 101
- de Moro, 100
- de procura, 101
- de sucção, 100
- Magnus, 102

Índice Alfabético **265**

- patelar, 98
- supinador, 98
- tendinosos profundos, 98
- tônico cervical assimétrico, 102
- tricipital, 98
Região inguinal, 196
Registro de enfermagem, 14, 15
- aspectos éticos-legais dos, 16
Relação cintura-quadril, 48
Relacionamento entre enfermeiro e paciente, 21
Relaxamento isovolumétrico, 176
Resíduos celulares, 71
Resistência vascular periférica, 47
Respiração
- de Biot, 162
- de Cheyne-Stokes, 162
- de Kussmaul, 162
Resposta de sobressalto, 100
Retenção, 82
Retração(ões), 158, 221
Ritmo(s)
- respiratória, 160
- tríplices, 178
Roncos, 167
Rotação, 221
- das clavículas, 254
- externa, 234
- interna, 234
Ruídos adventícios, 167

S

Saburra, 144
Segurança dos pacientes, 16
Seios paranasais, 135
Semiologia, 2, 3
Sensação
- de dor, 102
- de pressão, 103
- de temperatura, 102
- de vibração, 102
Sensibilidade, 102
- tátil, 102
Sensopercepção, 80, 83
Sentido de posição, 103
Sexualidade, 29
Sialorreia, 145
Sibilos, 168
Simetria
- do abdome, 184
- torácica, 160
Sinal
- de Blumberg, 189
- de McBurney, 189
- de Mingazzini, 94
- de Murphy, 189
Sindactilia, 229
Síndrome de Marfan, 42

Sistema
- genital
- - feminino, 201
- - masculino, 191
- locomotor, 219
- musculoesquelético, 219
Sistema Único de Saúde (SUS), 6
Sístole
- atrial, 175
- ventricular, 176
Sobrepeso, 63
Sódio, 244
Som(ns), 36
- anormais da respiração, 167
- broncovesicular, 166
- bronquial, 166
- claro-pulmonar, 36
- maciços, 36
- normais, 166
- submaciços, 36
- timpânicos, 36
- vesicular, 166
Sonolência, 89
Sopros, 179
- diastólicos, 179
- sistólicos, 179
Supinação, 220

T

Taquipsiquismo, 84
Tecido subcutâneo, 65
Técnica
- de digitopressão, 164
- de polpas digitais, 45
Tegumento, 65
Temperatura, 44
- cutânea, 70, 164
Teorias de enfermagem, 1
Teste
- calcanhar-joelho, 95
- da tração cervical, 224
- de Allis, 236
- de Mingazzini, 94
- de Phalen, 230
- de Romberg, 97
- de Schiller, 207
- de Spurling, 224
- de Tinel, 230
- de Weber, 131
- dedo-nariz, 95
- do lenço no rosto, 97
- dos movimentos alternados, 97
- mão-objeto, 97
Testículos, 195
Tímpano, 129
Tiragem(ns), 163
- infradiafragmáticas, 163

- intercostais, 163
- supraclaviculares, 163
- supraesternais, 163
Título diagnóstico, 3
Tônus, 92
Toque vaginal, 207
Tórax
- cariniforme, 159
- chato, 159
- de pombo, 159
- em funil, 159
- em tonel ou barril, 159
- normal, 158
- plano, 159
- tipos de, 158
Tornozelos, 238
Torpor, 90
Transe, 81
Traqueia, 154
Trombócitos, 242
Troponina, 250
Tumores de testículo, 196
Turgor, 68

U

Úlcera, 73
- arteriais, 73
- neuropáticas, 73
- venosas, 73
Umidade, 54
- da pele, 68
Ureia, 249
Urtica, 70

V

Vegetações, 71
Veias jugulares, 152
Vesícula, 71
Vestíbulo, 202
Viscosidade sanguínea, 47
Vitropressão, 36
Volume
- globular médio, 242
- sanguíneo circulante, 47
Vontade, 80, 86

Pré-impressão, impressão e acabamento

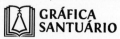

grafica@editorasantuario.com.br
www.graficasantuario.com.br
Aparecida-SP